U0298799

# 健康正能量（8）

——茶饮养生祛病，就这么简单！

**本册主编** 陈宪海 许彦来 赵 峻
**丛书主编** 李富玉 孙建光

青岛出版社 QINGDAO PUBLISHING HOUSE | 国家一级出版社
全国百佳图书出版单位

# 前　言

茶,源于中国,是世界上最受广大群众喜爱的饮料之一。自古以来,中国传统认为饮茶对于人类的益寿保健有很大的好处。在我国现存最早的药物学专著《神农本草经》中就记载了茶的性味和功效等:"味苦寒……久服安心益气。"《神农食经》中则记载:"茶茗久服,令人有力悦志。"除此,被誉为"茶圣"的饮茶大家陆羽对茶的养生功能也是分外推崇,他曾在《茶经》中提到:茶最适合作为清凉解渴饮料,可舒缓高热口渴、心胸闷结、头痛等不适症状。

由此可见,茶不仅是中国的一种文化符号,更是国人千百年来养生健体的一个重要方式。现代科学研究证明茶叶具有杀菌、刺激神经、降血压、防止动脉硬化等作用,尤其是近年来有不少关于茶叶抗癌的实验报告,引起了人们的普遍关注,以茶养生也逐渐得到人们的认可。随着人们生活水平的提高和对养生的关注,越来越多的人对茶文化,以茶养生这一领域有了浓厚的兴趣,渴望了解茶与相关中草药或食物结合从而达到养生保健的知识。为此,我们精心编写了本书。

本书基于中医养生与茶饮养生的深厚理论与实践基础。作为补充,还结合了现代医学和营养学的知识,从家常医疗保健的角度,全面介绍了饮茶对人体的益处,以及各种名茶与泡茶方法;详尽地为读者提供了关于不同人群、不同体质、不同季节的饮茶选择要点和饮茶禁忌等内容,同时根据不同病症介绍了能够简单运用于日常生活的茶方、茶膳、茶饮的具体做法,让养生随时可行。

该书是人们饮茶养生必备的参考书。阅读本书将让你更了解茶,在此基础上,有利于帮助你找到更适合自己的茶,为自己寻找一种健康的生活方式,也让你能轻松地在茶香中,享受饮茶的乐趣和由其所带来的健康。

# 目录

## 第一章 以茶养生：享受健康"茶"生活

茶叶富含多种有益于人体健康的物质，如茶多酚、茶氨酸、茶多糖、维生素、生物碱、矿物质和芳香物质等。中国明代李时珍所撰的药物学专著《本草纲目》对茶的药理作用记载很详细，曰："茶苦而寒，阴中之阴，沉也，降也，最能降火。火为百病，火降则上清矣。若少壮胃健之人，心肺脾胃之火多盛，故与茶相宜。"他认为茶有清火去疾的功能。茶叶与其他食物配伍，制成保健茶饮，可增强茶叶的保健功效；茶叶与现代时尚的花草配伍，制成花草茶饮，在保健的同时，可增添一份优雅，一份芬芳和一份浪漫。

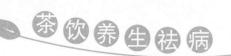
# 第二章　品味珍茗：养生名茶知多少

中国饮茶文化历史悠久,各种各样的茶类品种,万紫千红,竞相争艳,犹如龙凤撒下的光辉,使万里山河分外妖娆。中国名茶就是诸多花色品种茶叶中的珍品,如西湖龙井、洞庭碧螺春、安溪铁观音等都是茶界里响当当的珍品,从鉴赏、储存,再到它们独有的养生功效来了解这些名茶,可以更深刻地去品味珍茗。

# 第三章　泡茶有方：轻松泡出好茶来

不同的茶,由于所产的地域不同,品种不同,加工方法不同,所以茶的品质特征也不尽相同。科学地泡茶,就是用科学的方法,使茶的色、香、味、形充分展示出来。科学的冲泡要掌握泡茶的几个要素,如茶与水的比例、冲泡的水温、冲泡的时间、续水的次数等等。此外,还要选择优质的水、与茶性相配的器具等等。

# 目 录

# 第四章 因人制宜：喝茶要因人而异

　　随着现代科技的发展，茶叶中的各种有益成分也越来越多地为人们所熟知，如茶能提神，让人清醒。茶的优点固然有很多，然而并非人人都适合饮用，而要因人制宜，不同的人群要不同的对待，不能笼统地提倡多饮茶，也不能简单地拒绝茶。什么人该饮什么茶是有讲究的，应根据不同人的不同体质、年龄以及工作性质、生活环境等因素，选择不同种类的茶叶，采用不同的饮用方式。

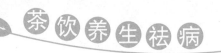 

# 第五章　因体制宜：认清体质喝对茶

饮茶要根据个人的体质状况来饮。个人的体质情况不同,饮茶的类别也应不同。传统医学认为人的体质有燥热、虚寒之别,而茶叶经过不同的制作工艺也有凉性及温性之分,所以体质各异饮茶也有讲究。如燥热体质的人,应喝凉性茶;虚寒体质者,应喝温性茶。只有喝到适合自己的茶,才能真正享受到茶为我们带来的益处。

# 第六章　因时制宜：饮茶不与四时同

我国民间有句老话:"当家度日七件事,柴米油盐酱醋茶",这话说明茶在我国人民生活中是必不可少的。然而人们只知道饮茶很有乐趣,而且对人体健康有益,却不知道饮茶还有许多学问,如茶的功效与季节变化有着密切的关系等。不同的季节我们要选用不同的茶饮,这样对我们的健康才更为有益。祖国医学主张:春饮花茶,夏饮绿茶,秋饮青茶,冬饮红茶。

# 目 录

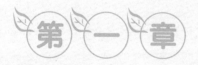

# 第一章

# 以茶养生：享受健康"茶"生活

茶叶富含多种有益于人体健康的物质，如茶多酚、茶氨酸、茶多糖、维生素、生物碱、矿物质和芳香物质等。中国明代李时珍所撰的药物学专著《本草纲目》对茶的药理作用记载很详细，曰："茶苦而寒，阴中之阴，沉也，降也，最能降火。火为百病，火降则上清矣。若少壮胃健之人，心肺脾胃之火多盛，故与茶相宜。"他认为茶有清火去疾的功能。茶叶与其他食物配伍，制成保健茶饮，可增强茶叶的保健功效；茶叶与现代时尚的花草配伍，制成花草茶饮，在保健的同时，可增添一份优雅，一份芬芳和一份浪漫。

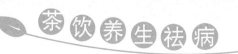  

## 茶叶分类先了解

中国茶叶源远流长,中国的茶叶品种繁多,据不完全统计有6000多个品种,其中大部分为绿茶,下面介绍一下具体的分类。

### 1. 按加工方法分类

茶的分类方法繁多,目前使用最为广泛的方法之一是根据制造茶叶时的方法工艺不同来划分。这主要是指在制茶过程中是否有发酵这一步骤。

绿茶,在制造过程中没有发酵工序,茶树的鲜叶采摘后经过高温杀青,去除其中的氧化酶,然后经过揉捻、干燥制成。成品干茶保持了鲜叶内的天然物质成分,茶汤青翠碧绿。

青茶(含乌龙茶)、白茶、黑茶等为部分发酵茶,制造时较之绿茶多了萎凋和发酵的步骤,鲜叶中一部分天然成分会因酵素作用而发生变化,产生特殊的香气及滋味,冲泡后的茶汤色泽呈金黄色或琥珀色。

红茶和黄茶为全发酵茶,制作时萎凋的程度最高、最完全,鲜茶内原有的一些多酚类化合物氧化聚合生成茶黄质和茶红质等有色物质。其干茶色泽和冲泡的茶汤以红黄色为主调。

### 2. 按萎凋与不萎凋分类

茶鲜叶采摘下来后,首先要放在空气中,蒸发掉一部分的水分,这个过程称为萎凋。按茶叶制作过程中是否需要进行萎凋,茶的种类可分为不萎凋茶和萎凋茶。

不萎凋茶主要是绿茶,萎凋茶包括红茶、黄茶、黑茶、青茶。

所谓"萎凋"就是让新鲜的茶青丧失一部分水分,在水分丧失的过程,叶孔充分地打开,空气中的氧分趁机进入到叶孔之中,在一定的温度条件下,氧与叶子细胞中的成分发生化学反应,也就是发酵。萎凋是发酵的必要前提条件。所以所有的发酵茶和半发酵茶都是萎凋茶,而绿茶是完全不需要发酵的,所以它是不萎凋茶。

### 3. 按茶的季节性分类

中国绝大部分产茶地区，茶叶的生长和采制是分季节性的。按照季节变化，可将茶叶划分为春、夏、秋、冬四季茶。

春茶为3月上旬至5月上旬之间采制的茶，采摘期为20~40天，随各地气候而异。由于春季气温、降雨量适中，无病虫危害，春茶茶叶鲜嫩，香气馥郁，品质最佳。

夏茶在夏至前后采摘，一般为5月中下旬到6月，是春茶采摘一段时间后所新发的茶叶。夏茶的新梢生长迅速，不过很容易老化。由于受高温影响，茶叶中的氨基酸、维生素的含量较春茶明显减少，味道也比较苦涩。

秋茶为7月后采摘的茶叶。秋高气爽，有利于茶叶芳香物质的合成与积累，所以秋茶具有季节性高香。

冬茶为秋分之后所采制之茶，因气候寒冷，中国大部分地区均不产冬茶。只有海南、福建和台湾因气候较为温暖，尚有出产。

### 4. 按茶的生长环境分类

根据茶树生长的地理条件，茶叶可分为平地茶、高山茶和有机茶几个类型，品质也有所不同。平地茶比较普通，茶树的生长比较迅速，但是也使得茶叶较小，叶片单薄；加工之后的茶叶条索轻细，香味比较淡，回味短。

相比平地茶，高山茶可谓得天独厚。茶树一向喜温湿、喜阴，而海拔比较高的山地正好满足了这样的条件，正所谓"高山出好茶"。温润的气温，丰沛的降水量，浓郁的湿度，以及略带酸性的土壤，促使高山茶芽肥叶壮，色绿茸多。制成之后的茶叶条索紧结，自毫显露，香气浓郁，耐于冲泡。

有机茶是近年来出现的一个茶叶新品种，或者说是一个茶叶的新的鉴定标准。有机茶是一种按照有机农业的方法进行生产加工的茶叶。在其生产过程中，完全不施用任何人工合成的化肥、农药、植物生长调节剂、化学食品添加剂等物质生产，并符合国际有机农业运动联合会（LFOAM）标准，经有机（天然）食品颁证组织发给证书。有机茶叶是一种无污染、纯天然的茶叶。有机茶也是我国第一个颁证出口的有机食品。

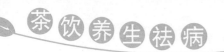

### 5.按茶的品质特点分类

根据加工方法以及品质特色的不同,茶可分为6大类,即绿茶、红茶、青茶、黄茶、白茶和黑茶,这也是传统茶文化中最常使用和最为人们所熟知的分类方法。

绿茶的制作没有经过发酵,较多地保留了鲜叶内的天然物质,因此成品茶的色泽、冲泡后的茶汤和叶底均以绿色为主调。同时,由于营养物质损失少,绿茶也被视为更益于人体健康的茶。绿茶是中国种类最多、产量最大的茶类,此外,绿茶也是生产花茶的主要原料。

红茶,属于发酵茶,因其干茶色泽、冲泡后的茶汤和叶底以红色为主调而得名。红茶的香气最为浓郁高长,滋味香甜醇和,饮用方式多样,是全世界饮用国家和人数最多的茶类。

青茶,主要指乌龙茶,属于部分发酵茶,融合绿茶和红茶的清新、芬芳、甘鲜于一身,品质极为出众,深得海内外茶人的喜爱和追捧。

黄茶的黄色来自制茶过程中的闷黄,独特的制作工艺使其冲泡后呈现出"黄叶黄汤"的特色,且毫香浓显,滋味鲜醇。

白茶采用叶表多白色茸毛的细嫩芽叶制成,制作工序中不揉不炒,完整地保留了原有的外表。优质成品茶毫色银白闪亮,滋味清新甘爽,是不可多得的珍品。

---

**养生小贴士**

## 茶叶的其他分类方法

长期以来民间习惯利用制茶工艺中的焙火程度来界定茶叶,根据焙火的轻重将茶叶分为生茶与熟茶两种。熟茶又根据火候的轻重,分为轻火茶、中火茶和重火茶三种。

各种茶因制造技术及采摘部位的不同而呈现不同的外观,常见的有条形茶、半球形茶、球形茶、扁形茶、碎形茶、针形茶、片形茶、圆形茶、雀舌形茶等。同种类茶的茶因市场的供需,可依不同制造方法制成各种不同外观的茶叶。

按茶叶成品的聚合形态，茶叶种类又可分为叶茶、砖茶、末茶等。

还有一种较为通用的分类方法是将中国茶叶分为基本茶类和再加工茶类。基本茶类分为 6 类：即绿茶、黄茶、黑茶、白茶、青茶、红茶。以这些基本茶类做原料进行再加工以后的产品统称再加工茶类，主要有花茶、紧压茶、萃取茶、果味茶、药用保健茶和茶饮料等，茶的含义更加广泛。

## 茶叶中的健康元素

古人主要通过茶叶特性来认识和发挥其药用价值，现代则主要通过分析研究茶叶所含的成分来发掘茶叶的保健功效。根据现代科学研究分析，茶叶里含有很多我们人类身体所需要的元素，主要有以下几种：

### 1. 蛋白质

蛋白质是由荷兰科学家格里特于 1838 年发现的，它对人类的生命至关重要。蛋白质的基本组成物质便是氨基酸。人的生长、发育、运动、生殖等一切活动都离不开蛋白质，可以说没有蛋白质就没有生命。人体内蛋白质的种类繁多，而且功能各异，约占人体重量的 16.3%。

茶叶中蛋白质的含量占茶中干物的 20% ~30%，其中水溶性蛋白质是形成茶汤滋味的主要成分之一。

### 2. 氨基酸

氨基酸是一种分子中有羧基和氨基的有机物，它是人体的基本构成单位，与生物的生命活动密切相关，不仅是人生命的物质基础，也是进行代谢的基础。

茶含有氨基酸约 28 种，例如蛋氨酸、茶氨酸、苏氨酸、亮氨酸等。这些氨基酸对于人体功能的运行发挥着重大作用，例如亮氨酸有促进细胞再生并加速伤口愈合的功效；苏氨酸、赖氨酸、组氨酸等对于人体正常生长发育并促进钙和铁

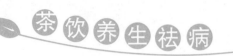

的吸收至关重要；蛋氨酸可以促进脂肪代谢,防止动脉硬化；茶氨酸有扩张血管、松弛气管的功效。茶中含有的氨基酸为人体生命正常活动提供了必需的元素。

### 3. 咖啡因

咖啡因是生物碱的一种,在医药上可被用做心脏和呼吸兴奋剂,也是重要的解热镇痛剂。咖啡因对人体的作用有:兴奋神经中枢系统,帮助人们振奋精神,增进思维,抵抗疲劳,提高工作效率；能解除支气管痉挛,促进血液循环,是治疗哮喘、咳嗽和心肌梗死的辅助药物；具有利尿、调节体温和抵抗酒精毒害的作用。

咖啡因主要存在于茶叶、咖啡、可可等植物中,在植物界中分布稀少,像茶一样集中在叶部的分布更少,因此咖啡因的有无,可以作为判断真假茶叶的标准之一。通常每 150 毫升的茶汤中含有咖啡因约 40 毫克。咖啡因具弱碱性,通常在 80℃的水温中即能快速溶解。

### 4. 维生素

维生素是人体维持正常代谢所必需的 6 大营养要素(糖、脂肪、蛋白质、矿物质、维生素和水)之一,在茶叶中的含量也十分丰富,尤其是维生素 B 族、维生素 C、维生素 E、维生素 K 的含量。维生素 B 族可以增进食欲；维生素 C 可以杀菌解毒,增加机体的抵抗力；维生素 E 可抗氧化,具有一定抗衰老的功效；维生素 K 可以增加肠道蠕动和分泌功能。因生理、职业、体质、健康等各方面情况的不同,人体对各种维生素的需要量也各异。通过饮茶摄取人体必需的维生素,是一种简易便捷的健康方式。

### 5. 茶多酚类物质

茶多酚类物质是茶叶中儿茶素类、黄酮类、酚酸类和花色素类化合物的总称。茶多酚使茶叶能够保存较长的时间而不变质,是其他大多数树木、花草和果菜所不具备的。富含多酚类物质是茶叶与其他植物相区别的主要特征。绿茶中茶多酚含量约占干茶总量的 15%~35%,红茶因发酵使茶多酚部分氧化,含量为 10%~20%。

茶多酚对人体的作用主要有：降低血糖、血脂；活血化瘀，抑制动脉硬化；抗氧化、延缓衰老；抑菌消炎，抗病毒；抑制癌细胞增生；去除口臭等。此外，由于茶多酚能够保护大脑，防止辐射对皮肤和眼睛的伤害，因此富含茶多酚的茶饮品被誉为"电脑时代的饮料"。

### 6. 糖类

糖类是自然界中普遍存在的多羟基醛、多羟基酮以及能水解而生成多羟基醛或多羟基酮的有机化合物。糖类是人体能量的主要来源。茶叶中的糖类有单糖、淀粉、果胶、多聚糖等。由于茶叶中的糖类多是不溶于水的，所以茶的热量并不高，属于低热量饮料。茶叶中的糖类对于人体生理活性的保持和增强具有显著的功效。

### 7. 矿物质

矿物质又称无机盐，它是人体内无机物的总称，和维生素一样，矿物质是人体必需的重要元素。钾、钙、镁、锰等 11 种矿物质在茶中含量丰富。矿物质主要是和酶结合，促进代谢。如果人体内矿物质不足就会出现许多不良症状：比如钙、磷、锰、铜缺乏，可能引起骨骼疏松；镁缺乏，可能引起肌肉疼痛；缺铁会出现贫血；缺钠、碘、磷会引起疲劳，等等。因为茶叶中矿物质含量丰富，多饮茶可以促进新陈代谢，保持身体健康。

### 8. 芳香物质

芳香物质是具有挥发性物质的总称，茶叶中的香气便是由这些芳香物质形成的。但是在茶叶成分的总量中，芳香物质并不多，只占到 0.01%~0.03%。虽然茶叶中芳香物质的含量不多，其种类却非常丰富。茶叶中的芳香物质主要由醇、酚、醛、酮、酸、酯、内酯类、含氮化合物、含硫化合物、碳氢化合物、氧化物等构成。芳香物质不仅能使人神清气爽，还能增强人体生理功能。不同品类的茶叶中芳香物质的含量的不同，因此不同的茶叶会有不同的芬芳。

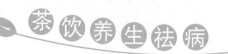 

### 9. 其他成分

茶叶中除了含有上述与人身体健康密切相关的物质之外，还含有有机酸、色素、酶类以及无机化合物等成分。其中有机酸、酶类可以增进机体代谢；无机化合物对进入细胞的物质起着调节渗透的作用。

正因为茶叶中含有这么多种的营养物质，因此科学饮茶对于人的身体具有良好的保健效果。

养生小贴士

## 喝茶可改善性功能

现代科学研究证实，饮茶有益于健康，并能防治某些疾病，此外还有利于增进性功能。这是因为茶叶中含有数十种营养成分，对于改善人体生理功能、调节神经和抑菌杀菌等，都有独到的作用。例如，茶叶含有 20%~30% 茶多酚，能抑制和杀灭细菌，有利于预防性器官的炎症发生。又如茶中的芳香油，可使茶水散发出沁人肺腑的清香，有兴奋神经、激发性欲的作用；再如茶叶中含有咖啡碱、茶叶碱和可可碱，有提神益思、解除疲劳的功用，夫妻同房前共饮一杯茶，可振奋精神，增强对性刺激的感受能力和反应能力，因此有助于提高房事质量。

这里顺便提一点，与茶叶并称为世界三大饮料的咖啡、可可，和茶叶具有同样效果，经常饮用，对增进男女性功能也有裨益。

## 药茶的特点与服用

药茶并非单指茶叶，它包括茶叶药用、茶药配合、以药为茶等内容。药茶是我国医学的重要组成部分，是我国劳动人民长期与疾病作斗争的经验总结。药茶自春秋战国时代至今，已有数千年的历史，经过历代医学家、养生家的不断探索和完善，研制出了很多有效的药茶配方，已成为祖国医学防病治病、养生保健的重要组成部分。

唐代关于用茶叶防病治病的论述较多。《唐本草》云："茶叶甘苦，微寒无毒，去痰热消宿食，利小便。"又云："下气消食，作饮加茱萸、葱、姜良。"在唐代，饮茶成风，普及妇孺，以药代茶普遍为人们所接受，药茶也由此应运而生。

### 1. 药茶的类型

（1）茶叶单行。就是单用茶叶泡饮来防治某一类慢性疾病。

（2）茶、药相配合饮用。茶叶作为一种药物，与其他药物配伍应用，是药茶实际应用的扩充发展。用一味茶叶治病，毕竟势单力薄，主治范围有限。茶叶与其他多种药物随症配伍应用，便可以用于治疗多种疾病。

（3）以药代茶。首先，药茶可以不掺入茶叶，对于不需要使用茶叶或不适宜使用茶叶的病症，增宽了药物选择的余地。其次，方子虽然是几种或多种药味组成，但是剂型是茶剂，患者饮用方便。

### 2. 药茶的特点

（1）保持了汤剂的吸收快、奏效快、增减灵活、适合中医辨证施治的优点，又克服了汤剂容量大、煎汤费时，携带、保存和饮用不便等缺点。

（2）药茶中所含药材经粉碎后，颗粒接触面积大，可完整而迅速地浸出有效成分。

（3）由于泡饮温度低，能较多地保留易挥发或受热易分解的特性，对配伍中有某些有效成分不耐热或含易挥发成分的中药尤其适用。

（4）用量少、体积小，便于携带。

（5）以药代茶，可多次冲泡饮用，符合饮茶习惯，用饮茶之便而收防病治病、强身保健之益，人们乐于接受。

（6）药茶工艺简单，易于生产。

### 3. 药茶的服用方法

根据不同疾病、不同药茶方的不同制作方法，药茶的服用方法也是不一样的。常见的有冲服、煎服、和服、调服、噙服、顿服以及外敷、涂、擦。

（1）冲服 如汤剂中用沸水冲泡药茶，可冲泡2~3次。此种服法多用于发

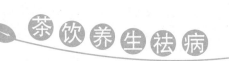

汗、解表、散寒、止痛、祛风、明目等，茶方原料是单味或只有 2~3 味。如枸杞茶、银花茶、双花茶等。

（2）煎服　将茶方中诸味加水煎，取汤汁饮服。此种服法多用于慢性病，因有些药物需煎煮一定时间，才能浸出药效来。

（3）和服　将已冲泡的茶汤和着米酒或米醋饮用。此种服法多用于祛寒、止痛等。

（4）调服　调服有两种：一是将茶叶或茶方中的诸味研末，用其他药物（如生姜、甘草等）煎汤调服；二是其他药物研末，以茶汁调服。

（5）分服　将茶汤分上、下午两次饮服，或早、中、晚三次饮服，或早、晚两次饮服。此种服法多用于小便不利、水肿等。

（6）顿服　将药茶汤一次性饮完。此种服法多数用于急性心绞痛等。

（7）噙服　将茶汤噙在口腔内，然后慢慢咽下。此种服法多用于口腔疾病，如咽喉炎、口腔溃疡、牙周炎等。

（8）外敷、涂、搽、贴　将茶叶和茶方中诸味研末，用浓茶汁，或甘草汤调和，敷于患处。此法用于皮肤病，如湿疹、疮毒、溃疡等。

养生小贴士

## 药茶服用的注意事项

每个人应根据自己的身体情况和病情，慎重选用药茶方，用量要恰当。体质过差或病情严重者应遵医嘱，合理调整药茶方。

（1）恰当控制时间：冲泡或煎煮时间不宜过长。通常以 10~20 分钟为宜，需煎长时间的应从医嘱。

（2）禁喝隔夜药茶：饮用药茶以温热为主，一般不隔夜用。忌煎好汤，隔数日服。

（3）服用要适度：服用发汗类药茶，宜温饮顿服，不拘时日，病除即止。发汗以微微出汗为度，不可大汗淋漓，以免虚脱。

（4）药茶服用时机：滋补药茶，宜饭前服，使之充分吸收。对胃肠道有刺激的药茶，宜饭后服，以减轻对胃肠刺激。

（5）睡前服用的药茶：安神类药宜临睡前服。

（6）多次频服的药茶：治疗泌尿系统感染的药茶，应持续多次频服，以稀释尿液，有利于废物排出。

（7）季节性药茶：防疫药茶应按流行性季节选用。

（8）经常服用的药茶：滋补保健茶和治疗慢性病的药茶要经常服用。

（9）原料的选用：自己配制药茶时，必须选质量好的原料，霉变或不洁的原料禁用，并应遵照医嘱的要求配方制作。

（10）制作时机选择：若需制作茶块（饼或丸），应趁热做，以防温度过低不易成型，应注意尽量缩短制作时间，以防放置过久腐烂变质，热天更要注意。

（11）如何贮存药茶：散剂、袋泡剂应贮存好，置于通风干燥处，防受潮和忌晒。

## 茶是网络时代的时尚饮品

网络时代，竞争激烈，节奏加快，工作压力大，又缺少必要的体育锻炼，很大一部分人处于亚健康状态。名目众多的营养补品，让人无所适从。茶叶作为日常饮料，价格合适，泡饮简单，保健功效好。饮茶还可以让你疲惫的身心释怀，紧张的神经松弛，因此茶成了网络时代的新宠。茶作为网络时代的新宠，有其自身的优势，主要有以下四点：

### 1. 安神醒脑

茶叶中含有咖啡因，而咖啡因可以刺激大脑感觉中枢，从而使其更加敏锐和兴奋，起到安神醒脑、解除疲劳的作用。在感觉到身心倦怠的时候，泡上一杯清茶，闻着缕缕的清香，品饮着茶汤的舒爽，精神自然会慢慢饱满起来，已有的困倦和劳累也会得到很好的缓解，从而思维清晰，反应敏捷起来。这便是茶带来的安神醒脑的良好功效。

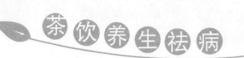 

### 2. 调节身心

茶具有调节身心的作用。茶可以清心、静心,增添生活的情趣,提高生活的品味。一人品茶,没有干扰,心更容易静下来,精神更容易集中到茶中,情感随茶香的飘逸而升华。芬芳的茶香,甘醇的滋味,清澈的汤色,多姿的外形,动听的茶名,还有美丽的茶传说,给人以美的遐想,美的享受。邀一知己相对品茶,或推心置腹倾诉衷肠,或心有灵犀一点通无需多言,茶人之间心灵相互沟通,这是人生乐事,有无穷情趣。

### 3. 增强免疫力

人体具有自身的免疫功能。饮茶能够提高人体白细胞和淋巴细胞的数量和活性,白细胞和淋巴细胞具有杀死入侵人体病原体的作用,因此可增强人体的血液免疫功能。

人体的消化道内含有益菌种和有害菌种,消化道内有益菌种和有害菌种群数量的消长决定了肠道的健康状况。婴儿时有益菌种占绝对优势,到青年时期这种优势开始下降,到 50 岁后,这种有益菌种数量有所减少,不利于人体健康。研究表明,茶叶中的有效成分对有益菌种(双歧杆菌)有促进其生长的功效,同时对有害菌种则表现出杀菌和制菌的作用。因此。饮茶可以改善人体消化道内的细菌结构、提高肠道的免疫功能。

### 4. 防辐射

电脑、手机、微波炉、电视机等电子产品,是现代人工作、生活的必需品,在给我们的工作、生活带来便利的同时也造成了辐射污染,严重危害了人体健康。研究表明,茶叶中的茶多酚类化合物、脂多糖、维生素 C 和维生素 E 及部分氨基酸,具有解除及减轻辐射毒性的作用。茶叶中的儿茶素类化合物,可吸收 90% 的放射性核素,并且在辐射到达骨髓之前将其排出体外。日常生活中,一边看电视,一边饮茶;工作时,泡杯茶,品一品,不失为一个简单而有效的防辐射方法。

养生小贴士

## 巧喝茶宜肾脏和前列腺

科学研究发现：西双版纳傣家人肾脏最健康，泌尿病发生率全球最低，仅为3.9%，平均寿命高达90多岁，专家认为这与他们长期饮用"肾茶"关系密切。

中药大辞典上有记载：版纳肾茶是傣医用来排肾毒、洗尿路、化石通淋提高肾功能的洗肾药茶，已应用2000多年，饮用后排尿强劲无味，这种肾茶也可以排结石，又叫化石草，刚喝上尿多、黄、味大；第二次尿发白，泡沫没了，连喝几天，尿变得清亮。不起夜，腰也不疼了；不到一个月排尿干净彻底，不憋尿。

临床实践表明：版纳肾茶主治各种膀胱湿热症（中医泛指肾、前列腺、泌尿感染及结石病），能够强力洗肾，吸附并排出腺体、肾脏、膀胱毒素，净化尿路，恢复肾和腺体功能，对治疗肾病、前列腺病的有效率高。

用法和用量：最好沸水浸泡15分钟，连喝数天，尿频、尿急、口苦、口干、口臭等症状迅速改善，持续饮用会发现生理功能增强，精力旺盛。

## 茶是美容瘦身的新贵

爱美是人的天性。美容健身，不仅是现代女性的专利，保持体形健美，容颜不老，是每一个人的心愿。美容的方法已由传统向现代转变，用科学的方法，补充人体所需的一些营养物质，由内养外，让肌肤焕发光彩，让机体健壮美观，已成为人们的共识。茶叶蕴含着独特的天然功能性成分，具有排毒美颜、护发明目、消脂减肥和预防衰老的作用。由此，茶成了美容瘦身的新贵。

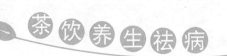 
### 1. 排毒美颜

饮茶可以美容历来为人们所公认。一方面,通过饮茶能有效排出身体中的毒素,使得人精神焕发;另一方面,茶中富含的美容营养素较高,对皮肤具有很好的滋润和美容效果,因此经常饮茶是美容的一个有效而便捷的好方法。

此外,经常饮茶可以有效清除体内重金属所造成的毒害作用。研究证明,在人们日常生活中一些重金属如铜、铅、汞、镉、铬等,通过饮食、空气等方式进入到人体之中,从而对人体造成很大的损害。茶叶中的茶多酚类化合物可以对重金属起到很好的吸附作用,能够促进重金属在身体中沉淀并被排出。

### 2. 护发明目

用茶水洗发可使头发乌黑柔顺、光泽亮丽。饮茶可以明目,茶叶中的维生素 A 足眼内视网膜所需的丰芝战分之一,而维生素 $B_1$、维生素 $B_2$,以及维生素 C 等元素也都对眼睛有益处。

### 3. 消脂减肥

脂质过多往往容易引起肥胖。茶叶中的咖啡碱,对食物营养成分的代谢起着重要的作用,尤其对脂肪具有很强的分解作用;茶叶中的儿茶素类化合物可以促进人体脂肪的分解,防止血液和肝脏中脂肪的积累;饮茶由于提高了人体的基础代谢率,增强了对脂肪的分解,从而起到了减肥的作用。实验证明,红茶、绿茶、青茶(乌龙茶)等茶类都有减肥的效果,以普洱茶和乌龙茶减肥的效果最优,因而两者被称之为"苗条茶"。

### 4. 预防衰老

生物机体衰老的原因是在体内产生过多的活性氧自由基,造成生物大分子和 DNA 的损伤,致使酶失活、细胞膜死亡;过剩的自由基引发细胞膜脂质的过氧化作用,使过氧化脂质增加,脂褐素积聚,构成人体衰老。衰老外部表现为身体肌肤出现皱纹、色斑、粗糙、松弛等,老年人会出现老年斑。研究表明,茶叶中的多酚类化合物对自由基具有很强的清除效应,不但可保护细胞膜的完整性,而且能减少脂褐素的形成与沉淀,达到延缓衰老、美白肌肤的效果;人体衰老的另一个原因是脂质过氧化过程。茶叶中的多酚类化合物是活性很强的抗氧化剂，具有比维生素 C、维生素 E 以及其他人工合成抗氧化剂（BHA、BHT）更强的抗氧化活性。高级绿茶除茶多酚外，维生素 C 和 E 含量也非常丰富，是良好的抗氧化剂，具有防衰老、抗癌变，防治坏血病等功效。

此外，茶叶提取物用于美容，产品日渐增多。国外有些知名化妆品公司，推出绿茶香水、茶叶面膜、绿茶沐浴润肤品等产品，深受消费者喜爱。

养生小贴士

## 茶叶的美容妙方

喝茶可以美容，这一点估计是妇孺皆知。但对于泡过的茶叶也可以拿来做女性的护肤佳品，这点你可能还是头一次听说吧？

1. 消除眼部疲劳：假如你的眼睛因用眼过多而疲劳（这对每天守在电脑前面的你来说是经常的事情），可用棉花蘸冷茶水清洗眼睛，几分钟后，喷上冷水，再拍干，有助于消除疲劳。

2. 消除黑眼圈：消除黑眼圈最简单的方法是先把 2 袋茶包（茶叶包在纱布中）在冷水中浸透，闭上眼睛，在左右眼皮上各放 1 个茶包，坚持 15 分钟。或是用清洁的棉织手帕包冰块，搁在黑眼圈上停留几分钟，经常坚持。

3. 修复受损皮肤：如果你在太阳底上皮肤受损，可用一块棉花蘸冷茶水抹不舒服的部分，不要用力过大，时间以觉得舒服为好。

4. 消除眼部红肿：睡前应彻底清洁眼部化妆品，如果清洁方法不当，最容易使眼睛红肿。最好用温水浸泡过的茶包压在眼皮上 10 分钟，但不可太靠近眼睑。

5. 美白：茶叶中所含的营养成分甚多。将红茶叶和红糖各两汤匙加水煲煎，加面粉调匀敷面，15 分钟后，再用湿毛巾擦净脸部。每日涂敷一次，一个月后即可使容颜滋润白皙。

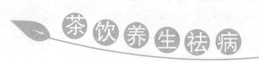  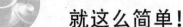

## 茶是现代疾病的克星

科技的进步改变了人类的生活习惯和饮食方式,也造成了极大的环境污染。人们忽视了正常生活品质与精神生活,人人为生活、事业、理想而疲于奔命,种种因素正在腐蚀着人类的健康,使原已相当进步的医药科技,难以应付层出不穷的现代病。而且如果一味地使用各种药物来进行治疗,不但会陷入被动,而且更多不可预期的副作用和并发症也会不断出现。因此,使得一些医学专家也感觉到回归自然的重要性。由此,人们的视线开始转向从生活饮食和对生活环境的改善上去探讨生命的奥妙,食疗由此应运而生。食疗是指从营养学的观念,了解人体每天所必须摄取的最基本的营养素及其含量。在众多的食疗方中,茶叶是其中重要的一种食疗原料。茶叶不但具有保健作用,也具有治疗作用,是现代疾病有益的辅助治疗佳品。

### 1. 抑制心血管疾病

人体内胆固醇、三酸甘油等含量过高,就会出现血管内壁脂肪沉积,导致形成动脉粥样化斑块等心血管疾病。而茶叶中的茶多酚对人体脂肪代谢能起到重要作用,茶多酚中儿茶素可有助于抑制这种斑状增生,从而抑制动脉粥样硬化。

### 2. 预防糖尿病

糖尿病是一种常见的内分泌疾病,也是一种多发病。它是由于胰岛素不足和血糖过多引起的糖、脂肪和蛋白质等代谢紊乱性疾病。饮茶对糖尿病有明显的疗效,茶叶中的酯型儿茶素 EGCG 和二苯胺以及糖类化合物都具有明显的降血糖效果。用冷水泡绿茶,泡出的茶汤降血糖效果最佳。我国传统医学中就有以茶叶为主要原料治疗糖尿病的处方。日本科学家从茶叶中提取出一种水溶性多糖化合物,对 100 名糖尿病患者进行了临床实验,结果表明,连续 6 周服用茶多糖化合物,从患者的血糖值、血清 TC 值、尿中 CPR 值、尿糖值等化验指标和其他症状中均显示出明显的治疗效果。

### 3. 防癌抗癌

茶叶中的茶多酚对胃痛、肠癌等多种癌症有显著的抗基因突变的功效，能有效阻断人体内亚硝酸铵等多种致癌物质在体内合成，并具有直接杀伤癌细胞和提高机体免疫力的作用。

### 4. 防龋固齿

茶具有防龋固齿的功效和它本身含有的健康元素有关。首先是氟元素，茶中含有较多的氟元素，而适量的氟元素是抑制龋齿发生的重要元素。因此，一些牙膏中也添加一定量的氟元素以更好的达到防蛀的效果。

其次是茶多酚类化合物，它们可以抑制牙齿细菌的生成和繁殖，进而预防龋齿的发生。最后就是茶叶中皂苷的表面活性作用，它增强了氟元素和茶多酚类化合物的杀菌效果。另外，因为茶本身呈碱性，而碱性物质可以防止牙齿所必需的钙质的减少和流失，因此饮茶还可以起到坚固牙齿的作用。

### 5. 清新口气

人们在用餐之后往往会有一些残余物遗留或者黏附在牙齿的表层或牙缝中，经过口腔细菌的发酵作用，从而出现异味或者口臭。饮茶可以起到很好的清新口气的效果。这主要是因为茶中茶多酚类化合物对存在于口腔中的菌类有很好的预防和杀灭效果，同时茶皂素的表面活性作用也可以起到清除口臭、清洗口腔的作用。

### 6. 利尿通便

饮茶能利尿，当然有摄入了一定水分的原因，但主要还是因为茶中含有咖啡因、可可因以及芳香油。在它们的综合作用下，促进了尿液从肾脏中加速过滤出来。由于乳酸等致疲劳物质伴随尿液排出，体力也会得到恢复，疲劳便得到缓解。

同时，饮茶对于缓解便秘也有很好的效果。这是因为茶叶中茶多酚类物质促进了消化道的蠕动，使得淤积在消化道的废物能够有效地流动，因此对习惯性和神经性便秘起到缓解与治疗作用。

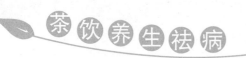 

### 7. 消食去滞

酒足饭饱之后往往出现口渴和食物瘀积的感觉,而这时候饮茶是最好的选择,可以起到消食去滞的效果。因为茶叶中咖啡因和黄烷醇类化合物的存在,使得消化道的蠕动能力增强,从而促进了食物的消化。同时饮茶也可预防消化器官炎症的发生,这是因为茶多酚类化合物会在消化器官的伤口处形成一层薄膜,起到保护作用。

### 8. 灭菌消炎

茶叶中丰富的维生素 $B_2$ 可以抑制代谢紊乱、口舌发炎;多酚类的物质可以抑制病菌的繁殖生长。在没有其他方法的时候,可以用嚼碎的茶叶敷在伤口,能起到灭菌、消炎、止痛的效果。

### 9. 解烟毒

吸烟对人体的危害非常大。抽烟者,体内各种维生素的含量比不抽烟者低,每天抽一包的人,血液中维生素 C 的含量会降低 25%。因此,吸烟者,喝绿茶,可以补充维生素 C。香烟中的尼古丁被吸入体内后,可使促进血管收缩的激素分泌量增加,而血管的过度收缩,会影响血液循环,减少氧气的供应,造成血压上升。茶叶中的提取物,加在烟丝中,具有消除尼古丁的作用,饮茶还具有对已进入人体的尼古丁进行降解的作用。香烟烟雾中,有苯并芘等多种化学致癌物质,茶叶中的多酚类化合物,可以与吸烟时产生的有害化合物相结合,产生沉淀,从而缓解吸烟对人体的毒害。

### 10. 解毒醒酒

饮酒对于肝脏的伤害大家并不陌生,而饮茶可以帮助解毒醒酒也是众所周知的。这主要是因为茶中含有大量的维生素 C 和咖啡因。维生素 C 可以促进肝脏对酒精的酶解作用,使得肝脏的解毒作用增强;其次咖啡因的提神作用可以使昏沉的酒醉头脑变得相对清醒,同时缓解头疼并促进机体代谢。因此,酒醉后适量饮茶,具有较好的解毒醒酒效果。

## 茶水疗疾别出心裁

茶水是普通的日常饮料,如能巧妙地应用,可解除或防治许多常见疾病。

(1)防治儿童龋齿:茶水中的氟可阻止牙齿在口腔酸性环境中脱磷、脱钙,故常用茶水漱口可防龋齿。

(2)口臭或吸烟过度引起心慌、恶心:可用茶水漱口并饮用适量浓茶来解除。

(3)刷牙时牙龈易出血者:可经常饮茶,因茶中富含维生素C、铁质及止血成分,可使牙龈坚韧,毛细血管弹性增加,防止出血。

(4)晕车晕船:事先用一小杯温茶水,加2~3毫升酱油饮下。

(5)腹泻:茶中的鞣酸有收敛止泻作用,喝浓绿茶,可止腹泻。

(6)婴幼儿皮肤皱褶处发炎红肿时:可用茶叶熬水,放至适宜温度后给婴幼儿外洗。

(7)劳累过度:泡新茶一杯饮用,能较快地消除疲劳,恢复精力。

(8)过食油腻不适者:可饮用较浓的热茶,如饮砖茶或沱茶,解腻效果更好。

(9)胆固醇高并伴有心血管疾病者:每天饮茶水一杯,能降低胆固醇,保护心血管。

(10)食欲不振、小便黄赤者:可多饮用些淡茶水。

## 茶叶鲜为人知的妙用

日常生活中有许多巧用茶叶的小窍门。如用茶叶炖牛肉,牛肉容易炖烂,还味美可口;用茶叶可以使鸡蛋保鲜;用茶叶还可除漆味;用茶叶治牙痛;茶水还可用来洗毛衣;用茶叶除蒜味等等。此外,用茶叶还可以治肿毒,治疗皮肤

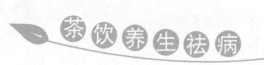
疾病等。总之,茶叶是个宝,冲泡后的茶汤和废茶渣也有很多用处,是生活中不可多得的好帮手。

### 1. 淡茶水洗双眸

茶叶中含有对眼睛有益的维生素 A 和维生素 C,以及一些微量元素。因此茶水用来洗眼,可起到明目和缓解视疲劳的作用。

洗眼的正确方法是:每天睡觉前,或眼睛疲劳发涩、甚至睁不开的时候,用半杯淡茶水放入洗眼器中清洗眼睛;或用纱布、棉球等蘸上温茶水,敷在眼部并轻轻按摩,每日 1~2 次,每次 20~30 分钟,可以消除眼部疲劳,使模糊的视线变得清晰明亮起来,对治疗黑眼圈也有一定的效果。

茶叶中的茶多酚具有杀菌消炎的作用,因此如果早上醒来发现眼睛布满红血丝,用隔夜茶水清洗双眼,眼部症状也会有所改善,是简便又有效的好方法。

### 2. 泡个茶水浴

茶叶所含的主要成分之一单宁酸可以消毒杀菌,因此,用茶水沐浴也深得人们的推崇。用乌龙茶 250 克浸入盛满热水的浴缸中,待水温适宜后浸泡洗浴,可以消除积垢和疮疖,并具有润泽皮肤的功效。

特别是皮肤干燥粗糙的人,经常用茶水浴身,皮肤可变得光滑细嫩,健康水润。对于晒伤的皮肤,茶水浴也能起到镇定止痛和舒缓的作用。

### 3. 用茶水漱口

科学实验表明,由于茶叶中含有氟元素和茶多酚等物质,长期坚持饭后用茶水漱口可以消除口臭,坚固牙齿,预防龋齿和牙龈出血,增强牙齿的抗酸防腐能力,有防止牙周炎等牙科疾病的诸多好处。

具体做法是:每餐饭后 3~5 分钟,将茶水含在口中,后牙咬紧,利用唇颊部的肌肉运动,使茶水通过牙缝,这样才能达到漱口的作用。如此重复几次,就可以轻松地漱出有害微生物,保持口腔卫生,防病固齿,让口气更加清新。

### 4. 废茶填枕头

药王孙思邈在《千金要方》中记载："治头项不得四顾方,采好茶一斗,令变色内囊枕之。"李时珍的《本草纲目》也有："绿茶甘寒无毒,作枕明目,治头风头号痛。"古代传统医学和前人的经验教会我们用茶叶填充枕头。

将泡过的茶叶收集起来,洗净晒干,装入半新棉布制成的枕头套中,就做好了一个柔软清香的茶叶枕头。

初生的婴儿也可以使用,尽量将枕头的头部接触区做成与头颅后部相似的形状,且选用无梗的绿茶最好。成人使用有清火明目、提神醒脑和增进思维能力之效。

### 5. 茶水洗手洗脚

经过人们的长期反复实验发现,由于茶叶中所含的单宁酸具有强烈的杀菌作用,用茶水洗手洗脚也有很多好处。

首先,用茶水连渣洗手,可以防止皲裂,并能防止湿疹。用茶水洗脚可以活血、除臭、止痒、减轻汗脚,还能冶脚气。没有这些病患的人用茶水洗脚也可以有效地去除疲劳。

具体做法是:取绿茶和盐适量放入盆中,用沸水冲入,闷一会儿,待茶叶完全泡开就可以洗脚了。如果要去除脚疾,茶汤冲泡得偏浓一些,茶叶水要保持较高的温度,每天泡一次,每次30分钟,半个月后,脚跟皲裂的伤口就会愈合,皮肤光滑如初,再无疼痛的感觉。长期坚持,对去除顽固性脚臭和脚气有显著的效果。

养生小贴士

**剩茶也可发挥余热**

说茶叶浑身都是宝一点儿也不夸张,只要好好加以利用,"过气"的茶叶一样可以发挥余热。

（1）隔夜茶。茶叶易氧化,所以隔夜茶的茶杯上往往会留有茶斑。另外,夏季温度偏高，茶叶容易被细菌污染，发霉、发馊，导致腹泻，所以夏天还是不喝隔夜茶为好。如果不舍得倒掉，还可以作以下用途：①隔夜茶中含有丰富的酸类，氟类，不但可以防止毛细血管出血，还能起到杀菌消炎作用，如口腔出血，皮肤出血等都可以用它洗浴含漱；②用隔夜茶洗头，可治头皮痒；③口臭使许多人苦恼，如果每天用隔夜茶漱口三次，就可消除口臭烦恼。

（2）旧茶和茶叶渣。龙井之类的绿茶人们讲究喝当年的新茶，万一没喝完，这些茶叶也一样可以发挥功效：①制作菜肴。炖肉或制作其他较油腻、有腥味的菜时，可以放点茶叶，有去油解腻的功效；②茶叶渣可以晾干收好，和旧茶一起制成茶叶枕，特别适合夏天使用。如果茶叶的量不够，也可以制成小茶包，用来敷眼，可以缓解视疲劳；③将泡过的茶叶晒干后撒在家中潮湿的地方，如床下，可以吸收湿气。

## 代茶饮料也养生

"代茶物"除解渴外，还具有一定的医疗作用。它的特点是不难饮用，取效温和而持久，可以在不知不觉中达到治疗疾病的目的，所以不失为一种防病及治病的好方式。

### 1. 菊花茶

能疏散风热、平肝明目、解疗疮毒。代茶饮用可以预防各种流感瘟疫，治头晕目眩、目赤肿痛等。古人用之熬制"菊花延龄膏"：山楂250克，菊花50克。熬后去渣，加蜜浓缩成膏，每次二三匙，以开水冲服。能清头目、健脾胃、降血脂，具有延寿作用。

### 2. 花生叶茶

鲜花生叶一把，水煎代茶。有安神镇静作用，睡前服用可以治疗失眠。

### 3. 柳叶茶

味苦无毒。具有活血、解毒、去湿痛的作用。以少量滚水沏泡，可预防感冒、疮疡，以及治疗老年性头晕目眩。

### 4. 金银花茶

可清热解毒。时时饮用，可解疫去浊，治一切炎症疮疡，并可利尿去水肿。

### 5. 陈皮、乌梅茶

陈皮数片，加乌梅三四粒。水煎后代茶。可去暑健脾，防治胃肠炎。

### 6. 槐花茶（取花蕾）

有凉血止血功效。治各种出血，尤其适用于痔疮出血。

### 7. 决明子茶

性味甘苦咸。含蛋白质、决明子茶碱、大黄酚等，具有清肝胆热及明目的作用。炒后沏水代茶，能抑制葡萄球菌，降低胆固醇。常服可明目并治习惯性便秘（饮后其子可食下）。

### 8. 玉米须茶

鲜品及干品皆可，性味甘平，有利水降压作用。代茶饮用可降血压、利尿、消水肿。

### 9. 森林匙羹藤茶

森林匙羹藤是原产于印度的一种植物，我国云南等地也有野生。由于其可以有效控制热量摄入，故作为代茶饮料深受中老年减肥者的青睐。近几年来，在日本风行不衰。

### 10. 苏叶茶（以紫苏为好）

性味辛温，有特殊香气；能发散风寒，理气健胃，防治一切瘟疫，并解鱼蟹毒。

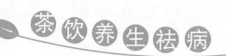 
### 11. 枇杷叶茶

性味苦平,具有和胃降气、清肺止咳的作用。市售"枇杷止咳露"即以它为主要原料制成,用时将叶晒干,去除细毛。

### 12. 桑叶茶

性味甘寒无毒,以晚霜后的未老叶为好。可以疏风清热、凉血明目、补中利水、开脾胃、去喘闷(根皮代茶效果更好)。

### 13. 柿叶茶

柿叶含维生素 C 比茶叶高数十倍。此外它还含有氨基酸、芦丁、单宁及一些人们必需的微量元素。有理气利水的作用。常服可以降低高血压、高血脂,并有抑癌作用,还能止呃逆,减肥(市场上有柿叶减肥茶出售)。

### 14. 白茅根茶

性味甘寒。饮时用一大把洗净,煮两沸。有凉血、止血、清热利尿作用。有人用其加量煎服治疗肝炎。

### 15. 仙鹤草茶

我国各地多有野生。味稍苦涩,能活血下气、止血强身。常服除可止血外,还可开胃强身。此外尚可试用于治疗美尼尔氏综合征和抗癌。

### 16. 荷叶茶

性味苦平。以鲜品或干品煎后代茶,能升清消暑、健脾胃,夏季饮用尤为适宜。

养生小贴士

## 吃过螃蟹喝姜茶

秋天一到,螃蟹就成了饭桌上的佳肴,俗语讲"秋风响,蟹脚痒"、"菊花黄,螃蟹肥",指的是秋天吃螃蟹。营养专家提醒大家,螃蟹味虽美,食用要谨慎。

从中医来说,蟹是寒凉食品,且广东人认为海鲜"有毒",也就是说,一些人吃了海鲜会引起过敏等不良反应。吃蟹后喝一杯姜茶,能帮助"解毒",温和蟹的寒性。

营养学家进一步指出,在煮食蟹时,加入姜、蒜、葱,也能中和螃蟹的寒性。体质寒凉的人不宜吃蟹,而患有哮喘和慢性疾病,特别是患有皮肤病、咽喉炎、肠胃炎、妇科炎症等患者更要谨慎,否则将加重病情。另外,孕妇也不宜吃蟹等寒凉食物,否则容易引起流产。

另外,吃螃蟹要注意烹调方法,一定要煮熟蒸透,不要吃死蟹和未煮熟的蟹,以免导致寄生虫进入人体内。

## 不光喝茶,还要"吃"茶

我国民间一直有用茶水煮饭的习俗,这样不仅能促进消化,还可以防治疾病。茶叶含有一种芳香物质,它能使米饭香味扑鼻,使人胃口大开;同时,米饭中大量的淀粉抵消了茶叶的收敛性和苦涩,二者相得益彰。

早在我国古代的医书——《本草拾遗》中,就说茶水煮饭,"久食令人瘦",指经常吃用茶水煮的饭,可以帮助消化,有效地分解脂肪。现代研究证明,茶叶中含有的茶多酚呈酸性,能促进人体内消化酶的生成,从而增强胃肠的消化功能。茶多酚还能降低血液中的胆固醇,抑制动脉粥样硬化,增强微血管的韧性,防止它破裂出血。茶多酚是茶叶中的主要物质,占水浸出物的70%~80%。此外,它还能有效地阻断亚硝胺在人体内合成,它们在37℃的温度和适当酸度的情况下,极易生成能致癌的亚硝胺。而茶水煮饭可以有效地防止亚硝胺的形成,从而达到防治消化道肿瘤、预防和减少消化道癌的发生率的目的。中老年人常吃茶水米饭,可软化血管,降低血脂,防治心血管病。

人体代谢产生的过氧化脂质会使血管壁失去正常弹性,是脑中风的重要原

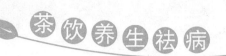 

因之一。而茶水中的单宁酸正好有抑制过氧化脂质生成的作用,故能有效地预防中风。

以下列举了一些常见茶叶饮食的做法与功效,以供大家选用。

### 1. 茶叶饭

将适量的茶叶(根据各人爱好选茶)用开水冲泡几分钟,过滤后加米煮熟即可。除了清香味美,还有减肥美肤等功效。茶香幽幽,久食不厌。

### 2. 茶叶面条

先用沸水冲泡好适量的茶汤,再将茶汤和面制成面条。圆润而香,别具风味。

### 3. 茶叶馒头

先用沸水冲泡好适量的茶汤,再将茶汤加鲜酵母发面,或者用茶叶研制成粉末加上面粉等发面。蒸制馒头,香气醇厚,口味清爽。

### 4. 茶叶薄饼

用沸水泡好适量茶汤,和入面粉及葱、蘑菇等佐料煎成薄饼,给人以软而不黏、香而不腻的独特享受。

### 5. 茶叶水饺

将茶汁和入面粉中,茶叶以果汁机打散后和入肉馅中,可包出里外皆有茶料的茶叶水饺,香糯滋润、茶香四溢。

### 6. 茶叶冰淇淋

在过滤后的茶汁中加入鸡蛋、奶粉、稳定剂和砂糖,经凝冻硬化后而成茶叶冰淇淋。不仅可以消暑解渴,而且色泽翠绿,感觉清新,并具营养和保健功能。

### 7. 茶叶酸奶

在酸奶的制作中,加适量茶汁,制成的酸奶色泽嫩绿,口感细腻。

### 8. 茶叶果冻

将果汁中加入茶汁、芳香物质等制成果冻,润滑爽口。

## 以茶入菜更美味

茶叶入肴,由来已久。我国在晋代就有用茶叶煮食的记录,称之为"茗粥"或"茗菜"。到了清代,茶叶食品又有了新发展。清初的"鸡蛋糖茶"就是一种营养丰富的食品。其制作方法是:把两个新鲜鸡蛋黄搅匀,加入砂糖,倒入泡好的茶汤中调和后饮用,别有一番鲜甜可口的滋味。

随着人们对茶叶认识的加深,我国的茶叶食品也日趋丰富多彩。除红茶奶糖、茶味饼干、茶味冰棒、减肥茶、补肾养肝茶、降脂益寿茶以外,还有茶叶羊羹、茶叶糕点和一大批各具特色的茶叶菜肴。如:用名茶碧螺春与形如玉簪、通体无鳞的银鱼同炒,可制成绿白相间、肥美鲜嫩的"碧螺春炒银鱼";用其炒鸡蛋,则能烹成色彩鲜丽、肥而不腻的"碧螺春木须蛋"。名闻遐迩的"铁观音"茶,无论是煮排骨还是炒鸭,都是难得的佳肴;若是用茉莉花茶与武昌鱼同蒸,不但得尽鱼之真味,而且使鱼腥尽解。

## 好茶还要配好"点"

好茶要配什么"点"呢?"点"指的是茶点。茶与茶点、美酒与美食的和谐搭配才能更加显示出茶的魅力,所以茶与茶点的搭配大有学问。

现在已经有很多茶馆都有这样那样的点心供应。或许您有过这样的经历,喝茶的同时在嘴里塞块点心,会突然发现茶的味道是怪怪的,点心的味道也是怪怪的。其实喝茶和选用点心跟买衣服和买鞋一样,如果自己喜欢哪样就挑哪样,当我们把喜欢的衣服和鞋子穿在身上的时候就会发现并不是那么协调,喝茶、吃点心也是一样的道理。也是需要合理搭配的,搭配得当,调配出来的口味

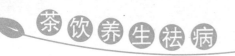 

才会如穿着得体的姑娘一样让人感觉舒服。

浙江那边喝龙井茶的人比较多。一般中间有奶油的点心都是可以和龙井搭配的,如果配其他味道很重的茶的话,不仅茶的本味会降低很多,点心吃起来也不会跟平常一样爽口。很多不懂行的朋友,在碰到这种情况后还以为是点心做得不好或者是茶叶出了问题,其实是茶跟点心搭配不当导致的。

下面是一些常见茶与点心的搭配,你不妨学几招。

### 1. 香甜茶点衬绿茶

绿茶淡雅轻灵,与口味香甜的茶点搭配饮用,香气此消彼长,相互补充,带来美妙的味觉享受。此外,清淡的绿茶能生津止渴,有效促进葡萄糖的代谢,防止过多的糖分留在体内,享用甜美如饴的茶点,如羊羹、糖果、月饼、凤梨酥等,不必担心口感生腻和增加体内的脂肪。

### 2. 精制西点伴红茶

由于红茶进入西方已经有了很长的历史,饮用红茶搭配什么样的茶点经过漫长的摸索和实践已经逐渐成熟、完善和固定下来。在传统的英式午茶中,人们品饮着红茶,搭配的是奶油蛋糕、水果派、松饼和各种奶酪制品。通常茶点由女主人自己制作,因而各家的茶点也有着不同的风味和特色。这些茶点与红茶的味道搭配起来,甘甜清爽,香气四溢,已经为人们所接受和习惯。

从味道上说,酸甜口味的茶点可以抵消红茶略带苦涩的口感,此类茶点有各种酸甜口味的水果、柠檬片、蜜饯等。

### 3. 荤油茶点与普洱

普洱茶性属甘冷,具有良好的消脂效果。陈化得宜的普洱不苦不涩,独特的陈香醇厚平和,口感滑爽。食用味重、油腻的茶点后,饮用普洱可以减轻口感上的油腻,此类茶点有蛋黄酥、月饼、酱肉、肉脯以及各种炒制的坚果等。

### 4. 淡咸茶点配乌龙

乌龙茶是半发酵茶,兼有绿茶的清香性味和红茶的甘甜口感,并回避了绿茶之苦和红茶之涩，口感温润浓郁，茶汤过喉徐徐生津。用淡咸口味或甜咸口味的茶点搭配乌龙茶，对于保留茶的香气，不破坏茶汤的原汁原味最为适宜。此类茶点有坚果类的瓜子、花生、开心果、杏仁、腰果，以及咸橄榄、豆腐干、兰花豆等。

### 5. 清淡小吃保花香

茉莉花茶香气氤氲，鲜灵清爽，且香味持久宜人。研究表明，茉莉花茶的茶香可舒缓情绪，对人的生理和心理都有镇静效果。因此，饮茉莉花茶时不宜搭配各种炒制的坚果或口味浓重的茶点，以避免食物掩盖了茶的清香。

豆制品和糯米制成的茶点如北方的绿豆沙、豌豆黄、驴打滚等比较适合搭配花茶来食用。

不过这些搭配也不是绝对的，因为每个人的口味是不同的。大家可以根据自己的喜好搭配出适合自己的口味来，不过，一定记得要让茶水跟点心一块儿入口，这种合理的搭配才会让你感觉到美味与茶香的结合所带来的美妙口感。

养生小贴士

### 茶汤火锅除热降火

冬季人们喜欢吃火锅，在寒冷的冬天，围在暖烘烘的火锅旁吃着美味佳肴是冬季的最大享受，但吃多了就容易上火，甚至引发某些偏热症状的疾病。那么，如何才能避免吃火锅上火呢？

其实如果以茶叶烹煮汤底，保证除热降火，并且清新爽口。那么，具体如何做呢？

第一，先以沸水泡茶，什么茶都可以，待茶汁色泽变浓以后，马上将茶渣滤除，千万不要久泡，否则会有涩味。

第二，将一盆新鲜的鸡汤放入冰箱冷藏，待其油脂凝成白色块状后，去掉块状油脂备用。

第三，把清鸡汤倒入锅内，将茶汁也一同倒入，然后再撒入一小撮茶叶，中火稍加烹煮,就可以加入火锅底料了。

第四,如果没有清鸡汤,也可以用清淡的蔬菜汤代替。另外,清爽的鸭肉、鹅肉和海鲜等,腐竹、豆腐和各类蔬菜也是很好的汤底配料。

此外,不同的茶叶烹煮出来的汤底功效也不同。

(1)绿茶汤底:有帮助消化、提神醒脑、消除疲劳等功效。但幼儿、贫血者和胃溃疡患者应少食。

(2)普洱茶汤底:清肠化积、消脂减肥,最适合肥胖者或需要减肥者食用。

(3)菊花茶汤底:有芳香健胃、安神醒目、促进新陈代谢等功效,适合喜爱清淡饮食的人食用。

(4)绞股蓝汤底:有补元气、通血脉、消脂化积、生津止渴等功效,适合体力不济,容易疲倦的人食用,可改善虚弱体质。

## 品茶质,享健康

如果想成为品茶高手,不仅需要动用视觉、触觉、嗅觉和味觉器官,还要用心去观看汤色,细闻香气,再慢慢的品味,这些都是练出来的功夫。一个好的评茶师,需要花上十几年的时间练习,才能真正领略到茶的真谛。

### 1.赏外形

我国基本茶类,分绿茶、红茶、青茶(乌龙茶)、黄茶、白茶、黑茶6大类,各大茶类的茶,均具有特殊的外形。绿茶的外形最丰富,西湖龙井茶扁平光滑,形似"碗钉";碧螺春茶形卷似螺;南京雨花茶形似针状;黄山毛峰茶形似兰花;黄山绿牡丹形似菊花;六安瓜片是一个个单片;乌龙茶有颗粒形、条形;铁观音"形似观音,重如铁";红茶有条形、碎形;黄茶有单芽形、扁形、雀舌形、环形等;白茶有芽形和兰花形;普洱茶有饼状等等。还有新创制的一些造形茶,如"海贝吐珠"像一个贝壳,"锦上添花"像一顶草帽。苏东坡形容茶叶"从来佳茗似佳人"。茶的外形，真可谓是千姿百态，给人以美的享受。欣赏茶的外形，主要看外形是不是统一，大小整齐、匀净度好。

茶的色泽有黄绿、嫩绿、深绿、翠绿、金黄、黄褐、黑褐、砂绿、青褐、乌黑、棕红、银白等等，真是色彩缤纷。每种茶都有它自己的本色，不管是什么茶，茶的色泽以鲜活为美。如传统的西湖龙井茶以糙米色为佳，其实是绿中带点嫩黄色，这是由于狮峰山海拔比较高，茶叶长期受漫射光的照射，自然形成的品质。有些茶商为了达到糙米色，用高火炒黄，那就不是龙井茶的本色了。

### 2. 观汤色

不同的茶叶应有不同的汤色标准，如绿茶以嫩绿明亮为好，红茶以红艳鲜亮为好，铁观音以橙黄明亮为好。在茶叶审评中常用的术语有"清澈"，表示茶汤清净而有光泽。茶汤以清澈纯净为贵，若夹杂茶末等物，茶汤色混浊不清，即为次。"明亮"表示茶汤清净透明。观察茶汤时以白底瓷杯为宜，且光线适当，所以一般选用白色的瓷杯为品茗杯。在光的折射下，杯中纳汤的底层、中层、表层会出现3种色彩不同的美丽光环，十分神奇，令人赏心悦目。陈年的普洱茶冲泡后，会出现金幽挂壁，白雾（鹤）升起的景象。

### 3. 闻香气

香气是茶叶本身具备的芳香物质。闻香可分为闻汤前香、汤后香两种。汤前香在赏茶阶段进行，观察干茶的外形与色泽时，可先闻一闻干茶的香气；当茶壶已由热水温过，放入茶叶后，可先盖上壶盖数秒钟，由壶中热气烘托茶香，再闻一次茶香，香气将更为明显。茶叶经热水冲泡后而散发的香气为汤后香。嗅闻汤后香的方法有多种，如果是盖碗杯泡茶，可以闻盖上的香，冲泡绿茶时，摇香时可闻香，这时香气特别高；冲泡乌龙茶如用闻香杯，可以双手握住闻香杯，用鼻子深吸闻香杯中的香气。

不同的茶香气的类型不同：白茶，毫香；乌龙茶，花果香；红茶，焦糖香；绿茶，植物香；黄茶，豆香；黑茶，陈香；花茶，花香。优质的茶香，通常有以下特征：清幽持久，丰满、纯正、鲜爽。茶汤温度太高闻香易烫伤鼻子，温度太低茶中香气已挥发殆尽，因此，闻茶汤的最适温度是45~55℃。

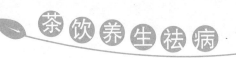
## 4. 尝滋味

丰富的茶味是茶叶中呈味物质共同作用的结果,茶叶中的茶多酚和咖啡碱呈苦味,氨基酸呈鲜味,糖呈甘味,维生素 C 呈酸味等。不同的茶内所含物质的构成比例不同,所以形成了鲜醇、鲜爽、浓醇等不同的滋味。品鉴茶的天然之味主要靠舌头,味觉细胞分布在舌头上的各部位,一般人的舌尖对咸味敏感,舌面对甜味敏感,舌侧对酸味敏感,舌根对苦味敏感,所以在品茗时应小口细品,用舌尖打转 3 次,让茶汤在口腔内缓缓流动,用鼻子吸气,让茶汤在舌头上慢慢往里滚动,然后咽下。优质茶的滋味,浓醇、鲜爽、饱满、纯爽。

## 5. 察叶底

叶底即冲泡后的茶渣,本来是废物,之所以把它作为品质项目,是因为茶叶在冲泡时吸收水分膨胀到鲜叶时的大小,比较直观,通过叶底可分辨茶叶的真假,也可分辨茶树品种及栽培状况的好坏,并能观察出采制中的一些问题。再结合其他品质项目,便可较为全面地分析不同茶叶其各自的品质特点及影响因素。叶底大体可分为:芽形、条形、雀舌形、花朵形、整叶形、碎叶形和末形等 7 种类型。叶底主要看完整度、嫩度、明亮度,芽叶完整、明亮度好的茶叶为佳。

养生小贴士

### 鉴定茶叶品质的方法

(1)称取 3 克茶样,倒入审查杯;

(2)冲入沸腾开水,静置 5 分钟;

(3)然后倒入茶碗中;

(4)首先闻其茶渣之香气;

(5)然后进行水色之比较;

(6)接着进行茶汤香味之鉴定;

(7)最后进行茶叶外观之检查。

## 茶叶保藏有学问

对于一位喜欢饮茶的人来说，不可不知道茶叶的保藏方法。因为品质很好的茶叶，如不妥善保藏，很快就会变质，从而颜色发暗，香气散失，味道不良，甚至发霉而不能饮用。

### 1. 茶叶变质的原因

首先，我们要清楚影响茶叶品质的因素，这是保藏茶叶所必须了解的一般常识。

引起茶叶陈化劣变的主要因素有水分、氧气、温度、光线、异味等。在诸多的因素中茶叶水分（空气湿度和茶叶自身的含水量）是导致陈化变质的主要原因，温度、氧气起加速和延缓陈化变质的作用。

茶叶品质劣变的主因在于受潮或感染异味。成品茶的吸湿性很强，很容易吸收空气中的水分。根据试验，把相当干燥的茶叶露置于室内，经过一天，茶叶的含水量可达 7% 以上。在阴雨的天气里，每露置 1 小时，含水量就增加 1%。在气温较高、适合微生物活动的季节里，茶叶含水量超过 10% 时，茶叶就会发霉而失去饮用价值。

在感染异味方面，因茶叶中含有萜烯化合物和高分子棕榈酸，这些能很快吸收其他物质的性味而改变或掩盖茶叶本来的性味。如把茶叶和樟脑丸、香料、药物等存放在一起，或把茶叶存放于性味较浓的新木器、新漆器里，在几个小时后就会感染到这些东西的性味，一旦不小心用此类茶叶泡制茶水，轻则使人不快，重则难以入口，不能饮用。

另外，光线对茶叶品质也有影响。特别是绿茶放置于强光下太久，很容易破坏叶绿素，使得茶叶颜色枯黄发暗，品质变坏；同时，如在阳光下曝晒，还会产生晒味，不堪饮用。

### 2. 茶叶的保藏

为防止茶叶吸收潮气和异味，减少光线、温度及氧化的影响，避免挤压破

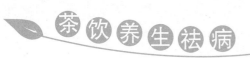 

碎,损坏茶叶的美观,就必须采取妥善的保藏方法。

一般嗜好饮茶者或家庭购买的茶叶数量很少,没有必要用罐子保藏,可装入有双层盖的马口铁茶叶罐里,最好装满而不留空隙,这样罐里空气较少,可减少氧化,利于保藏。双层盖都要盖紧,用胶布粘好盖子缝隙,并把茶罐装入两层尼龙袋内,封好袋口;另一个办法是把茶叶装入干燥的保温瓶中,盖紧盖子,用白蜡密封瓶口。采取这两种方法,可以较长时间使茶叶保持品质不变(为了泡饮方便,可用茶叶盒少装一些茶叶,每次取用后注意盖紧盖子;绿茶容易受到光线影响,不适宜用玻璃瓶保藏)。

此外,还可采用真空或充气的保藏方法。真空保藏法是把茶叶装入马口铁罐,焊好接口,用空气筒抽出罐内空气,使之成为真空状态。充气包藏法是在装茶叶的铝箔袋中填充高度纯化的惰性气体。使用这两种保藏法在常温下保藏 1 年以上,仍可保持茶叶的色、香、味;如在低温下保藏,效果会更好。

### 3. 茶叶保藏时的注意事项

须注意的是,茶叶在保藏中的含水量在 5% ~7% 之间,其中绿茶不能超过5%,红茶不能超过 7%,如在收藏前茶叶的含水量超过这个标准,就要先炒干或烘干,然后再收藏。而炒茶、烘茶的工具要十分洁净,不能有一点油垢或异味,并且要用文火慢烘,尤其要注意防止茶叶焦糊和破碎,防止柴炭的烟味或其他异味污染茶叶。

养生小贴士

### 受潮茶叶如何复原

茶叶受潮,如不霉变,还是可以复原饮用的。茶叶一旦受潮,不能置于日光下暴晒,暴晒虽然可以去潮,但会产生"日晒味"使茶叶失去原味而不好喝。用无油腻味的锅或用煮过稀饭的锅,不要用水冲洗,而用干净刷帚将饭锅打刷干净,然后将受潮茶叶放入锅里,用文火慢慢炒干。这种方法既可去潮,又可使原来的茶香味恢复。

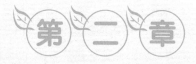

第二章

# 品味珍茗：养生名茶知多少

中国饮茶文化历史悠久，各种各样的茶类品种，万紫千红，竞相争艳，犹如龙凤撒下的光辉，使万里山河分外妖娆。中国名茶就是在诸多花色品种茶叶中的珍品，如西湖龙井、洞庭碧螺春、安溪铁观音等都是茶界里响当当的珍品，从鉴赏、储存，再到它们独有的养生功效来了解这些名茶，可以更深刻地去品味珍茗。

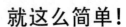

## 西湖龙井——降脂减肥

西湖龙井是我国的第一名茶,产于浙江省杭州市西湖周围的群山之中。多少年来,杭州不仅以美丽的西湖闻名于世界,也以西湖龙井茶誉满全球。相传,乾隆皇帝巡视杭州时,曾在龙井茶区的天竺作诗一首,诗名为《观采茶作歌》。西湖龙井茶向以"狮(峰)、龙(井)、云(栖)、虎(跑)、梅(家坞)"排列品第,以"龙井"茶为最。龙井茶外形挺直削尖、扁平俊秀、光滑匀齐、色泽绿中显黄。冲泡后,香气清高持久,香馥若兰;汤色杏绿,清澈明亮,叶底嫩绿,匀齐成朵;芽芽直立,栩栩如生。品饮茶汤,沁人心脾,齿间流芳,回味无穷。

### 1. 茶之鉴

西湖龙井茶的感官品质主要通过"干看外形、湿看内质"来评定,具体从外形、香气、滋味、汤色和叶底等方面来品评。

(1)外形特征 干看茶叶外形,以鉴别茶叶身骨的轻重和制工的优劣,内容包括嫩度、整碎、色泽、净度等。一般西湖龙井茶以扁平光滑、挺秀尖削、均匀整齐、色泽翠绿鲜活者为佳品。反之,外形松散粗糙、身骨轻飘、筋脉显露、色泽枯黄,表明质量低次。

(2)香气特征 香气是茶叶冲泡后随水蒸气挥发出来的性味,由多种芳香物质综合组成。高级西湖龙井茶带有鲜纯的嫩香,香气清醇持久。

(3)滋味特征 西湖龙井茶滋味以鲜醇甘爽为好。滋味往往与香气关系密切,香气好的茶叶滋味通常较鲜爽,香气差的茶叶则通常有苦涩味或粗青感。

(4)汤色特征 汤色是茶叶里的各种色素溶解于沸水中而显现出来的色泽,主要看色度、亮度和清浊度。西湖龙井茶的汤色以清澈明亮为好,汤色深黄为次。

(5)叶底特征 叶底是冲泡后剩下的茶渣。主要以芽与嫩叶含量的比例和叶质的老嫩度来衡量。西湖龙井茶好的叶底要求芽叶细嫩成朵,均匀整齐、嫩绿明亮。差的叶底暗淡、粗老、单薄。

## 2. 茶之储

最适合龙井茶的贮藏方法是用陶瓷瓦坛收灰法，即利用生石灰的吸湿性，吸收茶叶中的多余水分，使茶叶保持充分干燥，同时,应让茶叶保持在密封状态。坛内空气干燥、阴凉,有助于延缓茶叶的陈化速度。

具体做法是选用生石灰,用 33 厘米×20 厘米大小的布袋盛装,每袋块灰 1 千克,扎紧袋口,外用牛皮纸松包,并用麻绳松扎,以免石灰吸水膨胀破包。要防止漏灰于茶叶中。一般 6~7 千克茶叶放一只灰包。换灰原则是,灰包中有 2/3 的块灰已风化,就要及时更换。如果块灰未化,仍可使用。

其次,用低温冷藏法。一般家庭可发挥冰箱冷藏作用,利用低温( 0~5℃ ),减慢茶叶老化速度,延缓陈化,以利于品质的保持。这是一种经济而有效的贮藏方法,但茶叶的包装袋必须能防潮。避免茶叶吸湿而降低品质。

## 3. 茶之效

常年饮用龙井茶,有明目、利尿、降脂、减肥、抗癌和防止衰老等保健功效。龙井茶内所含氨基酸、儿茶素、叶绿素、维生素 C 等成分均比其他茶叶多,营养丰富,可以生津止渴,提神益思,除烦去腻,消炎解毒。若以杭州虎跑泉水冲泡,香清味冽,可谓"双绝"佳饮。

## 4. 养生茶方推荐

（1）健脑龙井茶　龙井茶 3 克,枸杞子 15 克,山楂 10 克。将所有茶材加适量水,煎制。代茶饮即可。此茶饮具有补肾填精、健脑益智的功效。适用于脑力劳动者以及记忆力减退、头昏脑涨者。

（2）明目龙井茶　龙井茶 3 克,菊花 10 克。用沸水冲泡 5~10 分钟,每日 1 剂,随时饮用。该茶饮可疏风、清热、明目。适用于肝火盛所引起的眼病。

（3）山楂龙井茶　龙井茶、山楂、陈皮各适量。用 200 毫升矿泉水(冷)浸泡 4 个小时以上喝。随喝随饮,疗效显著。高血压患者用开水冲泡,饮用时加少许蜜糖。长期饮用,效果更佳。此茶饮具有降血脂、降胆固醇、治疗糖尿病等功效。适用于动脉硬化、高血压患者及糖尿病患者。

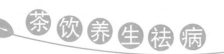 

养生小贴士

## 品龙井茶的讲究

水温方面,应用约 75~85℃的水。千万不要用 100℃沸腾中的水,因为龙井茶是没有经过发酵的茶,所以茶叶本身十分嫩。如果用太热的水去冲泡,就会把茶叶烫坏,而且还会把苦涩的味道一并冲泡出来,影响口感。那么怎样控制水温呢? 我们当然不会拿支温度计去量,最好是先把沸水倒进一个公道杯,然后再倒进茶盅冲泡,这样就可轻易地控制水温了。还有一点要切记,就是要高冲,低倒。因为高冲时可增加水柱接触空气的面积,冷却的效果更加有效率。

## 洞庭碧螺春——抗衰强体

洞庭碧螺春茶产于江苏省苏州吴县太湖洞庭山。当地人称"吓煞人香"。碧螺春茶条索纤细,卷曲成螺,满披茸毛,色泽碧绿。冲泡后,味鲜生津,清香芬芳,汤绿水澈,叶底细匀嫩。尤其是高级碧螺春,可以先冲水后放茶,茶叶依然徐徐下沉,展叶放香,这是茶叶芽头壮实的表现,也是其他茶所不能比拟的。因此,民间有这样的说法:碧螺春是"铜丝条,螺旋形,浑身毛,一嫩(指芽叶)三鲜(指色、香、味)自古少"。 碧螺春茶的制作目前大多仍采用手工方法炒制,其工艺过程是: 杀青——炒揉——搓团焙干。三个工序在同一锅内一气呵成。炒制特点是炒揉并举,关键在提毫,即搓团焙干工序。

### 1. 茶之鉴

颜色是植物生长的自然规律,颜色越绿并不意味着茶叶品质越好,在分辨真假碧螺春时,应注意以下事项:

（1）看外观色泽　没有加色素的碧螺春色泽比较柔和鲜艳,加色素的碧螺春看上去颜色发黑、发绿、发青、发暗。

（2）看茶汤色泽　碧螺春用开水冲泡后,没有加色素的颜色看上去比较柔亮、鲜艳,加色素的看上去比较黄暗,像陈茶的颜色一样。

此外,如果是着色的碧螺春,它的绒毛多是绿色的,是被染绿了的效果。而真的碧螺春应是满皮白毫,有白色的小绒毛。

### 2. 茶之储

碧螺春贮藏方法十分讲究。传统的贮藏方法是纸包茶叶,袋装块状石灰,茶、灰间隔放置缸中,加盖密封吸湿贮藏。现在家中贮藏可采用三层塑料保鲜袋包装,采取分层紧扎、隔绝空气的方法,放在 10℃ 以下的冰箱内贮藏,同样可保持其色、香、味犹如新茶,鲜醇爽口。

### 3. 茶之效

碧螺春采自细嫩的芽叶,富含氨基酸和茶多酚,具有兴奋以及润喉、提神、明目、排毒养颜、延缓衰老的功效。碧螺春中所含的茶多酚及咖啡碱的综合作用,除了能起到提神、养神之效,更具备提高人体免疫能力和抗癌的功效。

### 4. 养生茶方推荐

（1）润肺碧螺茶　碧螺春 3 克、罗汉果 20 克。将罗汉果加入 300 毫升清水煮沸 5 分钟,然后加入碧螺春闷泡,分 3 次温服。此茶方具有润肺生津、止咳解渴的功效。适用糖尿病、急慢性咽炎患者。

（2）桂圆碧螺春茶　龙眼肉 6 克、碧螺春 3 克。将其煎水。代茶饮,每日 1 剂。此方可养心安神健脑,振奋精神,增强记忆。具有治疗失眠健忘、头晕乏力之功效。

养生小贴士

### 碧螺春沏泡方法

水以初沸为上,水沸之后,用沸水烫杯,让茶盅有热气,以先发茶香。因为碧螺春的茶叶带毛,要用沸水初泡,泡后毛从叶上分离,浮在水上,把第一泡茶

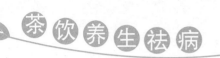 
水倒去,第二泡才是可口的碧螺春,但最好的茶是第三次泡的,此时茶的香味才充分发挥出来。

在有条件的情况下可以选择安静优雅、空气清新之处,使用优质矿泉水沏泡碧螺春,先注水后放茶叶,且严格确认在放入茶叶时注入杯中的开水已冷却至摄氏70℃以下。产自不同果园的碧螺春和水温的微小差异,使其果香味亦不尽相同,妙趣横生。

## 安溪铁观音——延缓衰老

安溪铁观音是福建乌龙茶极品之一,产于福建省安溪县。安溪铁观音茶历史悠久,素有茶王之称。据载,安溪铁观音茶起源于清雍正年间(1725~1735年)。安溪铁观音茶,一年可采四期茶,分春茶、夏茶、暑茶、秋茶。制茶品质以春茶为最佳。铁观音的制作工序与一般乌龙茶的制法基本相同,但摇青转数较多,凉青时间较短。一般在傍晚前晒青,通宵摇青、凉青,次晨完成发酵,再经炒揉烘焙,历时一昼夜。其制作工序分为晒青、摇青、凉青、杀青、切揉、初烘、包揉、复烘、烘干9道工序。品质优异的安溪铁观音茶条索肥壮紧结,质重如铁,芙蓉沙绿明显,青蒂绿,红点明,甜花香高,醇厚鲜爽,具有独特的品味,回味香甜浓郁,冲泡7次仍有余香;汤色金黄,叶底肥厚柔软,艳亮均匀,叶缘红点,青心红镶边。

### 1. 茶之鉴

鉴别精品铁观音是一项高深的学问,高手鉴别观形闻香即可鉴别茶叶的优劣,外行人品饮铁观音可从"观形、听声、察色、闻香、品韵"入手,以辨别茶叶优劣。

(1)观形 优质铁观音茶条卷曲、壮结、沉重,呈青蒂绿腹蜻蜓头状,色泽鲜润,砂绿显,红点明,叶表带白霜。

（2）听声　精品茶叶较一般茶叶紧结，叶身沉重，取少量茶叶放入茶壶，可闻"当当"之声，其声清脆者为上，声哑者为次。

（3）察色　汤色金黄，浓艳清澈，茶叶冲泡展开后，叶底肥厚明亮（铁观音茶叶的特征之一为叶背外曲），其绸面光泽者为上，汤色暗红者次之。

（4）闻香　精品铁观音茶汤香味鲜溢，启盖端杯轻闻，其独特香气随即芬芳扑鼻，且馥郁持久，令人心醉神怡。

（5）品韵　古人有"未尝甘露味，先闻圣妙香"之说。细啜一口，舌根轻转；可感茶汤醇厚甘鲜，缓慢下咽，回甘带蜜，韵味无穷。至于独特的"观音韵"作何解？至今茶人尚未解说清楚，只得留待后人评断，这也正是安溪铁观音之魅力所在。

### 2. 茶之储

将烘干后的茶叶经摊晾后，用防潮纸包严，不能透光，然后装进食品塑料袋，封好口。也可将茶叶直接装入铝箔袋内封好口，如能用带抽气设备的小型封口机封口则更好。还可放入石灰缸中贮藏，将茶叶用防潮纸包严扎好，整齐地放于完好干燥的坛子内，中间放块状生石灰包一只，再将坛口密闭。在贮藏过程中，石灰遇潮松散后，要及时更换。此方法简单易行，效果较好。

### 3. 茶之效

铁观音不仅香高味醇，是天然可口的佳饮，而且其养生保健功能在茶叶中也属佼佼者。现代医学研究表明，铁观音除具有一般茶叶的保健功能外，还具有抗衰老、抗癌症、抗动脉硬化、减肥健美、防治龋齿、清热降火、醒酒等功效。铁观音具有极强的抗衰老作用，铁观音中的多酚类化合物能防止过度氧化，嘌呤生物碱可间接起到清除自由基的作用，从而达到延缓衰老的目的。

### 4. 养生茶方推荐

（1）益胃健脾茶　铁观音3克、白术10克。将铁观音和白术放入茶壶中，用300毫升沸水冲泡，反复冲饮，直至味淡。此茶方具有健脾益胃，和中除湿，增进食欲的功效。

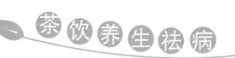 
（2）除皱养颜茶　铁观音 5 克、薏仁 30 克、玫瑰花 10 克。将所有茶材研成末，搅拌均匀，制成冲剂，用沸水冲泡即可。此茶方可消除皱纹、活化细胞，使皮肤细腻、有光泽。

养生小贴士

## 夏季喝安溪铁观音茶要科学

夏季出汗较多，为补充水分就大量喝安溪铁观音茶叶饮料，其实这样做并不科学。喝饮料要特别注意糖分摄入问题。市售饮料一般 500 毫升一瓶，最高的含糖量达 10% 以上，如果喝上三四瓶，就会喝进约 200 克糖，相当于吃了 2 碗米饭。大量喝饮料，在补水的同时却摄入了过多的糖分，可能导致缺乏维生素 B 族，不利于身体健康。

无论是果汁饮料、含乳饮料还是安溪铁观音茶叶饮料，都含有很多糖分，以及色素、香精等添加剂，因此，如果是在家中，白开水、清茶和绿豆汤是最好的选择。

## 黄山毛峰——排毒消肿

黄山毛峰茶产于安徽省太平县以南，歙县以北的黄山。黄山毛峰茶园就分布在云谷寺、松谷庵、吊桥庵、慈光阁以及海拔 1200 米的半山寺周围，茶树天天沉浸在云蒸霞蔚之中，因此茶芽格外肥壮，柔软细嫩，叶片肥厚，经久耐泡，香气馥郁，滋味醇甜，成为茶之上品。黄山毛峰茶的采制相当精细，以清明到立夏为采摘期，采回来的芽头和鲜叶还要进行选剔，剔去其中较老的叶、茎，使芽匀齐一致。在制作方面，要根据芽叶质量，控制杀青温度，不致产生红梗、红叶和杀青不匀不透的现象；火温要先高后低，逐渐下降，叶片着温均匀，理化变化一致。每当制茶季节，临近茶厂就闻到阵阵清香。

# 第二章 品味珍茗：养生名茶知多少

## 1.茶之鉴

黄山毛峰外形细嫩稍卷曲，芽肥壮、匀齐，有锋毫，形状有点像"雀舌"，叶呈金黄色；色泽嫩绿油润，香气清鲜，水色清澈、杏黄、明亮，味醇厚、回甘，叶底芽叶成朵，厚实鲜艳。假茶呈土黄，味苦，叶底不成朵。特级黄山毛峰在"清明"前后采制，以一芽一叶初展为标准，茶农称之为"麻雀嘴稍开"。采来的鲜叶，进行拣剔，保持整齐纯净。稍微摊放，即行制作。经过精采细制的毛峰，形似雀嘴，峰毫显露，色如象牙，片片金黄，香味清雅，汤色清沏，滋味鲜醇，叶底黄嫩，堪称毛峰极品。一至三级毛峰，继特级毛峰后采制，品质特点是长条形，有锋毫，色黄绿油润，有少量金黄片，清香高爽，汤色清绿微黄，滋味鲜醇，叶底嫩绿明亮。

## 2.茶之储

贮藏黄山毛峰茶，量少可保存于密封的茶罐中，置于通风避光处即可。如果量大，就要密封真空保存于冰箱中冷藏，以免时间久，茶叶变质、变味。

## 3.茶之效

黄山毛峰名列中国十大名茶之列，曾名"黄山云雾茶"，黄山地区乃云雾之乡，长年云雾弥漫，水汽凝重，山风穿流，毛峰茶便在这样的环境中诞生，冲泡时雾气结顶，清香四溢，沁人心脾，可清除体内"垃圾"，排出有害毒素，延缓衰老。此外，黄山毛峰可起到消暑解渴、化痰消肿的作用。

## 4.养生茶方推荐

（1）毛峰乌梅茶　黄山毛峰茶 2 克、乌梅 20 克、甘草 5 克。将乌梅与甘草加 800 毫升水，煮沸 10 分钟，然后加入黄山毛峰茶，继续煮 1 分钟即可。每日分 3 次服用。此茶方可消炎祛痰、解毒抗癌。

（2）毛峰芝麻茶　黄山毛峰茶 5 克、熟黑芝麻 30 克、红糖适量。将黄山毛峰茶与熟黑芝麻放入茶壶中，倒入沸水，泡 2 分钟，然后倒入杯中，加适量红塘拌匀即可。此茶方具有滋润五脏，延缓衰老的功效。

（3）大黄绿茶饮　黄山毛峰茶 6 克、大黄 2 克。用沸水冲泡，随喝随饮。该茶方能清热、泻火、通便、消积、去脂，还可延缓衰老。

## 黄山毛峰的冲泡方法

养生小贴士

首先应烫杯，然后取黄山毛峰入杯。较高的杯温可隐隐烘出茶香，此品茶第一道也。

第二步，冲入适温的水，至杯容量三分之一（也可少一些，但需覆盖黄山毛峰茶叶）

此时需注意的是注水方法。普遍是直接将水冲击茶叶。而更好的方法是，如用玻璃杯，则沿杯边注水，盖碗则将盖子反过来，贴在茶杯的一边，将水注入盖子，使其沿杯边而下。然后微微摇晃茶杯，使茶叶充分浸润。此时茶香高郁，不能品饮，恰是闻香最好时候。此品茶第二道也。要旨是，分两次冲泡黄山毛峰茶叶，有助于更好的将茶叶泡透。

第三步，稍停约两分钟，待干茶吸水伸展，再冲水至满。冲水方法如前。此时茶叶或徘徊飘舞，或游移于沉浮之间，别具茶趣。

其他大多数绿茶，例如西湖龙井、六安瓜片、黄山毛峰、太平猴魁、舒城兰花等，都可以采用这种方法来泡茶。

### 信阳毛尖——提神降压

信阳毛尖，亦称"豫毛峰"。信阳毛尖主要产地在浉河区西部董家河、浉河港、吴家店乡的深山区、南部东双河、柳林、李家寨、谭家河、十三里桥以及平桥区的平桥镇等乡镇的部分高山区和浅山区。信阳毛尖茶是我国传统名茶之一，也是河南省著名的土特产之一。因其条索细秀、圆直有峰尖、白毫披身而得名"毛尖"，又因产地在信阳故名"信阳毛尖"。素来以"细、圆、光、直、多白毫、香高、味浓、色绿"的独特风格而饮誉中外。据古籍记载，早在1500多年前，信阳一带就已生产名茶。唐代时，信阳毛尖已成为供奉朝廷的贡茶。宋代大文学家苏东坡曾盛赞"淮南茶,信阳第一"。

### 1. 茶之鉴

真信阳毛尖汤色嫩绿、黄绿、明亮,香气高爽、清香,滋味鲜浓、醇香、回甘。芽叶着生部位为互生,嫩茎圆形、叶缘有细小锯齿,叶片肥厚绿亮。真毛尖无论陈茶还是新茶,汤色俱偏黄绿,且口感因新陈而异,但都是清爽的口感。

假信阳毛尖汤色深绿、混暗,有苦臭气,并无茶香,且滋味苦涩、发酸,入口感觉如同在口内覆盖了一层苦涩薄膜,异味重或淡薄。茶叶泡开后,叶面宽大,芽叶着生部位一般为对生,嫩茎多为方型、叶缘一般无锯齿、叶片暗绿、柳叶薄亮。

此外,还要注意信阳毛尖新茶陈茶的鉴别,其具体方法如下:

（1）外观　新茶色泽鲜亮,泛绿色光泽,香气浓爽而鲜活,白毫明显,给人新鲜口感;陈茶色泽较暗,光泽发暗甚至发乌,白毫损耗多,香气低闷,无新鲜口感。

（2）茶汤　新茶汤色新鲜淡绿、明亮、香气鲜爽持久,滋味鲜浓、久长,叶底鲜绿清亮;陈茶汤色较淡,香气较低欠爽,滋味较淡,叶底不鲜绿而发乌,欠明亮,保管不好的,5分钟后泛黄。

### 2. 茶之储

信阳毛尖保存得好就可保持其品质持续。保存时不可与性味扩散性物质放在一起,同时要注意防光、防潮。茶罐密封好,放于干燥阴凉处避光保存。

### 3. 茶之效

信阳毛尖含有丰富的蛋白质、氨基酸、生物碱、茶多酚、糖类、有机酸、芳香物质和维生素 A、$B_1$、$B_2$、C、K、P 等以及水溶性矿物质。具有生津解渴、清心明目、提神醒脑、去腻消食、抑制动脉粥样硬化、降低血压以及防癌、防治坏血病和防御放射性元素等多种功效。

### 4. 养生茶方推荐

（1）润肠茶　信阳毛尖 2 克、槐花 10 克、蜂蜜适量。将槐花和毛尖用适量沸水冲泡,待温时加入蜂蜜搅匀即可。此茶方具有清热润肠、凉血止血的功效。

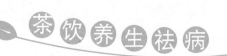
（2）健胃茶　信阳毛尖、陈皮各2克。将陈皮与茶叶一同放入茶杯中，用沸水冲泡，闷10分钟即可。此茶方具有镇咳化痰、开脾健胃的功效。

（3）毛尖大黄茶　信阳毛尖1克、大黄3~5克、白糖25克。将大黄片加醋喷匀，微火炒至稍变色即可。用时将上述三味加开水90~150毫升，浸泡5分钟，温时分3次服饮。此茶方可行瘀泻下，解痉止血。适用于内出血（如上消化道出血）、牙周炎等症。

养生小贴士

## 信阳毛尖茶的品饮方法

使用纯净水和玻璃器皿，依据个人口味酌量投放毛尖。品饮时先用水冲洗茶具，然后再投放毛尖。先洗茶（用85℃的水冲泡，摇晃茶杯并随即倒掉水），再加水冲泡，待过半分钟后再品饮，茶汤饮至1/3添水续饮，继续添水续饮至茶汤变淡（一般可品饮3~5次）。

## 云南普洱茶——瘦身美容

普洱茶是在云南大叶茶基础上培育出的一个新茶种。普洱茶亦称滇青茶，因它是用攸乐、萍登、倚帮等11个县的茶叶，在普洱县加工成而得名。距今已有1700多年的历史。茶树分为乔木或乔木形态的高大茶树，芽叶极其肥壮而茸毫茂密，具有良好的持嫩性，芽叶品质优异。其制作方法为亚发酵青茶制法，经杀青、初揉、初堆发酵、复揉、再堆发酵、初干、再揉、烘干8道工序。在古代，普洱茶是作为药用的。其品质特点是香气高锐持久，带有云南大叶茶种特性的独特香型，滋味浓强富于刺激性；耐泡，经五六次冲泡仍持有香味，汤橙黄浓厚，芽壮叶厚，叶色黄绿间有红斑红茎叶，条形粗壮结实，白毫密布。

# 第二章 品味珍茗：养生名茶知多少

## 1. 茶之鉴

普洱茶的品质鉴别也有一定的讲究,一般可以从以下四个方面来辨别:

（1）看外观 不管是茶饼、沱茶、砖茶,或其他各种外形的茶,看茶叶的条形是否完整,叶老或嫩,一般老叶较大,嫩叶较细。若一块茶饼的外观看不出明显的条形(一片片茶叶形成的纹路),而显得碎与细,就是次级品制作的。

（2）看茶叶显现出来的颜色是深或浅,光泽度如何 正宗的普洱茶是猪肝色,陈放五年以上的普洱茶就有黑中泛红的颜色。

（3）看汤色 好的普洱茶,泡出的茶汤是透明的、发亮的,汤上面看起来有油珠形的膜。品质较差的普洱,茶汤发黑、发乌。

（4）闻性味 生茶要看清香味出不出得来,有没有回甘。陈茶则要看有没有一种特有的陈味,是一种很甘爽的味道。

## 2. 茶之储

普洱茶具有收藏功能,经过一定时间的存放后,其品质会得到提高。但也不是时间越久越好,品质达到高峰以后会逐渐下降。在家存放普洱散茶或紧压茶,可除去外包装后直接放置在陶瓷瓦罐内,封好口,放于清洁、通风、无异味的地方即可。

## 3. 茶之效

普洱茶具有暖胃、减肥、降脂、防止动脉硬化、防止冠心病、降血压、抗衰老、抗癌、降血糖、解酒等作用;还有清热、消暑、解毒、消食、去腻、利水、通便、祛痰、祛风解表、止咳生津、益气、延年益寿等功效。普洱茶是所有茶叶中含茶多酚最多的一种茶叶,茶多酚具有养颜、增加皮肤抗氧化水平的作用,可直接吸收紫外线,是皮肤的有效保护剂。茶多酚因含大量亲水性基团,因此很容易吸收空气中的水分,保持皮肤的水份含量。茶多酚还可以使皮肤增白,消除皮肤色斑。

## 4. 养生茶方推荐

（1）蜂蜜熟普 熟普洱茶3克,蜂蜜适量。先用少量热水润茶,将润茶的水倒掉,再注入沸水。将冲泡好的普洱熟茶稍微冷却,加入蜂蜜即可。此茶方能

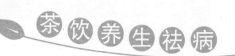 
清肠排毒。长期喝还可预防感冒。

（2）缓痛和胃茶　普洱茶、菊花各5克。将普洱茶、菊花放入茶壶中，注入100毫升热水，去除杂质，然后再续入300毫升沸水，泡2分钟后即可饮用。此茶方能有效帮助消化、消除油脂，并有清热消肿的作用。

（3）普洱灵芝茶　灵芝草10克、普洱茶3克。将灵芝草切成薄片，用沸水冲泡，然后加入普洱茶即可。此茶方具有补中益气、增强筋骨、美容养颜等功效。

养生小贴士

## 科学泡饮普洱茶

普洱茶的功效很多人都不清楚，对普洱茶的泡饮方式也半知半解。下面就具体介绍下普洱茶的泡饮方法。

第一步：烫壶温杯。一般用紫砂壶冲泡普洱为佳。先用温度不太高的开水冲洗紫砂壶，注水漫过茶壶，然后将水倒入公道杯中，再将公道杯中的水依次倒入每个品茗杯中，用茶夹洗杯。

第二步：投茶。一般投入茶叶量铺满壶底的2/3即可。如果投茶量大的话之后比较不容易调节汤色，尤其是年头短的茶，很容易泡出酱油色。

第三步：洗茶。熟茶通常洗两遍（生茶一遍），洗茶时，水温不宜过高，出水要快，要不汤色易浑浊，还会泡出茶味来，就浪费了好茶哦。

第四步：醒茶。大概30秒至1分钟，壶底水要干，让茶叶在壶中略微舒展开来，唤醒茶叶。

第五步：泡茶。倒水要沿着壶边缘，轻缓倒入，不可直冲茶叶，要不就容易让茶叶翻滚，泡出茶叶中的杂质，使汤色浑浊。

第六步：出汤。泡茶头3~5泡，出水要快，不要闷着它，越往后面泡，可以适当延长出水时间，让茶香更浓。出汤后一定要把壶底的水沥干，不然会影响下一泡茶的汤色和滋味。

第七步：品茶。品茶分三口，第一口用舌尖细细体味普洱茶特有的醇、活、化，第二口可用牙齿轻轻咀嚼，感受其顺、滑、绵、厚，以及微微粘牙黏稠的感觉，第三口让喉根用心体会普洱茶生津、柔顺和滋润的感觉。

## 君山银针——安神健胃

君山产茶历史悠久，唐代就已生产、出名，因茶叶满披茸毛，底色金黄，冲泡后如黄色羽毛一样根根竖立而一度被称为"黄翎毛"。相传文成公主出嫁西藏时就曾选带了君山茶。乾隆皇帝下江南时品尝到君山银针，十分赞许，将其列为贡茶。君山银针属黄茶类，以色、香、味、形俱佳而著称。银针茶在茶树刚冒出一个芽头时采摘，经十几道工序制成。其成品茶芽头茁壮，长短大小均匀，内呈橙黄色，外裹一层白毫，故得雅号"金镶玉"，又因茶芽外形很像一根根银针，故名君山银针。冲泡后，开始茶叶全部冲向上面，继而徐徐下沉，三起三落，浑然一体，确为茶中奇观，入口则清香沁人，齿颊留芳。君山银针茶于清明前三四天开采，以春茶首轮嫩芽制作，且须选肥壮、多毫、长25~30毫米的嫩芽，经拣选后，以大小匀齐的壮芽制作银针。制作工序分杀青、摊凉、初烘、复摊凉、初包、复烘、再包、焙干等8道工序。

### 1. 茶之鉴

君山银针，产于湖南岳阳君山。由未展开的肥嫩芽头制成，芽头肥壮挺直、匀齐，满披茸毛，色泽金黄光亮，香气清鲜，茶色浅黄，味甜爽，冲泡看起来芽尖冲向水面，悬空竖立，然后徐徐下沉杯底，形如群笋出土，又像银刀直立。假银针为清草味，泡后银针不能竖立。

成品茶按芽头肥瘦、曲直，色泽亮暗进行分级。以壮实挺直亮黄为上。优质茶芽头肥壮，紧实挺直，芽身金黄，满披银毫；汤色橙黄明净，香气清纯，叶底嫩黄匀亮。实为黄茶之珍品。

### 2. 茶之储

君山银针的贮藏方法同样十分讲究。将石膏烧热捣碎，铺于箱底，上垫两层牛皮纸，将茶叶用皮纸分装成小包，放在牛皮纸上面，封好箱盖。只要注意适时更换石膏，银针品质经久不变。

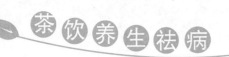
### 3. 茶之效

品饮君山银针可起到兴奋解倦、益思少睡、消食祛痰、解毒止渴、利尿明目的作用。长期饮用还可杀菌、抗氧化、抗衰老、预防癌症等。

### 4. 养生茶方推荐

（1）止痛茶　君山银针10克、薄荷3克、冰糖适量。将所有茶材放入茶壶中，用沸水冲泡，泡约3分钟即可。此茶方可消除感冒头痛、咽喉肿痛及肝郁不舒等。

（2）润肤茶　君山银针5克、干桂花3克。将所有茶材放入杯中，冲入沸水，泡约5分钟即可。此茶方具有强肌润肤、活血补气的功效。

（3）消食茶　君山银针、大黄各2克，山楂15克，麦芽10克，莱服子8克。将所有茶材一起放入杯中，用沸水冲泡即可。每日1剂，随时饮用。此茶方能消食化积。

养生小贴士

## 君山银针的冲泡方法

君山银针是一种较为特殊的黄茶，它有幽香、有醇味，具有茶的所有特性，但它更注重观赏性，因此其中冲泡技术和程序十分关键。

冲泡君山银针用的水以清澈的山泉为佳，茶具最好用透明的玻璃杯，并用玻璃片作盖。杯子高度10~15厘米，杯口直径4~6厘米，每杯用茶量为3克，其具体的冲泡程序如下：

用开水预热茶杯，清洁茶具，并擦干杯，以避免茶芽吸水而不宜竖立。用茶匙轻轻从茶罐中取出君山银针约3克，放入茶杯待泡。将70℃左右的开水先快后慢冲入盛茶的杯子，至1/2处，使茶芽湿透。稍后，再冲至七八分满为止。约5分钟后，去掉玻璃盖片。

## 祁门祁红——护心明目

在红遍全球的红茶中,祁红独树一帜,百年不衰,以其高香形秀著称。祁红,是祁门红茶的简称,为工夫红茶中的珍品,出产于19世纪后期,是世界三大高香茶之一,有"茶中英豪","群芳最","王子茶"等美誉。祁门红茶依其品质高低分为1~7级,主要产于安徽省祁门县,与其毗邻的石台,至东,黟县及贵池等县也有少量生产。祁红生产条件极为优越,得天时、地利、人勤、种良,所以祁门一带大都以茶为业,上下千年,始终不败。祁红工夫茶一直保持着很高的声誉,芬芳常在。祁红具有独特的清鲜持久的香味,被国内外茶师称为砂糖香或苹果香,并蕴藏有兰花香,清高而长,国际市场上称之为"祁门香"。

### 1. 茶之鉴

鉴别祁门红茶是一项技术活,主要从以下几个方面来评定:

(1)外形 条索紧细、匀齐的质量好,反之,条索粗松、匀齐度差的质量次。

(2)色泽 色泽乌润,富有光泽,质量好,反之,色泽不一致,有死灰枯暗的茶叶,则质量次。

(3)香气 香气馥郁的质量好,香气不纯,带有青草性味的,质量次,香气低闷的为劣。

(4)汤色 汤色红艳,在评茶杯内茶汤边缘形成金黄圈的为优,汤色欠明的为次,汤色深浊的为劣。

(5)滋味 滋味醇厚的为优,滋味苦涩的为次,滋味粗淡的为劣。

(6)叶底 叶底明亮的,质量好,叶底花青的为次,叶底深暗多乌条的为劣。

(7)茶色 祁门红茶茶色为棕红色,切成0.6~0.8厘米,味道浓厚,强烈醇和、鲜爽。假茶一般带有人工色素,味苦涩、淡薄,条叶形状不齐。

以上主要说的是传统的祁门红茶(全称祁门工夫红茶)的鉴定。

### 2. 茶之储

祁门红茶最好放在茶叶罐里,移至阴暗、干爽的地方保存,开封后的茶叶最

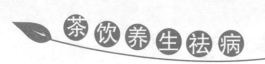

好尽快喝完,不然味道和香味会流失殆尽,不同茶叶不宜混合饮用,以免不能品尝到该种茶的原味。

### 3. 茶之效

祁门红茶含有多种有益健康成分。具有明目提神、消食去腻、利尿解毒、杀菌疗疾、兴奋益思、解除疲劳、防癌减肥等药理功能,所含的氟元素具有护齿防腐的作用,有益于口腔健康,是一种理想的天然保健饮料。另外,红茶有益于心脏健康,心脏病患者每天喝上 4 杯红茶的话,血管舒张度可以从 6% 增加到 10%。

### 4. 养生茶方推荐

(1)草姜红茶　祁门红茶 2 克、干姜 5 克、炙甘草 3 克。将所有茶材一起放入杯中,注入 300 毫升沸水,闷泡 5~10 分钟,分 3 次,饭后饮服即可。此茶方具有暖胃、散寒、止呕等功效。

(2)桂花红茶　桂花 2~3 克、祁门红茶 2 克。先将桂花加 150 毫升水煮沸后,再加入红茶。每天服 1 剂,少量多饮,徐徐含咽。此茶方可散瘀止痛,芳香辟秽及解毒。对治疗牙痛、口臭、痢疾等均有较好的效果。

(3)阿胶红茶　阿胶 6 克、红茶 3 克。先将阿胶蒸化;红茶放入茶壶中,用沸水冲泡 3 分钟,滤去茶渣,将茶汤倒入蒸化的阿胶中搅匀,趁温饮服。此茶方能补虚滋阴,振奋精神。适用于血虚头晕,面色萎黄。

养生小贴士

### 红茶的正确饮法

红茶饮用广泛,这与红茶的品质特点有关。如按花色品种而言,有工夫饮法和快速饮法之分;按调味方式而言,有清饮法和调饮法之分;按茶汤浸出方式而言,有冲泡法和煮饮法之分。但不论何种方法饮茶,多数都选用茶杯冲(调)饮,只有少数用壶的,如冲泡红碎茶或片、末茶。现将红茶饮法介绍如下:

（1）置具洁器：一般说来，饮红茶前，不论采用何种饮法，都得先准备好茶具，如煮水的壶，盛茶的杯或盏等。同时，还需用洁净的水——加以清洁，以免污染。

（2）量茶入杯：通常，结合需要，每杯只放入3~5克的红茶，或1~2包袋泡茶。若用壶煮，则另行按茶和水的比例量茶入壶。

（3）烹水沏茶：当量茶入杯后，然后冲入沸水。如果是高档红茶，那么，以选用白瓷杯为宜，以便观其色泽。通常冲水至八分满为止。如果用壶煮，那么，先应将水煮沸，而后放茶配料。

（4）闻香观色：红茶经冲泡后，通常经3分钟后，即可先闻其香，再观察红茶的汤色。这种做法，在品饮高档红茶时尤为时尚。至于低档茶，一般很少有闻香观色的。

（5）品饮尝味：待茶汤冷热适口时，即可举杯品味。尤其是饮高档红茶，饮茶人需在品字上下功夫，缓缓啜饮，细细品味，在徐徐体察和欣赏之中，品出红茶的醇味，领会饮红茶的真趣，获得精神的升华。

如果品饮的红茶属条形茶，一般可冲泡2~3次。如果是红碎茶，通常只冲泡一次；第二次再冲泡，滋味就显得淡薄了。

## 六安瓜片——明目抗衰

六安瓜片是著名绿茶，也是名茶中唯一以单片嫩叶炒制而成的产品，堪称一绝。产于安徽西部大别山茶区，其中以六安、金寨、霍山三县所产品最佳，成茶呈瓜子形，因而得名"六安瓜片"，色翠绿，香清高，味甘鲜，耐冲泡。它最先源于金寨县的齐云山，而且也以齐云山所产瓜片茶品质最佳，故又名"齐云瓜片"。其沏茶时雾气蒸腾，清香四溢，所以也有"齐山云雾瓜片"之称。在齐云瓜片中，又以齐云山蝙蝠洞所产瓜片为名品中的最佳，因蝙蝠洞的周围，整年有成千上万的蝙蝠云集在这里，排撒的粪便富含磷质，利于茶树生长，所以这里的瓜片最为清甜可口。但由于产量的制约，很多茶客"只闻其名，未见其容"。瓜片的采摘时间一般在谷雨至立夏之间，较其他高级茶迟半个月左右，攀片时要将断梢上的第一叶到第三四叶和茶芽，用手一一攀下，第一叶制"提片"，二叶制"瓜片"，三叶或四叶"梅片"，芽制"银针"，随攀随炒。炒片起锅后再烘片，每次仅烘片2~3两，先"拉小火"，再"拉老火"，直到叶片白霜显露，色泽翠绿均匀，然后趁热密封储存。正如宋代梅尧臣《茗赋》所言："当此时也，女废蚕织，男废农耕，夜不得息，昼不得停。"

### 1. 茶之鉴

六安瓜片不仅是良好的饮料，而且宜于药用。《茶笺》写瓜片茶应洁净，品质正常，无梗、无芽、无劣变、无喷水，不含有非茶类杂物。其外形平展，每一片不带芽和茎梗，叶呈绿色光润，微向上重叠，形似瓜子，香气清淡，水色碧绿，滋味回甜，叶底厚实明亮。假茶则味道较苦，色比较黄。

### 2. 茶之储

六安瓜片的保存很关键，若保存不好，则很容易影响其品质。保存时，要注意防潮，存于密封干燥的茶罐内，放置在清洁、无味、阴凉处。

### 3. 茶之效

六安瓜片可入药，除了可以消暑解渴、清心明目、提神消乏、通窍散风外，其中所含的抗氧化剂还可抵抗老化，还能抗菌、降脂、瘦身、美自、改善消化不良等。

### 4. 养生茶方推荐

（1）瓜片镇痛茶　六安瓜片3克、白芷5克、甘草10克。将白芷、甘草加500毫升水煮沸5分钟，然后冲泡茶叶即可。分3次，饭后饮服。此茶方可解表祛风、消炎镇痛、解毒。

（2）降脂茶　六安瓜片5克、山楂20克、益母草10克。将所有茶材放入茶壶中，冲入沸水，略泡即可。多次冲饮，直至味淡。此茶方可活血降脂、清热化痰。

## 六安瓜片的泡饮方法

六安瓜片一般都采用两次冲泡的方法，先用少许的水温润茶叶，当然水温一般在 80℃。因为春茶的叶比较嫩，如果用 100℃来冲泡就会使茶叶受损，茶汤变黄，味道也就成了苦涩味。

待茶汤凉至适口，品尝茶汤滋味，宜小口品啜，缓慢吞咽，让茶汤与舌头味蕾充分接触，细细领略名茶的风韵。此时舌与鼻并用，可从茶汤中品出嫩茶香气，顿觉沁人心脾。此谓一开茶，着重品尝茶的头开鲜味与茶香，饮至杯中茶汤尚余三分之一水量时（不宜一开全部饮干），再续加开水，谓之二开茶。如若泡饮茶叶肥壮的名茶，二开茶汤正浓，饮后舌本回甘，余味无穷，齿颊留香，身心舒畅。饮至三开，一般茶味已淡，续水再饮就显得淡薄无味了。

## 冻顶乌龙茶——降低胆固醇

冻顶乌龙茶俗称冻顶茶，是台湾知名度极高的茶，产于台湾省南投县凤凰山支脉冻顶山一带。冻顶山是凤凰山的支脉，居于海拔 700 米的高岗上，传说山上种茶，因雨多山高路滑，上山的茶农必须蹦紧脚尖（冻脚尖）才能上山顶，故称此山为"冻顶"。冻顶乌龙茶是台湾包种茶的一种，所谓"包种茶"，其名源于福建安溪，当地茶店售茶均用两张方形毛边纸盛放，内外相衬，放入茶叶4两，包成长方形四方包，包外盖有茶行的唛头，然后按包出售，称之为"包种"。台湾包种茶属轻度或中度发酵茶，亦称"清香乌龙茶"。包种茶按外形不同可分为两类，一类是条形包种茶，以"文山包种茶"为代表；另一类是半球形包种茶，以"冻顶乌龙茶"为代表。素有"北文山、南冻顶"之美誉。冻顶乌龙茶采制工艺十分讲究，鲜叶为青心乌龙等良种芽叶，经晒青、凉青、摇青、炒青、揉捻、初烘、多次反复团揉（包揉）、复烘、焙火而制成。

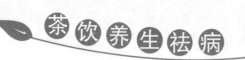  

## 1. 茶之鉴

冻顶乌龙属于轻度半发酵茶。冻顶茶品质优异,在台湾茶市场上居于领先地位。其上品外观紧结弯曲,呈条索状,色泽墨绿鲜艳,并带有青蛙皮般的灰白点,干茶具有强烈的芳香;冲泡后,汤色略呈橙黄色,有明显清香,近似桂花香,茶汤入口生津富活性,落喉甘润,韵味强。叶底边缘有红边,叶中部呈淡绿色。

## 2. 茶之储

家里存放乌龙茶,要做到防晒、防潮、防性味。用茶罐密封好,收于通风、避光处即可。

## 3. 茶之效

常饮乌龙茶可预防衰老、降低血液中胆固醇含量、抗肿瘤;同时又能减肥瘦身、美容养颜、美白皮肤;还可预防蛀牙。

## 4. 养生茶方推荐

(1)益血乌龙茶　冻顶乌龙茶5克、何首乌15克、松针30克。将何首乌、松针洗干净,加适量水煮沸,去渣取汁,冲泡乌龙茶,泡5分钟后即可。此茶方能补精益血。

(2)消脂乌龙茶　冻顶乌龙茶、杜仲叶各5克。将乌龙茶、杜仲叶放入茶壶中,冲入沸水,泡3~4分钟即可,直至茶味渐淡。此茶方可消脂瘦身,有助于保持身材。

养生小贴士

### 冻顶乌龙茶盖碗泡茶法

茶具为茶盘、茶巾、煮水器、盖杯、茶杯、茶船、渣匙、茶盅等。

(1)看干茶:先审察干茶的形状与色泽,以了解茶叶品质特性。

(2)烫茶具:以沸水冲泡洗茶碗、茶具。

（3）放置茶叶：参酌茶叶特性，放置茶壶容量 1/3 的茶叶。

（4）冲泡：以沸水冲入壶中，冲满即刻盖好，冲泡开水温度以 95℃~100℃为宜，可以多次冲泡以供长时间品饮。

（5）冲茶碗：将热水冲入杯内，用杯盖轻拨泡沫，将杯盖上泡沫冲掉盖上杯盖。

（6）冲泡时间：冲泡时间由短而长，第一次短而后逐次增长。泡茶之时间长短不同，茶汤中可溶物的量与质亦是不同，因此冲泡茶的时间长短直接影响茶汤品质。

（7）温杯：将茶杯先用沸水冲净烫温，以助长香味兼重卫生。

（8）倾倒茶汤：将冲泡出来之茶汤，先倾入茶海，使其浓度匀一，茶末沉淀，然后均匀注入茶杯供饮。

（9）品茶：冻顶乌龙茶具有明显的花香（近似桂花香），特有香气清纯持久，芳香甘醇，生津解渴，提神醒脑，滋味特别甘醇。

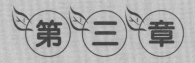

# 第三章

# 泡茶有方：轻松泡出好茶来

不同的茶，由于所产的地域不同，品种不同，加工方法不同，所以茶的品质特征也不尽相同。科学的泡茶，就是用科学的方法，使茶的色、香、味、形充分展示出来。科学的冲泡要掌握泡茶的几个要素，如茶与水的比例、冲泡的水温、冲泡的时间、续水的次数等等。此外，还要选择优质的水、与茶性相配的器具等等。

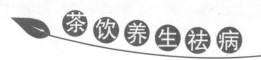
## 好茶需配好水

明代张大复在《梅花草堂笔谈》中谈到:"茶性必发于水,八分之茶,遇十分之水,茶亦十分;八分之水,试十分之茶,茶只八分。"可见水质能直接影响茶汤品质。水质不好,不能正确反映茶叶的色、香、味,尤其对茶汤滋味影响更大。因此,历史上就有"龙井茶,虎跑水"、"梦顶山上茶,扬子江心水"之说。名泉伴名茶,美上加美。

在现代生活中,家里收藏高档的龙井、猴魁、毛峰等名茶,如果不注重水的选择,就会让品质大打折扣,造成了浪费就十分可惜了。

我国自古以来就十分讲究茶的冲泡技艺,积累了丰富的经验。茶圣陆羽将泡茶用水分成三个等级,他在《茶经·五之煮》中写道:"其水,用山水上,江水中,井水下。"

### 1. 泉水和山溪水

一般来说,泉水和山溪水经山岩石隙和植被沙粒渗析,其水质比较清纯,杂质少,透明度高,少污染,常含有较多的矿质营养。自古以来。人们就追求甘泉沏香茗,认为只有如此才能品尝到"香、清、甘、活"的茶水。

### 2. 江、河、湖水

江、河、湖水属地面水,通常含有较多的杂质,浑浊度大,靠近城镇之处,易受污染。但在远离人口密集的地方,污染物少,且其水是常年流动的,这样的江、河、湖水仍不失为沏茶的好水。唐代陆羽在《茶经》中说,"其江水,取去人远者",说的就是这个意思。综上所述,用江、河、湖水泡茶,一般应掌握三条:(1)要常年流动的"活水";(2)要远离人烟较多的城镇,少污染;(3)酌情通过澄清处理。

### 3. 井水

井水属地下水,是否适宜泡茶,不可一概而论。有些井水,水质甘美,是泡茶好水。深层地下水有耐水层的保护，污染少，水质洁净，而浅层地下水易被地面污染，水质较差，所以深井比浅井好。城市里的井水，受污染多，多咸味，不宜泡茶；而农村井水，受污染少，水质好，适宜饮用。

### 4. 雨水和雪水

雨水和雪水，古人誉为"天泉"，清代曹雪芹在《红楼梦》"贾宝玉品茶栊翠庵"一回中，更是描绘得有声有色。但随着现代工业化和城市化的发展，环境污染日趋严重，所以大都市、大城市的雨水和雪水已不能作为泡茶用水了。

### 5. 自来水

自来水，一般都是经过人工净化、消毒处理过的江水或湖水。凡达到我国卫生部制订的饮用水卫生标准的自来水，都适用于泡茶。但有时自来水中用过量氯化物消毒，性味很重，如用之泡茶，则会严重影响品质。为了消除氯气，可将自来水贮存在缸中，静置一昼夜，待氯气自然逸失，可用来煮沸泡茶，效果就大不一样。

### 6. 桶装矿泉水和纯净水

市场上销售的桶装矿泉水，已经过厂家的处理，可直接用来泡茶，纯净水也经过处理，但不含矿物质，也可直接用来泡茶，但营养比矿泉水逊色些。

天然水可分硬水和软水两种，水的硬度会影响茶的有效成分的溶解度。所以选择泡茶用水时，还必须了解水的硬度。软水中茶的有效成分的溶解度高，故茶味浓；而硬水中含有较多的钙、镁离子和矿物质，茶叶中有效成分的溶解度低，因此茶味淡，甚至茶汤变成黑褐色，甚至浮起一层"锈油"。

总结起来，泡茶用水讲究"活"、"甘"、"清"、"轻"，就是说水品为活水，水味要甘甜，水质要清净，水质为软水。

选择合适的水很重要，但也要考虑自身的经济条件。在日常生活中，有条件的可选择有资质、有品牌的矿泉水泡茶。经济条件相对拮据的，经过处理过的自来水也是比较理想的泡茶用水。

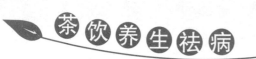 

## 煮水泡茶选"二沸"

选择了好水,必须加以烹煮方能冲泡,煮好一壶水,掌握好程度也是非常重要的,水煮的过"老"或过"嫩"均不佳!生活用水多为暂时硬水,水中的钙、镁离子在煮沸过程中会沉淀,煮水过"嫩",尚未达到此目的,钙、镁离子在水中会影响茶汤滋味。再者,煮沸有杀菌消毒过程,可保证饮水卫生。久沸的水,碳酸盐分解时溶解在水中的二氧化碳气体散失殆尽,会减弱茶汤的鲜爽度。另外,水中含有微量的硝酸盐,在高温下会被还原成亚硝酸盐,水经长时间煮沸,水分不断蒸发,亚硝酸盐浓度不断提高,不利于人体健康。

如何掌握煮水的程度,古人有许多论述,如陆羽在《茶经》中指出:"其沸,如鱼目,微有声,为一沸;缘边如涌泉连珠,为二沸;腾波鼓浪,为三沸。以上水不可食也。"根据经验,煮水要急火猛烧,传水煮到二沸即可,不可用文火慢煮,久沸再用。

## "门当户对"选茶具

影响泡茶质量的因素很多,除了茶叶、用水、火候之外,还有就是泡茶的器具。好茶需配好水好具,而茶具是茶和水的共同载体,只有选择好茶具,才能与茶水相得益彰,故云:"器为茶之父"也。茶叶与茶具的搭配是很重要的,需要"门当户对"、"意气相投",这是泡好茶的一大要素。

### 1. 茶具的质地与茶类相配

器具质地主要是指密度而言。根据不同茶叶的特点,选择不同质地的器具,才能相得益彰。密度高的器具,如江西景德镇、广东潮州的瓷质茶具,因气孔率低、吸水率小,可用于冲泡清淡风格的茶,如冲泡各种高级绿茶、大宗绿茶、花茶、红茶及白毫乌龙等,泡茶时茶香不易被茶具吸收,显得特别清澈透明。玻璃杯也可用于冲泡名绿茶,香气清扬又便于观形、色。而那些香气低沉的茶叶,如铁观音、水仙、普洱等,则常用低密度的陶器(主要是紫砂壶)冲泡,因其气孔率高、吸水量大,故茶泡好后,持壶盖即可闻其香气,尤显醇厚。在冲泡乌龙茶时,同时使用闻香杯和啜茗杯,闻香杯质地要求致密,一般用瓷质或陶质内壁涂釉的茶具,当茶汤由闻香杯倒入啜茗杯后,闻香杯中残余茶香不易被吸收,可以用手捂之,其杯底香味在手温作用下很快发散出来,达到闻香的目的。

## 2. 茶具的色泽与茶类相配

茶具的色泽是指制作材料的颜色和装饰图案花纹的颜色,通常可分为冷色调与暖色调两类。冷色调包括蓝、绿、青、白、灰、黑等色,暖色调包括黄、橙、红、棕等色。凡用数色装饰的茶具可以主色划分归类。茶具色泽的选择是指外观颜色的选择搭配,其原则是要与茶叶相配,饮具内壁以白色为好,能真实反映茶汤色泽与明亮度。

## 3. 各种茶类的茶具选配

各种茶类适宜选配的茶具如下所述:

(1)绿茶类　高档的名优绿茶的茶具,一般而言,有几种选择。一是透明、无花纹、无色彩的无盖玻璃杯和玻璃盖碗,主要优点是便于真切地观赏茶叶在冲泡中的动态美;二是白瓷杯、青瓷、青花瓷无盖杯和无盖瓷盖碗,其优点是充分映衬绿茶的汤色美,较好地保持绿茶的清香和滋味。这两类茶具能较完美地体现绿茶的香气、汤色及叶底。大宗绿茶和中低档的名优绿茶,外形不是很漂亮,但香气、汤色、滋味也不逊色。品大宗绿茶重在品味茶的汤色、香气和滋味,而不是茶的外形。所以选用茶具,如单人用具,夏秋季可用无盖、有花纹或冷色调的玻璃杯;春冬季可用青瓷、青花瓷等各种冷色调瓷盖杯。多人用具,宜用青瓷、青花瓷、白瓷等各种冷色调壶杯具。

(2)花茶类　品味花茶,重在品花茶的香气。花茶的特点是香气高长。所以茶具的选择,必须是有盖的茶具,以防香气的散发。目前市场上销售的花茶有"散花茶"和"造形花茶"两种,"散花茶"就是传统的花茶;"造形花茶"是绿茶窨花以后,再加工成不同的形状,如寿桃形、葫芦形、五角星等,并有好听的名字,如丹桂百合、星光灿烂等等。因此在茶具的选择上,如高档的散花茶,茶坯嫩度好,具有一定的观赏性,可用玻璃盖碗来冲泡;中低档的散花茶,可用瓷质的盖碗来冲泡;造形的花茶,我们选用高脚的玻璃杯来冲泡。

（3）红茶类　传统的条状红茶如祁红、滇红,统称为"工夫红茶"。现代的红碎茶则以细粒形为主要特征。其冲泡有两种形式,工夫红茶以清饮居多;而红碎茶往往用于冲泡牛奶果汁,或用于制作袋泡茶、冰茶等。工夫红茶茶具可选用紫砂（内壁上白釉）、白瓷、白底红花瓷、各种红釉瓷的壶杯具、盖杯、盖碗,用以衬托其"浓艳"之美。红碎茶用紫砂（杯内壁上白釉）以及白、黄底色描橙、红花和各种暖色瓷的咖啡壶具,同时配置过滤壶、网等器舆。

（4）青茶类　青茶,也称乌龙茶,其品种很多,按发酵程度可以有轻发酵和重发酵两种。乌龙茶的品种和发酵程度直接决定了茶汤的汤色深浅和香气的特色。所以,轻发酵茶如铁观音、文山包种、黄金桂等,重发酵类如凤凰单枞、武夷岩茶、东方美人等,选用白瓷及白底花瓷壶杯具或盖碗、盖杯;中等发酵及重焙火类如冻顶乌龙等选用紫砂壶杯具。乌龙茶品质特色着重在于一个"香"字。由于茶树品种不一,制作方法不一,其香型也是变化莫测。选择茶具的主要思路是要尽可能地使其香气得到完美、悠长的发挥,因此,选用胎质较为厚实的茶具,有利于在一段时间内,保持较高的温度,从而使香气得到充分孕育。

（5）普洱茶　普洱茶属后发酵茶,外形条索肥大;色泽乌润或褐红,滋味醇厚回甘,并具有独特的陈香。普洱茶一般用盖碗杯冲泡,用紫砂嘉作公道杯,白瓷杯作品茗杯。

（6）黄茶类　黄茶属轻发酵茶,基本工艺与绿茶接近,但在制作过程中,增加一个闷黄的工艺,因此具有黄汤黄叶的品质特征。黄茶的冲泡用具可选用玻璃环、奶白瓷、黄釉颜色瓷和以黄、橙为主色的五彩壶杯具、盖碗和盖杯。

（7）白茶类　白茶属轻发酵茶,基本工艺是晾晒、干燥。白茶的品质特征是干茶外形满披白毫,色白隐绿,汤色浅淡,味甘醇。白茶的冲泡可选用玻璃杯、白瓷杯或用反差极大且内壁有色的黑瓷,以衬托出白毫。

（8）花草茶类　花草茶类是现代新兴起的时尚饮品,是由茶叶与花草和中药材配伍制成的保健饮品,融茶的清香和花的芬芳为一体,既有茶的保健效果,又有花的美容、健身作用，深受上班族的喜爱。冲泡的器具一般用透明的玻璃壶和杯、白瓷咖啡具等。

## 养生小贴士

### 茶具的维护

茶具维护的重点，以讲求"干净卫生"为主，泡茶前，应将茶具洗涤干净，更不能附有油质物，每次使用后，应倒弃茶渣，并冲洗干净，置于干燥、通风、无异味的地方以保持卫生。如果养护得法，则茶具使用愈久，愈能泡出最佳的茶质。

## 科学冲泡五要素

选择了好茶好水，配制相适宜的茶具，要泡一杯好茶，冲泡技术是关键。冲泡时要掌握几个要素，那就是用茶量、水的温度、冲泡的时间、置茶的次序、续水的次数。

### 1. 茶水的比例

茶叶冲泡时，茶与水的比例称为茶水比。茶水比不同，茶汤香气的高低和滋味浓淡各异。据研究，茶水比为 1:7、1:18、1:35 和 1:70 时，水浸出物分别为干茶的 23%、28%、31% 和 34%，这说明在水温和冲泡时间一定的前提下，茶水比越小，水浸出物的绝对量就越大。另一方面，茶水比过小，茶叶内含物被溶出茶汤的量虽然较大，但由于用水量大，茶汤浓度却显得很低，茶味淡，香气薄。相反，茶水比过大，由于用水量少，茶汤浓度过高，滋味苦涩，而且不能充分利用茶叶的有效成分。试验表明，不同茶类、不同泡法，由于香、味成分含量及其溶出比例不同以及不同饮茶习惯，对香、味浓度要求各异，对茶水比的要求也不同。一般认为，冲泡红、绿茶及花茶，茶水比可掌握在 1:50~1:60 为宜。若

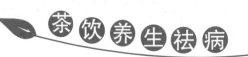 
用玻璃杯或瓷杯冲泡,每杯约置 3 克茶叶,注入 150~200 毫升沸水。品饮铁观音等茶时,要求香、味浓度高,用若琛瓯细细品尝,茶水比可大些,1:18~1:20 为宜。即用壶泡时,茶叶体积约占壶容量的 2/3 左右。紧压茶,如金尖、康砖、茯砖和方苞茶等,因茶原料较粗老,用煮渍法才能充分提取出茶叶香、味成分;而原料较细嫩的饼茶则可采用冲泡法。用煮渍法时,茶水比可用 1:80,冲泡法则茶水比略大,约 1:50。品饮普洱茶,如果用冲泡法,茶水比一般用 1:30~1:40,即 5~10 克茶叶加 150~200 毫升水。

### 2. 冲泡的水温

水温高低是影响茶叶水溶性物质溶出比例和香气成分挥发的重要因素。水温低,茶叶滋味成分不能充分溶出,香、味成分也不能充分散发出来。但水温过高,尤其加盖长时间焖泡嫩芽茶时,易造成汤色和嫩芽黄变,茶香也变得低浊。而且,煮水时水沸过久也加速水溶氧的散失而缺乏刺激性,用这种水泡茶时,茶汤应有的新鲜风味也会受到影响。不同茶类,因其嫩度和化学成分含量不同,对泡茶所用水温的要求也不同。研究证明,茶水比为 1:50 时冲泡 5 分钟,茶叶的多酚类和咖啡因溶出率因水温不同而有异。水温 87.7℃以上时,两种成分的溶出率分别为 57%和 87%以上。水温为 65.5℃时,其值分别为 33%和 57%以上。细嫩的高级绿茶类名茶,以 85~90℃为宜;气候寒冷时,由于茶具温度低,对泡茶用水的冷却作用明显,宜用沸水冲泡。一般红茶、绿茶、花茶以及乌龙茶,宜用正沸的开水冲泡。原料粗老的紧压茶,用煮渍法沏茶,可使茶叶在沸水中保持较长时间,充分提取茶叶的有效成分,以便获得浓度适宜的茶汤。调制冰茶,最好用温水(40~50℃)冲泡,尽量减少茶叶蛋白质和多糖等高分子成分溶入茶汤,防止加冰时出现沉淀物。同时冷茶水还可提高冰块的致冷效果。

### 3. 冲泡的时间

掌握了用茶量和冲泡的水温,每一杯茶需泡多少时间才可以饮用呢?不同的茶冲泡的时间各异。茶汤的滋味总是随着冲泡时间的延长而逐渐增浓,时间短了,茶汤会淡而无味,香气不足;时间长了,茶汤太浓,茶色过深,茶香也会因飘逸而变得淡薄。只要我们仔细观察，会发现冲泡后的茶汤，在不同时间段，茶汤的滋味、香气是不一样的，这是因为茶汤中各种物质的浸出速度是不一样的。如绿茶冲泡时，维生素类、氨基酸、茶多酚等物质先浸出，大约 3 分钟时，上述物质达到一定的量，茶汤就有鲜醇爽口的滋味；随着时间的延长，咖啡因和茶多酚进一步浸出，茶汤出现苦涩味。所以，我们冲泡绿茶，一般冲泡 3 分钟就可以饮用。

具体而言，各茶类的泡茶时间分述如下：大宗红、绿茶、黄茶，头泡茶以冲泡 3 分钟左右饮用为好。若想再饮，那么，到杯中剩有三分之一茶汤时，再冲开水，以此类推。这样做，可使一杯茶中的茶汤浓度相对一致。如果冲泡的是乌龙茶，用茶量较大，又加沏茶的水温高，因此，第一泡 45 秒钟就可将茶汤倾入杯中。第二泡开始，每次应比前一泡增加 15 秒钟左右，倾茶汤入杯，这样可使各泡茶汤浓度不致相差太大。冲泡普洱茶，第一次冲泡的时间 10~15 秒钟就可以了，以后每泡增加 5 秒钟。单芽型白茶，炒制时未加揉捻，可溶于水的物质又不多，可适当延长冲泡的时间，一般冲泡 5~6 分钟，即可饮用。花茶，为了保香，不使香气散失，沏茶时间不宜过长。一般 3 分钟左右便可饮用。

### 4. 置茶的次序

泡茶时置茶有三种不同方法，先放茶叶后注入沸水，称为下投法；沸水注入约 1/3 后放入茶叶，泡一定时间再注满水，称为中投法；注满沸水后再放入茶叶，则为上投法。不同茶叶，由于其外形、质地、比重、品质、成分含量及其溶出速率不同，要求不同的投茶方法，做到置茶有序。身骨重实、条索紧结、芽叶细嫩、香味成分含量高以及品赏中对香气和汤色要求高的各类名茶，可用上投法。条形松展、比重轻、不易沉入水中的茶叶，宜用下投法或中投法。不同季节，由于气温和茶冷热不同，投茶方式也应有所区别，一般可采用"秋中投，夏上投，冬下投"。

### 5. 冲泡的次数

茶叶中各种有效成分的浸出率是不一样的，以大宗绿茶为例，一次性沏泡的浸出率，氨基酸高达 80% 以上，咖啡碱近 70%，茶多酚为 45% 左右，可

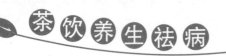

溶性糖少于40%。实验表明，大宗绿茶一经冲泡，每次在茶汤中的可溶性物质含量是不一样的：一般第一次冲泡大宗绿茶时，茶中的可溶性物质能浸出50%~55%；沏泡第二次时，能浸出30%左右；沏泡第三次时，能浸出约10%；沏泡第四次时，只能浸出2%~3%，几乎是白开水了；沏泡第五次时，茶中能溶于水的物质已很难测出来了。因此，中国茶的冲泡次数一般为2~3次。

## 养生小贴士

### 泡茶过久不卫生

有一种说法：喝隔夜茶会得癌症。这种说法的根据无非是茶中的胺类物质会与亚硝酸盐产生化学反应而形成亚硝胺，亚硝胺是一种公认的强致癌物质。然而，亚硝胺的形成不一定要"隔夜"，茶叶如是清早冲泡的，到了下午，时间上并不短于"隔夜"。

但沏茶还是有学问的。有些人茶叶一次放得很多很多，从早到晚反复冲泡，殊不知茶叶浸泡的时间长了，所含的有益物质（包括维生素C）已大大减少，在气温高时，还易受微生物污染，不符合饮食卫生。据权威部门检测，有好几种茶叶的含铅量超标，然而冲泡的茶水含铅量却很少，并未超过饮用水的标准，但冲泡的时间长了，茶水中含铅量会随之增加。就这一点而论，喝这种非隔夜的"隔夜茶"是不利健康的。

## 好茶是这样泡出来的

不同的茶叶，其冲泡方法也不相同。想要冲泡一杯好茶，除了具备好茶、好水的条件外，还必须掌握泡茶要点，才能喝得更健康。关于各种茶类的茶具选配我们前面已作介绍，这里就不再叙述。下面就着重介绍一下各种茶叶的冲泡方法。

## 1.绿茶的冲泡方法

（1）备水　绿茶的茶性淡雅，对水性的要求比较高。冲泡绿茶最好选用优质矿泉水，也可以用经过净化处理的自来水。水的酸碱度为中性或弱酸性，水煮初沸即可。沏茶的水温，要求在 80~90℃为宜，因为优质绿茶的叶绿素在过高的温度下会被破坏变黄，同时茶叶中的茶多酚类物质也会在高温下氧化，很快变黄。茶与水的比例要恰当，通常比例为 1 克茶叶用 50~70 毫升水为宜，这样冲泡出来的茶汤浓淡适中，口感鲜醇。

（2）冲泡　冲泡绿茶时应先注入少量热水，使茶叶浸润一下，稍后再注水至离杯沿 1~2 厘米处即可。注水时要求手持水壶往茶杯中注水，采用"凤凰三点头"的手势，使注入的热水借助冲力冲动茶叶，让茶叶在杯中上下漂动，同时也有助于茶汁泡出，杯中茶汤浓度上下一致。用茶壶冲泡时，先用回转冲泡法向内回旋 3 周冲入开水，再用直流冲水法冲至八成满，最后用"凤凰三点头"的手势冲至壶满。刮去表面浮沫，加盖，静置 2~3 分钟。然后将品茶杯摆好，来回倒茶，使每杯茶汤浓度均匀一致。

## 2.红茶的冲泡方法

（1）备水　冲泡一杯红茶需 1 茶匙约 6 克的茶叶量。一般而言，无色无味且含氧量高的水最适宜用来泡茶。以泉水、井水及溪水最佳，市售的矿泉水若是纯水或天然水亦可代替。家中的自来水由于多添加有氯。最好在大容器中静置一夜。待氯气散失再用以煮沸沏茶。此外，煮过的水中空气已减少，若二度用以煮沸冲泡，会使红茶特有的芳香及色泽大打折扣。冲泡红茶的水温要控制在 90~100℃之间。

（2）冲泡　要冲泡出一壶好红茶，泡好后茶叶须与茶汤分离，此时冲泡时间的掌握便成为关键。若冲泡时间过久，则茶叶中的单宁酸和儿茶素会全部释放出来，使茶汤变得苦涩。反之，冲泡时间过短，茶叶中的氨基酸释放量不足，则泡不出红茶的香甜，茶汤会带有明显的水味。若无法以时间控制，可根据茶汤的色泽来判断，只要茶汤颜色正常，必能泡出一杯好茶。由于不同茶叶的茶汤色泽不同，必须凭经验加以判断，但大体来说，茶汤要明亮清澈、色泽鲜艳，不可有混浊状。最后，可以依个人口味加入适量的糖或牛奶。若是选择喝纯红茶，则所着重的完全就是红茶的本色与原味。但奶茶用的茶叶一般而言都属于口味较重，并带有一些涩味，所以加入浓郁的牛奶之后，涩味会降低，而且口感也变得丰富一些了。

### 3. 乌龙茶的冲泡方法

（1）备水　乌龙茶要求水沸立即冲泡，水温为 100℃。水温高，茶汁浸出率高，茶味浓、香气高，更能品饮出乌龙茶特有的韵味。

（2）冲泡　乌龙茶较耐泡，一般泡饮 5~6 次，仍然余香犹存。泡的时间要由短到长，第一次冲泡，时间短些，约 2 分钟，随冲泡次数的增加，泡的时间也相对延长。这样方能使每次茶汤浓度基本一致，便于品饮欣赏。壶中置茶以后，沸水沿壶内壁缓缓冲入，在水漫过茶叶时，便立即将水倒出，称之为"洗茶"，洗去茶叶中的浮尘和泡沫，便于品其真味。洗茶后立即第二次冲入沸水，水量以溢出壶盖沿为宜，盖上壶盖。冲水的方法应由高到低。且在整个泡饮过程中需经常用沸水淋洗壶身，以保持壶内水温，充分泡出茶叶的香味。斟茶方法也与泡茶一样讲究，传统的方法是用拇指、食指和中指夹着壶的把手。斟茶时应低行，以防失香散味。茶汤按顺序注入几个小茶杯内，注量不宜过满，以每杯容积的 1/2 为宜，逐渐加至八成满，使每杯茶汤香味均匀。

### 4. 普洱茶的冲泡方法

（1）备水　由于普洱茶的茶味较不易浸泡出来，所以必须用滚烫的开水冲泡。第一泡在开水冲入后随即倒出来（湿润泡），用此茶水来烫杯。

（2）冲泡　冲泡时，茶叶分量约占壶身的 1/5。若是普洱砖茶。则需要掰开后，置放约 2 周后再冲泡。方能保证茶叶味道较佳。普洱茶一般可续冲 10 次以上。因为普洱茶有耐泡的特性，所以冲泡 10 次以后的普洱茶，还可以用煮茶的方式做最后的利用。第一泡过后，第二次冲入开水，浸泡 15 秒即倒出茶汤来品尝，当然这个时间不是必需的，可依各人口感需求斟酌。第二泡和第三泡的茶汤可以混着一起喝，综合茶性，以免过浓。第四次以后，每增加一泡即增加 15 秒钟，以此类推。

### 5. 花茶的冲泡方法

（1）备水 冲制花茶的水以天然泉水为最佳,人工纯净水也不错。水温以100℃为宜。

（2）冲泡 冲泡单一的花茶,茶和水的比例应为 1 :（50~100）；复方花茶每种材料各取 2~3 克,就可以制造出一壶色彩缤纷的花茶了。1 人份的花茶材料约 1 小匙,可以搭配 2 小匙的冰糖或蜂蜜或是不含热量的甜叶菊来调味。理想的茶叶和糖的比例为 3 : 2。投放调味品时不宜过晚,这样味道才佳,总冲泡时间不宜超过 10 分钟。如果你喜欢的话,还可以根据个人口味加鲜奶、柠檬汁、果粒、果丁等。冲泡时先将壶用热水烫过,趁热把花草茶材料放入壶中,倒入刚开的沸水。待花茶冲开闷 3~5 分钟,茶汁入味时再添加其他调味料。有些取自茎、根、皮部的茶料要用煮的方法才能让茶汤味出来,而有些花茶冲泡后马上就可以饮用,泡久则茶汤变苦,难以下咽了。

**养生小贴士**

## 红茶新饮法

（1）冰红茶：冰红茶的配制方法是先将红茶泡制成浓度略高的茶汤。然后,将冰块加入杯中达八成满,徐徐加入红茶汤。再视各人爱好加糖或蜂蜜等拌均匀,即可调制出一杯色、香、味俱全的冰红茶。

（2）茶冻：茶冻的配制方法是用白砂糖 170 克、果胶粉 7 克、冷水 200 毫升、红茶汤 800 毫升。先用开水冲泡茶叶后,过滤出茶汤备用。然后把白砂糖和果胶粉混匀,加冷水拌和,再用文火加热,不断搅拌至沸腾。再把茶汤倒入果胶溶液中。混合倒入模型中（用小碗或酒杯均可）,冷却后放入冰箱中,随需随取随食。茶冻在夏天能使人凉透心肺、暑气全消。

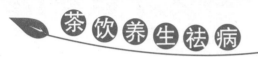 
## 办公室简易泡茶法

凡饮茶者,一般都会在办公室饮茶。因为办公室里电脑、传真、打印机等电子设备,都对人体有微量的辐射危害,所以,一边工作,一边饮茶不失为一种好的保健方式。试想,早晨喝一杯鲜灵清纯的西湖龙井茶,让你精神振奋,思路敏捷,提高办事效率;焦虑的下午,喝一杯神清气爽的茉莉花茶,让你消除疲劳和睡意,更好地与上司和客户沟通,如此令人身心愉快的事,何乐不为呢?

办公室泡茶,由于条件所限,不可能具备各种泡茶器具,也不可能花很多时间。因此,我们设计了简易实用的泡茶方法,供选用。

### 1. 所需要的茶具

不管泡什么茶,办公室准备几种茶具就可以:

(1)玻璃杯　可用来泡绿茶、红茶、黄茶、白茶、花草茶等。

(2)瓷盖碗杯　不加盖可用来泡绿茶、红茶、白茶等,加盖可用来泡花茶、乌龙茶、普洱茶等。

(3)同心瓷杯　可用来冲泡袋泡茶和其他所有的茶。

(4)白瓷品茗小杯　也可用带柄的咖啡杯来品茶。

### 2. 茶的冲泡步骤

(1)温具　加开水到杯子的 1/3,旋转一圈,使开水温度到达杯子的全部内壁,然后弃水,目的是提高杯子的温度。

(2)放置茶叶　根据茶量多少,放茶叶入杯中。

(3)温润泡　除了袋泡茶不用温润泡,其他茶叶都需温润泡。以前,温润泡又称洗茶,洗茶给人的感觉似乎茶叶不干净,所以,后来改称为温润泡。绿茶、工夫红茶、黄茶、白茶、花茶、花草茶的温润泡,加水到杯子的 1/3 处,然后用手转动杯子,或让其静置 1~2 分钟。温润泡的目的是使茶叶舒展,以利于第一泡时茶叶发挥出应有的色、香、味。乌龙茶和普洱茶的温润泡时,加水到盖碗杯满,水满过茶叶,3 秒钟内,迅速将水倒掉,时间长后会使茶叶的内含物溶解出来,造成浪费。

（4）**冲泡**　加水到杯子的2/3处，7分满，花茶、普洱茶、乌龙茶需加盖，绿茶、红茶、黄茶、白茶不需加盖。

（5）**沥茶汤**　乌龙茶、普洱茶沥茶汤至品茗杯中，再品饮，其他茶可直接品饮。

养生小贴士

## 下午茶要少而精

大多数上班族认为，吃盒饭最大的缺点，就是容易饿。

中午12点左右吃完午餐，4个小时之内不进食，血糖的浓度会下降，很可能会产生饥饿感，于是每天下午4点钟以后肚子就开始"咕咕"叫了，这个时候如果不补充一点"能量"，到了晚上会因为饿到极点而狂吃一通。所以这个时候机智的进食可以将饥饿之狼拒之门外。不妨在下午3~5点之间选用一些点心、零食、饮料来解决饥饿之苦。

来自英国的经典的下午茶由点心和茶组成。点心一般装在一个三层的银色托盘里，从下到上分别为三明治、英式小松饼、芝士蛋糕和水果塔，吃的顺序一般是由下到上、由咸到甜。而我们可以在写字楼附近的点心屋、咖啡厅等，选择2~3种有互补作用、可以保证营养均衡的食品，比如一种谷物食品（饼干、面包等）配酸奶、一杯咖啡、花果茶或是柠檬水。

如果没有时间出去喝下午茶，在办公室里准备一些饼干、蛋糕、水果，配上一杯咖啡、绿茶也是不错的办法。

# 第四章

# 因人制宜：喝茶要因人而异

随着现代科技的发展，茶叶中的各种有益成分也越来越多地为人们所熟知，如茶能提神，让人清醒。茶的优点固然有很多，然而并非人人都适合饮用，而要因人制宜，不同的人群要不同的对待，不能笼统地提倡多饮茶，也不能简单地拒绝茶。什么人该饮什么茶是有讲究的，应根据不同人的不同体质、年龄以及工作性质、生活环境等因素，选择不同种类的茶叶，采用不同的饮用方式。

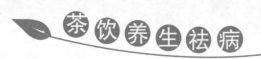 
## 青春期喝绿茶益处多

青少年正处于发育旺盛的阶段,喝茶好处多。特别是绿茶,这是因为绿茶有较强的收敛性,刺激性强,适合年轻人的生理特点。此外,因为绿茶是不发酵茶,绿茶的工艺最大限度地保留了茶叶中的有效成分,其中所含营养成分也高于其它茶类。换句话说,绿茶具有天然的色、香、味、形,尤其是维生素 C 和茶多酚含量较高。具体而言,绿茶营养成分主要有三大类,对青少年营养补充是不可缺少的。

### 1. 维生素类

绿茶中含量最丰富的是维生素 C,它对人体有多种功能,能防治坏血病,增加抵抗力,还有辅助抗癌和防治动脉硬化的功能。通常每 100 克茶叶中含有维生 C 100~500 毫克,比柠檬、菠萝、番茄、橘子等水果含量都要高得多,而人体每天对维生系 C 的需求量约为 60 毫克,如果一个人每天饮上 3~5 克茶,即可基本满足人体需要。另外,绿茶中还含有较高的维生素 A、D、E、K 等。据测定,绿茶中的维生素 A 含量比胡萝卜还多。维生素 E 的含量每 100 克高达 50~70 毫克,比普通的水果蔬菜高得多。这些维生素对人体的正常发育都很重要,如维生素 E 能促进人体生殖机能的正常发育,有防衰老的功效。

### 2. 矿物质

绿茶中含有 4% ~7% 的无机物,它们多半能溶于热水而被人体利用。其中,钾占 50%、磷盐占 15%,其次是钙、铁、锰、铝、锌、钠、硼、硫、氟等,这些无机盐对维持人体的体内平衡有重要意义,如钾是人体细胞内液的主要成分,尤其是青年人活动量大,特别是夏天出汗多,容易引起人体细胞缺钾,造成人体虚弱,而我国一般食品中含钾量较低,而茶叶中的钾容易泡出,因此,绿茶夏季补充人体钾素的理想饮料。此外,各种微量元素作用也是不可忽视的,如氟有保护牙齿,防治龋牙的作用,100 克茶叶含有 10~15 毫克氟,且 80% 可溶于茶汤为人体所吸收。其他如锰,可以防止生殖机能紊乱和惊厥抽搐;锌可促进儿童生长发育,并能防止心肌梗塞;铁能增强造血功能,防止贫血等。

### 3. 人体新陈代谢所必需的三大物质

茶叶中蛋白质含量虽不多,但蛋白质是由氨基酸组成的,而茶叶含有2%~4%的氨基酸,细嫩的绿茶达5%左右,而且其氨基酸的种类又多,对人体很有好处。特别是茶氨酸,为茶叶所特有,其他如赖氨酸、胱氨酸、半胱氨酸、天门冬氨酸、组氨酸、精氨酸等对防止早衰,促进生长和智力发育、增强造血功能都有重要作用。

此外,平时爱吸烟喝酒的人,体内容易上火,常带来便秘、口舌生疮等后果,绿茶有清热、降火之功效。可排出体内"热毒",起到消食化痰、清热、降火的目地。绿茶是未发酵茶,茶性寒,具有促进排尿,通小便之功效。对经常上网的青少年来说,绿茶是抗辐射的最佳饮品;对爱美的年轻女孩来说,绿茶中含有强效的抗氧化剂、富含茶多酚及维生素 C,它不但可以清除体内多余的自由基,还可以使脾脏分泌出对抗紧张压力的荷尔蒙,经常饮用,可使皮肤光泽、细腻、白嫩。

**养生小贴士**

## 最好少让学龄前儿童喝茶

茶是好东西,除了有时可能导致失眠外,还是优点大于缺点的。并且,中国传统的茶道文化,也让不少人表现出对茶的情有独钟。但所有这些,都是对成年人而言的,对学龄前的儿童来说,茶却可以算是个禁区。

专家解释说,因为茶里含有茶碱等物质,很容易令人的中枢神经系统产生兴奋。而婴幼儿的身体正处于发育阶段,身体各神经系统对于具有兴奋作用的物质抑制能力较弱,不能像成人那样进行有效的调节。所以,孩子喝茶后,会出现心跳加快的现象,有可能导致体力消耗过大。如果是在晚上喝茶,还会使孩子产生失眠、尿频等问题,影响到睡眠,进而影响发育。

另外,专家强调,茶叶里含有鞣酸和茶碱,这两种成分进入人体后,会抑制孩子身体对一些微量元素的吸收,如钙、锌、铁、镁等。因而孩子过量喝茶或喝浓茶,可能会导致体内微量元素的缺乏,甚至出现营养不良。此外,茶有利尿

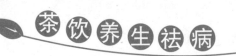 
功能,在利尿过程中,鞣酸和茶碱还会造成钙、磷等矿物质的流失,从而影响身体对营养的吸收。

因此,应尽量避免让学龄前儿童喝茶。

## 老年族喝茶应"早、少、淡"

喝茶、品茶是我国的一种传统文化,生活中很多人都有喝茶的习惯。然而并不是所有人都适宜喝茶的,换言之,喝茶也有所禁忌,如老年人喝茶应该讲究"早、少、淡"。

### 1. 宜早

喝茶会影响老年人的睡眠。俗话说,前三十年睡不醒,后三十年睡不着。进入老年期以后,人的睡眠时间减少,睡眠质量不高,茶的兴奋作用也会维持得更长久。老年人哪怕是午后喝茶,也可能引起夜晚失眠,使原本足够的休息时间变得更短,第二天必定精神萎靡。如果此后再通过喝茶提神,就将陷入恶性循环。

专家建议,老年人喝茶最好不要在饭前、午后和睡前,早饭后 20 分钟左右饮茶最宜,这样能助消化、解油腻、清肠胃。过了午后喝茶则可能会影响晚上的睡眠质量。

### 2. 宜少

一般来讲,茶叶的兴奋作用发送到人体各组织器官后,会带动肌肉和血管相应地紧张和收缩,从而导致血压迅速升高。老年人本身就容易患血管硬化和高血压等疾病,因此喝茶过多就加大了中风等危急症状的出现几率;另一方面,老年人的胃消化能力本身已经降低,而喝茶时所摄入的大量鞣酸会使食物蛋白形成不能消化的沉淀,并影响维生素和微量元素的吸收,容易造成营养不良,还会加重老年习惯性便秘。

因此，专家建议，老年人要根据自身情况，控制自己喝茶的数量，有溃疡病和胃肠功能紊乱者，不宜饮茶，尤其是性凉的绿茶；在饮茶种类上，应以红茶为主，乌龙茶可以利尿，也很适合老人；不同的人群里，高血压患者以及体质较好、肥胖的老年人宜饮绿茶，而体质较弱、胃寒的老年人宜饮红茶，其中，温和的普洱茶是不错的选择。

### 3. 宜淡

过浓的茶会产生过强的刺激，使心血管和感受器逐渐产生依赖性，从而丧失正常功能；且当大量饮用浓茶后就会稀释胃液，降低胃液的浓度，使胃液不能正常消化食物，从而产生消化不良、腹胀、腹痛等症，有的甚至还会引起十二指肠溃疡；当人体大量饮用浓茶后，鞣酸与铁质的结合就会更加活跃，给人体对铁的吸收带来障碍和影响，使人体表现为缺铁性贫血。浓茶中的咖啡因，能致使人体心跳加快，从而使血压升高；同时，浓茶液大量进入血管，会加重心脏负担，产生胸闷、心悸等不适症状，加重心力衰竭程度；此外，老人的心脏承受能力不比年轻人，长期喝浓茶会额外增加心脏负担，导致心动过速和心律失常，甚至诱发和加重多种心脏疾患。

专家建议，尤其到了冬季，老人要尽量少喝茶，坚决不喝浓茶，泡茶时茶叶用量不能超过常量（3~4克）。红枣、生姜等温性食物可以起到增加热量的作用，所以，在喝花茶、绿茶时，最好能放一两个红枣，一两片生姜，抵消其寒凉之性。

养生小贴士

### 想长寿的人不妨多喝点枸杞茶

枸杞是一种常见、普通的中药，并非茶类，所谓枸杞茶是指以饮茶的方式来服用枸杞而已。实践表明，枸杞茶具有延年益寿、轻身抗老的食养效果。据现代药学及临床研究表明，枸杞含有10多种氨基酸、多种维生素和人体必需的微量元素及甜菜碱等，具有促生长、降血糖、降血脂、调整神经活动、促进肝细胞新生（护肝）、增强免疫等功能，有助于治疗老年性高血压、高血脂、动脉硬化、糖尿病等。

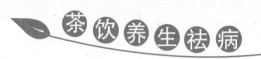

## 男人想健康,多喝养生茶

在很多男人的生活里,有这么几样东西是必不可少的:烟、酒、车、电脑。明明清楚这些都是危害健康的杀手,但就是欲罢不能。既然学做按摩和保健操不太现实,那么,每天泡点茶水喝来保护健康,这样的闲工夫总有吧!

### 1. 酒桌男可以试试葛花

每天少量的饮酒对身体有好处,但每次都喝高就会对身体产生很大的危害,特别是对消化道、肝脏的损伤尤为严重,长期如此,会大大增加患上肝硬化和脂肪肝的可能性。

专家推荐:保护肝脏的最好办法就是戒酒,不过,如果喝醉了,可用葛花泡茶喝。葛花就是葛根的花,它具有醒酒的功效,拿来泡茶可以解酒,医院、药店都有售。

如果想要在平时护肝,可以试试白菊花茶和枸杞茶,白菊花和枸杞都有清肝保肝的作用。佛手花和玫瑰花则能疏肝理气,拿来泡茶喝也不错。此外,酒桌男平时一定要多吃维生素 C 含量高的水果,比如橙子、橘子等。维生素 B 族能保护消化系统,也可以多补充些,饮食要注意避免食用大鱼大肉,这些东西太油腻,容易伤肝。

### 2. 老烟枪除了伤肺还会引发心血管病

抽烟会对肺造成伤害,这是众所周知的事实,但是大家可能不知道,香烟中的有害物质被血液吸收后,还会引发心血管疾病,如冠心病、高血压。不仅如此,抽烟的人还会经常咳嗽,这是因为香烟中的有害物质污染了口腔和咽喉部位。因此,男人们还是赶快戒烟吧。

专家推荐:保护咽喉,很多人第一个联想到的一定是胖大海,其实胖大海只有润喉的作用。罗汉果的清咽利喉效果不错,将一个乒乓球大小的罗汉果用小锤子敲碎,分成八等份,每一份当作是一天的茶叶量,用水泡着喝,直到没有味道为止。罗汉果的味道又苦又甜,不太好喝,但它有很好的清咽利喉的功效,在一般的药店就能买到。此外，百合、萝卜汤、川贝冰糖蒸梨和白果等能止咳化痰，是不错的养肺食物，不妨试试。

### 3.游戏狂人别忽视"久坐伤肝"

每天窝在电脑前疯狂通关的男人，和长时间开车的有车一族，都存在用眼过度、久坐不动的情况。别以为每天对着电脑，伤害得只是眼睛，中医有这么一个说法："久视伤肝"，"久坐伤骨"，针对这样的男士，还是要先讲一句老话：多运动，多锻炼。

专家推荐：不论是看电脑还是开车都很费眼睛，所以，在此建议长时间用眼的人多喝清肝明目的菊花茶、枸杞茶。还可以多吃些胡萝卜和维生素 A 胶囊、片剂，以保护视力，防止眼疾。

针对"久坐伤肝"这一点，游戏狂人和开车一族可以参照酒桌男的保健食谱，平时多吃些维生素 C 含量高的水果。此外，久坐的人特别容易发胖，容易患高脂血症，这类人群需要服用一些具备降压调脂、有减肥功能的茶饮，试试苦丁茶、决明子茶吧，相信会有不错的效果。

**养生小贴士**

## 男性喝茶有助减压

都市男性常常抱怨生活压力大。怎么办呢？来自英国的科学家最新研究显示，每天饮茶一杯可以帮助男性减压。

一般来说，做运动、购物或旅游可以帮助我们减轻压力。来自英国伦敦大学学院的研究员进行对比实验 75 名男性分成两组，一组每天喝 4 杯含红茶成分的咖啡因饮品；另一组则喝相同味道、没有茶成分的咖啡因饮品。研究员还要他们做些会增加压力的任务，例如在 5 分钟内预备及发表演讲。

六个星期之后，研究员发现，虽然两组人的压力程度、心跳率及血压均差不多，但 50 分钟后，喝含红茶成分饮品一组的压力荷尔蒙减低了 47%，另外一组的压力荷尔蒙则只下降 27%。此外，喝茶的一组表示他们完成大压力任务后，感觉更放松。

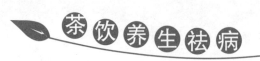

## 孕妇喝茶有讲究

茶含有咖啡因,会刺激人体的交感神经,准妈妈在白天喝一两杯淡淡的绿茶并没有大碍。从医学的角度来看,怀孕期间没有限定不能喝花茶,但需要注意的是,有些花茶中会添加人工香料或其他添加物,可能对胎儿造成不良影响,因此,选择花茶时必须注重品质,以天然的花茶为好。

### 1. 孕妇喝茶好吗?

茶叶,含有茶多酚、芳香油、矿物质、蛋白质、维生素等营养成分。孕妇如能每天喝 3~5 克茶,特别是淡绿茶,对加强心肾功能、促进血液循环、帮助消化、预防妊娠水肿、促进胎儿生长发育,是大有好处的。各种茶所含成分不同,绿茶含锌量极为丰富,而红茶的浸出液中含锌量则甚微。锌元素对胎儿的正常生长发育起着极其重要的作用。因此,专家认为喜欢喝茶的孕妇可以适量喝点绿茶。

但如果准妈妈是晚上饮用就容易造成失眠,尤其 28 周以上的准妈妈,因为肚子比较大,睡眠品质本来就容易受到影响,所以准妈妈最好避免在晚上喝茶。另外,茶叶中还含有大量的鞣酸,鞣酸可与食物中的铁元素结合成一种不能被机体吸收的复合物,孕妇如果过多地饮用浓茶,还有可能导致贫血。而且,孕妇如果喝茶太多、太浓,特别是饮用浓红茶,会对胎儿产生危害。茶叶中含有 2%~5% 的咖啡因,每 500 毫升浓红茶大约含咖啡因 0.06 毫克。咖啡因具有兴奋作用,饮茶过多会刺激胎儿增加胎动,甚至危害胎儿的生长发育。

因此,建议怀孕后的女性最好在怀孕初期不要喝茶,因为前三个月是胎儿神经系统形成的时期,茶叶中的茶碱和咖啡因等成分会影响胎儿的发育。

### 2. 孕妇喝浓茶的坏处

(1)正值怀孕期也不适合喝茶。一般浓茶中含有的咖啡碱浓度高达 10%,会增加孕妇的尿和心跳次数与频率,以及加重孕妇的心与肾的负荷量,更可能会导致妊娠中毒症,因此最好少喝浓茶。

(2)孕妇将要临产前也不宜喝太多茶。因产前若喝太多浓茶的话,茶中的咖啡碱会产生兴奋作用而引起失眠，倘若孕妇在产前睡眠不够，那可能会导致分娩的时候筋疲力竭，甚至还会造成难产。

（3）刚生产完之后想亲自哺乳的产妇也不宜喝太多茶。因为这段期间要是喝下大量的茶，则茶中含有高浓度的鞣酸会被黏膜给吸收，进而影响乳腺的血液循环，会抑制乳汁的分泌，造成奶水分泌不足。

（4）妈妈喝下茶之后，茶中的咖啡碱会可渗入乳汁并间接影响婴儿，对婴儿身体的健康不利。

### 3. 孕妇喝淡茶的好处

（1）茶叶中的茶多酚具有收敛、解毒、杀菌、生津的作用。新近的研究证明，茶多酚具有很强的抗自由基作用，可延缓人体衰老进程。

（2）茶叶中的维生素 C 含量较高，可以适当补充孕妇营养。茶叶中的茶素可以降低血脂，增强血管韧性，对牙齿也有保护作用。茶中的一些元素还有解除原子辐射的能力。

一定要注意的是，不管是选择什么样性质的茶叶，孕妇都不能喝浓茶，也不要在晚饭后喝茶，因为晚饭后喝茶有可能会影响到孕妇的睡眠。一天之中，孕妇最好选在午饭后一小时到晚饭前一小时这段时间喝茶比较好，因为淡茶中也含有鞣酸，会妨碍铁的吸收，孕妇如果在饭后 1 小时后再饮用淡茶，就可以不影响铁的吸收了，还能增强机体抗病能力。如果孕妇能每天喝 3~5 克茶，特别是淡绿茶，对加强心肾功能、促进血液循环、帮助消化、预防妊娠水肿、促进胎儿生长发育，是大有好处的。

养生小贴士

### 孕妇喝水也有讲究

女人怀孕时必须喝足够的水，切忌口渴才饮水。

要上班的准妈妈们，起床后喝一杯新鲜的白开水。另外，在上班后、下班前，也可喝一杯水。孕早期多喝水可避免脱水，还可以降低血液中能引起孕吐

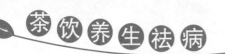 
的激素浓度。

不过,准妈妈的饮水量还要根据自己活动量的大小、体重等多种因素来酌情增减。

对准妈妈们来说正确的饮水方法应该是:在怀孕早期每天摄入的水量以1000~1500毫升为宜,孕晚期则最好控制在1000毫升以内。饮水方法应该是每隔两小时喝一次水,一天保证8次、共1600毫升的饮水。

## 白领女性"以花代茶"

当前,在许多白领女性的日常生活中,"以花代茶"比较盛行。

女性朋友热衷于饮鲜花茶、花草茶的主要原因,是鲜花具有独特的美容护肤作用。营养学专家认为,常喝鲜花茶,可调节神经,促进新陈代谢,提高机体免疫力。此外,其中许多鲜花可有效地淡化脸上的斑点,抑制脸上的暗疮,延缓皮肤衰老。

但饮花茶也要谨慎,并不是所有的美丽花朵都可以当作茶来饮用。比如说,有人认为桃花、杏花等也有美容功效,就用开水冲泡当茶饮,结果造成腹痛、呕吐、腹泻。有些花甚至含有毒物质,如黄杜鹃花、夹竹桃花等,饮用后轻者出现中毒过敏等不良反应,重者可危及生命。即使是可代替茶的花,泡水饮用时也要讲究适应症和适应人群。

那么,什么花可以当茶放心饮用呢?每种花草茶的功效又是怎样的呢?下面,我们就为朋友们推荐几种健康美容的花草茶!

### 1. 玫瑰花茶

玫瑰花茶味甘微苦,性温,具有行气解郁、活血散瘀的作用。玫瑰花性味芳香,药性平和,既能疏肝理气而解郁,又能和血散瘀而调经,有柔肝醒脾、行气活血的作用,主要适合于肝胃不和所致的胁痛脘闷、胃脘胀痛及月经不调,或经前乳房胀痛者。玫瑰花对治疗面部黄褐斑也有一定作用,很适合中青年女性饮用,是养颜、消炎的天然饮料的首选。

### 2. 菊花茶

菊花茶味甘苦,性微寒,具有疏散风热、平肝明目、清热解毒的作用。现代医学研究证实,菊花具有降血压、扩张冠状动脉和抑菌的作用,长期饮用能增加人体钙质、调节心肌功能、降低胆固醇,主要适合中老年人和预防流行性结膜炎时饮用。同时,菊花茶也具有一定的松弛神经、舒缓头痛的功效。

### 3. 金银花茶

金银花茶味甘,性寒,具有清热解毒、疏散风热的作用。金银花为清热解毒之良药,既能清里热,又能散表热,临床上主要用于治疗各种痈肿疮毒、热毒血痢及温热病等。金银花药性偏寒,不适合长期饮用,仅适合在炎热的夏季暂时饮用以防治痢疾。特别需要提醒的是,虚寒体质及月经期内不能饮用,否则,可能出现不良反应。

### 4. 金莲花茶

金莲花茶味苦,性寒,具有清热解毒的作用,主要用于咽喉肿痛、痈肿疮毒、口疮、目赤等症。金莲花与金银花一样不宜长期饮用,仅适用于咽喉肿痛较轻的人饮用,禁忌症同金银花。

### 5. 荷花茶

荷花茶清热祛湿、活血止血。主治血瘀所致的月经量多、腹痛、吐血、跌打损伤等。

### 6. 百合花茶

百合花茶可以润肺止咳、宁心安神,还能减轻胃疼,同时也具有一定的排毒、美容养颜的功效。

### 7. 薰衣草茶

薰衣草茶可治疗头痛、失眠、咳嗽、治疗呼吸器官问题,缓和神经紧张、偏头痛、安定消化系统、改善肌肤问题。同时,也具有一定的抗衰老及滋润肌肤的美容功效。

### 8. 薄荷茶

薄荷茶可清热止痛,能消除夏日的火气与肠胃郁闷,还可治疗夏季热感冒。对治疗风热牙痛效果明显。同时,也具有养颜、润肤的美容功效。

养生小贴士

## 办公室女性饮用的美容茶

下面是几款专供办公室女性饮用的美容茶,这些"茶"的原料都不贵,上班时直接冲在自己的茶杯里就 OK 了,方便又有效。

(1)桃花茶:干桃花 4 克、冬瓜仁 5 克、白杨树皮 3 克。将这三样物品置于杯中,用沸水冲泡,加盖,10 分钟后饮用,每日可反复冲泡 3~4 次。这种茶能祛除黑斑、白嫩肌肤。但孕妇及月经量过大者忌用。

(2)柠檬茶:将柠檬去皮以后切成片,依个人口味添加冰糖,直接泡水饮用。柠檬里含丰富的维生素 C,此外还含有钙、磷、铁和维生素 B 族等,常饮柠檬茶,会让你的肌肤恢复光泽与弹性。

(3)玫瑰乌龙茶:乌龙茶 1 茶匙,玫瑰花适量即可。先将乌龙茶及玫瑰花放入茶壶中,以热开水冲泡,约 2 分钟后泡开,即可饮用。乌龙茶有去脂减肥之功效。玫瑰花活血养颜,和胃养肝,让你做一个健康美人。

(4)玫瑰蜜奶茶:红茶包 1 个、玫瑰花、蜂蜜、牛奶各适量。将红茶包与玫瑰花置入茶壶内,以热开水冲开。待泡开后。加入适量蜂蜜和牛奶,即可饮用。此茶可舒缓紧张的情绪,缓解压力。最好不要用奶精代替牛奶,因为牛奶的营养更高,味道更香醇。

## 电脑族每天应喝四杯茶

现在与计算机打交道的人越来越多了,但你知道吗,天天坐在计算机前面想要维系健康美丽,又要与岁月对抗可不容易。不良的坐姿,隔三差五地熬夜,若再加上没有吃对食物,时间久了身体可是会向你抗议的。首先是你的皮肤,遭受电脑辐射后很容易衰老,然后是你的眼睛,长时间盯着显示器会变得又酸又痛,而且长时间坐在电脑前面,喝水少、活动少,还会引起便秘和腰酸背痛,这就是为什么很多年纪轻轻的上班族早早地便体会到了老年人才会有的腰背疼痛了。

经常面对电脑的你。不妨每天在不同时段为自己准备一杯香茶。让身体的不适伴着茶香消失。

### 1. 上午一杯绿茶

绿茶中含有强效的抗氧化剂以及维生素C,不但可以清除体内的自由基,还能分泌出对抗紧张压力的荷尔蒙,能够帮助人体抵抗电脑辐射。绿茶中所含的少量咖啡因可以刺激中枢神经,振奋精神。不过最好在白天饮用,以免影响睡眠。

### 2. 下午一杯菊花茶

菊花对治疗眼睛疲劳、视力模糊有很好的疗效,中国自古就知道菊花能保护眼睛,除了涂抹眼睛可消除浮肿之外,平常就可以泡一杯菊花茶来喝,使眼睛疲劳的症状消失,如果每天喝三到四杯的菊花茶,对恢复视力也有帮助。

菊花的种类很多,不懂门道的人会选择花朵白皙,且大朵的菊花。其实又小又丑且颜色泛黄的菊花反而是上选。菊花茶其实是不加茶叶,只将干燥后的菊花泡水或煮来喝就可以,冬天热饮,夏天冰饮都是很好的饮料。

### 3. 疲劳了一杯枸杞茶

枸杞子含有丰富的 β—胡萝卜素、维生素B$_1$、维生素C、钙、铁,具有补肝、益肾、明目的作用。其本身具有甜味,可以泡茶也可以像葡萄干一样作零食吃,

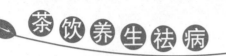  

对解决"电脑族"眼睛涩、疲劳都有功效。

### 4.晚间一杯决明茶

决明子有清热、明目、补脑髓、镇肝气、益筋骨的作用,若有便秘的人还可以在晚饭后饮用,对于治疗便秘很有效果。

养生小贴士

## 电脑族的"三茶一粥"

对于电脑族来说,每天的工作都离不开电脑,一些眼部不适的症状也经常出现,如眼睛发涩、酸痛、发痒等,对于这类人群来说,办公室的最佳饮品是什么呢? 健康专家为电脑族推荐了"三茶一粥":在办公室喝茶、回家喝粥,帮助缓解视力疲劳、明目健体。

(1)四子饮

原料:决明子、枸杞子、女贞子、菟丝子各5克。

制法:沸水冲泡饮用。

功效:滋补肝肾、清利头目、清肠通便、退翳明目。

(2)清热明目茶

原料:生地、麦冬、菊花、二花各3克。

制法:沸水冲泡闷20分钟饮用。

功效:清热解毒,养阴明目。

(3)明目花茶

原料:金银花、菊花、枸杞各3克。

制法:沸水冲泡饮用。

功效:清热解毒,补益肝肾。

(4)枸杞桑葚粥

原料:枸杞、桑葚、山药各5克,红枣5个,粳米100克。

制法:粳米煮烂后,加入其他原料,小火熬煮半小时。

功效:养肝明目、益肾健脾。

# 坐班族多饮菊花茶

在办公室的坐班族由于长时间坐在沙发或软椅上，缺少运动，所以比较易患上颈椎病和胃病，他们往往是一开始觉得脖子、肩膀酸痛，以为只是落枕了，拔罐、牵引、理疗做了个遍后，脖子疼不但没见好，就连过去胃痛的毛病也加重了。其实，不管是颈椎病，还是消化道疾病，其病因都是在长期压力之下导致的脏腑失衡。

脖子疼发作之前，他们时常感觉疲乏、昏沉、胃胀胃痛、大便不规律，记忆力也经常不太好，这都是肝脾失调、脾气亏虚、肝血不足的表现。在出现这些情况后，为了缓解压力，要么通宵达旦地唱歌，要么喝酒聊天到三更半夜，这些活动进一步加重了脏腑，尤其是肝脾、胃肠的负担。

中医认为，饮食劳倦最易损伤人体的阴气。肝主筋脉，肝血不荣筋脉，人体阴阳内外失衡，这是上班族颈椎病和胃肠病的内在病因。一系列症状看似身体不同部位的疾病，实则都是肝脾失调、内外阴阳失衡所致。

在治疗上，主要通过针灸和中药来调理肝脾。恢复内外平衡，颈肩部的疼痛很快会得到控制，胃痛的问题能明显缓解。此外，日常生活中的保健是避免这些疾病发生的关键，例如饮食要有规律，尤其是在较晚的时候要避免大量进食，以免损伤脾胃；对于经常应酬的人，很容易滋生肝火胃火，而菊花有清肝降火的功效，可以适当地泡水饮用。在《本草纲目》中对菊花茶的药效有详细的记载：性甘、味寒，具有散风热、平肝明目之功效。《神农本草经》认为，白菊花茶能"主诸风头眩、肿痛、目欲脱、皮肤死肌、恶风湿痹，久服利气，轻身耐劳延年"。在这里特别要提到的是黄山贡菊，它生长在高山云雾之中。采黄山之灵气，汲皖南山水之精华。它的无污染性对现代人来说，具有更高的饮用价值。

除了饮用菊花茶外，搓揉手指肚和脚趾肚，通过经脉调理脏腑功能、平衡阴阳，也对改善睡眠、清除心肝之火有一定的疗效。由于足心有人体的大穴涌泉穴，睡前用手心的劳宫穴去揉搓并使发热，可以起到交通心肾的作用，对身体很有益。

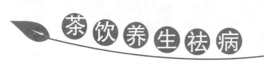

## 未老先衰的人宜多喝绿茶

人的许多生长代谢固然受遗传因素的支配，但同时也受到内外一些物质的影响。某些物质在人体内产生自由基，自由基损伤人的细胞或组织，从而加速人体的衰老。

绿茶所含的抗氧化剂有助于抵抗老化。SOD（超氧化物歧化）是自由基清除剂，能有效清除过剩自由基，阻止自由基对人体的损伤。绿茶中的儿茶素能显著提高 SOD 的活性，清除自由基。因此，时常感觉自己未老先衰的人，闲时不妨多喝两杯绿茶。

如今电子技术的发展越来越快，多媒体电视、大型家庭影院等逐渐进入人们的生活，在给人们的生活带来了新的视听享受的同时，也严重危害着人们的健康。这是因为屏幕会发出一些射线，这些射线对人体有害，长时间地看电视，会引起人们的视觉疲劳和视力衰退。有试验表明，连续看电视四五个小时，人的视力会暂时减退 30%。而饮茶却能降低辐射的危害。因此，为了减轻这些射线对眼睛和身体的危害，看电视时常喝茶，不失为一个好办法。

喜欢长时间看电视的人，尤其是青少年，千万别忘多喝茶。茶叶中含有可转变为维生素 A 的胡萝卜素。维生素 A 具有滋养眼睛、防止夜盲症的作用。人体缺少维生素 A 会影响视网膜的感光作用，从而出现眼睛不适、夜间视物不清等眼部症状。看电视多的人，视紫质消耗较多，常会感到眼睛疲劳、视力减退。多喝茶可以补充维生素 $B_1$、胡萝卜素等物质，这些物质在肠壁和肝脏一系列酶的作用下，转化为维生素 A，对眼睛具有保健作用。

茶叶中还含有茶多酚类物质、维生素 C 等，它们能够吸收体内放射性物质，通过大小便排出体外。看电视时若距离太近，时间又长，就可能受到微量 X 射线的侵害，使人体的白血球减少，抵抗力下降。多饮茶能减轻或消除 X 射线对身体的危害。此外，维生素 C 是眼睛晶状体中的重要营养成分。

据专家介绍，茶叶中含有多种维生素和一些微量元素，甚至比许多水果中的含量还多，对人体健康有许多好处。除了上面提到的维生素 A、茶多酚类物质、维生素 C、维生素 $B_1$ 和胡萝卜素等物质外，茶中的维生素 $B_2$ 对眼睑、眼睛的结膜和角膜有保护作用；维生素 D 直接参与眼视网膜的杆状细胞内视紫质的合成，以维持视觉的正常；微量元素锌则是维生素 A 在人体内运转的必需物质。如果维生素 D 或者锌不足，就会减弱眼睛的暗适应力和辨色能力。

其实，屏幕射线对人体的损害还不仅仅是视力，对神经、免疫力、心血系统等都有不利影响，只是表现得不像视力那么直接罢了。饮茶对减轻屏幕射线的危害很有益，最直接的一个作用就是饮茶能够增加排尿，将毒素排出，"净化"了身体环境。

所以，当你准备坐在电视机前或者电脑前时，别忘了先在手边备一壶茶。一杯清茶入口，既是享受，又能防病，何乐而不为呢？

养生小贴士

## 减少电视辐射的其他方法

目前，虽然电脑已经侵占了电视不少的"地盘"，但对于很多人来说，电视依然在他们的生活中占据着重要的地位。大家都知道，看电视很容易受到辐射的侵袭，那么有没有什么办法可以减少些呢？不用着急，下面就给大家——介绍。

（1）保持一定的观看距离：电视的辐射范围一般指距离，液晶电视的辐射范围一般在 2 米以内，而 42 英寸以上平板电视观看距离在 2~3 米开外才不会受到辐射影响。

（2）经常清洁电视内部灰尘：灰尘是电磁辐射的重要载体，如果你的液晶电视不是经常擦拭，那么，即使关掉了，电磁辐射仍然留在灰尘里，将会继续对你的健康产生危害。因此，液晶电视最好经常擦拭，清除灰尘的同时，也就把滞留在里面的电磁辐射一并清除掉了，可以有效地防止辐射对健康的危害。

（3）让绿色植物"分担"辐射：在液晶电视旁放一些绿色植物，以减少辐射。不过，因为液晶电视很多都不带防水保护，散热格栅内部电路板会直接与外界空气接触。所以，应当摆放些耐旱的植物，如仙人球、仙人掌或芦荟等。

（4）尽量缩短看电视的时间：显示屏周围的尘埃中含有大量的微生物和"灰尘粒子"，长时间看电视或电脑，会使微生物和灰尘附着皮肤过久，导致脸部出现斑疹等皮肤病。

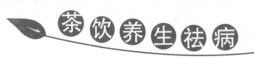
## 食欲不佳者，宜喝乌龙茶

没食欲，食欲不好是人们经常会遇到的问题。吃不下饭怎么能有好的身体呢？为什么会没有食欲？怎样提高食欲呢？下面将对上述问题做一一解答。

### 1.引起食欲下降的原因

引起食欲下降主要有以下原因：

（1）情绪紧张、过度疲劳　在快节奏和竞争激烈的社会里，人们容易失眠、焦虑，并由此而导致胃内分泌功能失调，从而引起食欲下降。

（2）过度的体力劳动或脑力劳动会引起胃壁供血不足，使胃消化功能减弱。

（3）酗酒吸烟　酒精会损伤舌头上专管味觉的味蕾，酒精也可直接损伤胃黏膜。如果患有溃疡病、慢性胃炎，酗酒会加重病情，甚至造成胃和十二指肠穿孔，同时烟雾对胃黏膜的危害并不小于饮酒，吸烟也会引起慢性胃炎。

（4）饥饱不均　胃经常处于饥饿状态，久之会造成胃黏膜损伤。

（5）暴饮暴食使胃过度扩张　食物滞留时间过长，轻则造成黏膜损伤，重则造成胃穿孔。

（6）生冷食物　经常吃生冷食物，尤其是睡前吃生冷食物易导致胃寒，出现恶心、呕吐、食欲不振。

（7）睡前饱食　晚餐过饱，必然加重胃肠负担，胃液分泌紊乱，易出现食欲下降。另外，还可导致肥胖、睡眠不实、结石、糖尿病等。

（8）饱食后运动　饱食后短时间内剧烈运动会导致胃蠕动增快，继而出现胃痉挛，出现胃部长痛不适、恶心呕吐、食欲不振，有的甚至可能造成胃扭结。

（9）药物因素　有些慢性疾病需要长期服药，某些药物长期服用可导致药原性味觉障碍。

此外，有时食欲不振也与环境、心理状态、食品的加工等有一定的关系。

### 2.喝乌龙茶可增加食欲

医学研究表明，喝乌龙茶可增加食欲。当身体感到疲倦、体力衰退或胃口不好时,可以泡乌龙茶喝。乌龙茶不但可使精神振奋,而且能促进食欲。绿茶也有促进食欲的功效,但效果不如乌龙茶。其原因也在于乌龙茶中的单宁促进胃液分泌的作用大,使胃肠蠕动加快,从而产生食欲。常喝乌龙茶的人也许没有这种感觉,但一个常喝绿茶或不大喝茶的人,如就餐时放一杯乌龙茶在旁边,边吃边喝(适量),食欲会明显增加,甚至对油腻食物也会感兴趣。此外,乌龙茶解油腻,可使身体不致产生过多的脂肪。一些讲究的饭店、宾馆,餐前给顾客一小杯乌龙茶,就是起提高食欲、解油腻作用的。

养生小贴士

## 提高食欲的五个秘诀

(1)保持快乐的就餐心情:保持愉快、舒畅的心情,有益于人体对食物的消化和吸收。因此,就餐时应专心,保持愉快情绪,避免考虑复杂、忧心的问题,纠正就餐时争论问题、安排工作的习惯。

(2)尽量创造优美的就餐环境:就餐时有一个优美的环境,光线充足,温度适宜,餐桌、餐具清洁卫生等,都能促进食欲。

(3)对食物科学地加工烹调:科学地加工烹调有助于人体对食物的消化和吸收。色彩美丽、香气扑鼻、味道鲜美、造型别致的食物,能够使人体产生条件反射,分泌出大量消化液,从而引起旺盛的食欲,利于食物消化吸收。另外,正确的食品加工,可以避免食物中的维生素被破坏。

(4)要戒烟忌酒:过量饮酒或每餐必饮的习惯一定要戒除。戒烟对提高食欲也是非常重要的。

(5)生活要有规律:现代人的生活、学习、工作和休息的时间难以始终如一,但不管怎样,在进食上必须要做到定时、定量、定质,不能因为繁忙而在饮食上马虎从事,饥一顿、饱一顿对人健康是无益的。而合理的饮食制度,可成为机体的条件刺激。

# 第五章

# 因体制宜：认清体质喝对茶

　　饮茶要根据个人的体质状况来饮。个人的体质情况不同，饮茶的类别也应不同。传统医学认为人的体质有燥热、虚寒之别，而茶叶经过不同的制作工艺也有凉性及温性之分，所以体质各异饮茶也有讲究。如燥热体质的人，应喝凉性茶；虚寒体质者，应喝温性茶。只有喝到适合自己的茶，才能真正享受到茶为我们带来的益处。

## 茶叶的温热寒凉

大家所熟悉的茶叶主要有绿茶、青茶(包括乌龙茶、铁观音、大红袍)、红茶、黑茶(普洱茶)、白茶、黄茶等几大类,这些茶由于经过不同的制作工艺有凉性与温性之分。现在就让我们先了解一下各种茶的属性吧。

### 1. 绿茶

绿茶属未发酵的茶类,性寒。品种包括龙井、碧螺春、珠茶、毛峰等。绿茶中含有较多的茶多酚、氨基酸、咖啡碱、维生素 C 等,具有抗氧化、抗辐射、抗癌、降血糖、降血压、降血脂、抗菌、抗病毒等保健作用。

### 2. 红茶

红茶属全发酵茶类,性温热。品种包括工夫红茶、小种红茶以及红碎茶,如祁门红茶、正山小种、滇红、宁红等。红茶具有抗氧化性、抗癌、防心血管病、暖胃、助消化等保健作用。

### 3. 乌龙茶(青茶)

乌龙茶属部分发酵茶类,介于红茶与绿茶之间,既不寒凉也不温燥。品种包括铁观音、福建乌龙、台湾乌龙、大红袍、武夷水仙、凤凰水仙等。乌龙茶具有降血脂、减肥、抗炎症、抗过敏、防蛀牙、防癌、延缓衰老等保健作用。

### 4. 黑茶

黑茶属后发酵茶类,性温,是我国特有的茶叶。品种包括普洱茶、六堡散茶、四川边茶等。黑茶具有降血脂、降低胆固醇、抑制动脉硬化、减肥、健美等保健作用。

### 5. 白茶

白茶属轻发酵茶类,性凉。白茶是我国特色茶类,品种包括白毫银针、白牡丹、寿眉等。白茶具有防暑、解毒、止牙痛、防癌等保健作用。

## 6. 黄茶

黄茶属轻微发酵茶类，性温。黄茶按鲜叶老嫩程度不同，分为黄芽茶、黄小茶和黄大茶三类，品种包括君山银针茶、蒙顶黄芽、北港毛尖等。黄茶富含茶多酚、氨基酸、可溶糖、维生素等营养物质，有助消化、防癌、抗癌、杀菌、消炎等保健作用。

**养生小贴士**

### 按照体质，选用合适的茶

一般而言，绿茶和青茶中的铁观音由于发酵程度较低，属于凉性的茶；清茶中的乌龙茶、大红袍属于中性茶，而红茶、普洱茶属于温性茶。

有抽烟喝酒习惯、容易上火、热气及体形较胖的人（即燥热体质者）适宜喝凉性茶；肠胃虚寒，平时吃点苦瓜、西瓜就感觉腹胀不舒服的人或体质较虚弱者（即虚寒体质者），应喝中性茶或温性茶，老年人适合饮用红茶及普洱茶。

现代都市人的体质却不能以燥热、虚寒简单划分，有的人从表面看两种体质兼而有之：体形较胖容易上火，但是吃点生冷的东西就拉肚子；还有的人体形偏瘦明显脾胃虚弱，但又十分热气。这主要是现代都市人，有抽烟、喝酒、熬夜等不良生活习惯，从而导致体质的多样化，但每个人的体质都会表现出主要症状，饮茶时应以主症状作为依据。

### 热性体质养生茶饮

热性体质者最明显的症状就是喜冷喜寒，多穿一件衣服就就燥热出汗；喜欢吃冰凉的东西或饮料，喜爱喝水但仍觉得口干舌燥；爱吹风，喜空调；脸色通红、面红耳赤，脾气差且容易心烦气躁，全身经常发热又怕热；经常便秘或粪便干燥,尿液较少且偏黄,女性月经多提前,量大色深;失眠,脉搏多较快(90次/分钟),体味较重。热性体质的人一般有抽烟喝酒的习惯,经常食用辛辣、刺激性食物,且体形较胖,高温天气容易上火。那么,热性体质的的如何饮茶呢？下面我们来作一具体的了解。

### 1. 适合热性体质的茶材

热性体质的人最宜饮用寒凉属性的茶,这样能起到清热去火的作用,同时能排除体内毒素,防止热毒在体内堆积,可润肠通便、缓和急躁情绪。热性体质茶饮可以做成凉茶,这样去热效果更好,跟有去火效果的食物结合起来,能大大缩短调理体质的时间。适合清热去火的茶材有绿茶、决明子、荷叶、金银花、苦丁茶、乌龙茶、薄荷、败酱草、鱼腥草、山楂、夏枯草、菊花、蒲公英、普耳茶、仙草、绿豆等。

### 2. 不适合热性体质的茶材

虽然辛温燥热属性的茶对人体有大补的功效,但是热性体质的人要慎饮,否则会加重体内热毒的发生,使身体更加燥热,症状更严重。那么哪些是不适合热性体质的茶材呢？归纳起来主要有生姜、桂圆、肉桂、黄芪、当归等。

### 3. 热性体质的饮茶配方

#### （1）薏米蒲公英茶

茶方　薏米、蒲公英干品各30克。

制法　将薏米、蒲公英分别洗净,放入锅中,倒水烧沸,小火煮20分钟;把汤汁倒入杯中即可饮用。

功效　清热解毒,可袪除热性体质常有的青春痘。

#### （2）薄荷甘草茶

茶方　鲜薄荷叶10余片,甘草、绿茶各5克,太子参10克,白糖适量。

制法　将上述茶材研为粗末,放入热水瓶中,用沸水冲泡,盖闷10多分钟,滤去渣滓,加白糖适量,调匀饮服。

功效　解热消暑、清凉解毒、发汗解表。

#### （3）决明菊楂茶

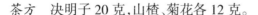

茶方  决明子 20 克,山楂、菊花各 12 克。

制法  将所有茶材放入锅中,加水煎煮即成。可当成平日的保健茶饮用。

功效  此款茶饮能降血压、血脂,同时可以促进消化,让肚子不再胀得难受。脾虚胃弱或有消化性溃疡的患者,均不宜饮用。

### （4）金银花绿茶

茶方  金银花 5 克、甘草 1 片、绿茶 3 克、冰糖适量。

制法  将所有茶材放入壶中,冲入热开水,约浸泡 5~10 分钟后,即可饮用。

功效  适合盛夏时饮用,能够清热解毒,并有抗菌之效。

### （5）六味青草茶

茶方  薄荷、桑叶、白茅根、仙草（干）、六角英、菊花、冰糖各适量。

制法  将所有茶材放入锅中,加水淹盖过茶材,以小火慢煮 30 分钟即可;可依个人口味加入冰糖调味。

功效  清凉退火、消暑解渴。觉得燥热烦闷时来一杯,可以让你清凉退火,浑身舒畅!

### （6）枸杞菊花茶

茶方  枸杞子 10 克、白菊花 3 克。

制法  将枸杞子、白菊花同时放入较大的有盖杯中,用沸水冲泡,加盖焖 15 分钟后可开始饮用。

功效  此款花茶可降压降脂、清肝泻火、养阴明目。

### （7）菊花山楂茶

茶方  白菊花 15 克、山楂 20 克。

制法  用开水冲泡 10 分钟即可。

功效  此茶饮口感酸甜清香,经常饮用可促进消化、清热降火、美容养颜。

### （8）藕汁生地茶

茶方  鲜藕 300 克、蜂蜜 40 毫升、生地黄 10 克。

制法  藕洗净,去皮后切成小丁。生地黄放入砂锅中,加水适量煎取 80 毫升药汁。将藕汁、蜂蜜、生地黄汁混合后放入干净砂锅中,用微火稍煎即可。

功效  生地黄清热消炎、养阴生津,用于阴虚内热、骨蒸劳热、内热消渴、吐血、发斑发疹。

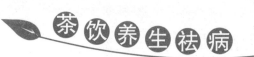
养生小贴士

## 热性体质的营养需求

热性体质人群大多因为肉类、牛奶、奶酪等摄入较多。食用过多的热性食品会引起各类炎症，严重者会诱发高血压。热性体质人群体内并不会缺乏脂肪、糖类，但维生素、矿物质及水会较其他人群摄入或吸收较少。除保证适当运动、生活规律外，应适当丰富膳食中维生素、矿物质的供给，多食用富含膳食纤维的食物，这样可以改善肠道吸收消化功能。

## 寒性体质养生茶饮

寒性体质最明显的症状就是身体的阳气不足，表现为畏寒怕冷、怕吹风、喜暖喜热、腹泻便溏、四肢容易冰冷等。一到秋冬便咳嗽流清涕，爱吃葱姜，不喜梨藕，舌淡苔白，津液较多，面色多青白或青黄，身体稍虚胖，喜安静独处，脉搏较缓慢而力弱（70 次 / 分以下），小便颜色淡，大便常常不成形。寒性体质的女性还表现为白带多、月经迟来且多有血块、面色较苍白、怕冷且喜欢喝热水、舌苔多白润且舌质偏淡。不常喝水但也不会觉得口渴，或只爱喝热水；喜欢吃热食；常觉得精神虚弱且容易疲劳，早晨起来就犯困。寒性体质的人身体内部阴气过剩，导致阴阳失调，从而使人体对营养物质消化和吸收功能减弱，以致身体对热量吸收减少，身体呈寒性。寒性体质以女性居多，心情抑郁、营养不足以及不良作息也易导致后天形成寒性体质。

### 1. 适合寒性体质的茶材

寒性体质调理首先要注意的是保暖，一杯热乎乎的茶能及时补充身体热量，促进血液循环；而热性的茶材能从根本上调理人体内的寒症，滋阴补阳、祛寒温中、散寒解表，使心肾阳气充足，气血充盈，促进发汗，有效减轻畏寒症状。

脾胃虚寒的人应喝中性茶或温性茶,乌龙茶属于中性茶,红茶、黑茶属于温性茶。推荐茶材还有玫瑰花、茉莉花、桂花、普洱茶、枸杞子、杏仁、生姜、人参、桂圆、红枣、当归等。

## 2. 不适合寒性体质的茶材

寒性体质的人决不能喝冰冷的饮料。绿茶属于凉性茶,寒性体质的人忌喝。黄茶属于半凉性茶,体寒症状轻的可适量饮用,但不能长期喝。各种清热、清凉的茶饮,寒性体质的人都要避免,即使想减肥,也不宜选择苦寒的茶材。不适合的茶材还有冬瓜、苦瓜、苦茶、仙草等。

## 3. 寒性体质的饮茶配方

### (1)黄芪红枣茶

茶方　黄芪 10 克、红枣 5~8 颗、冰糖适量。

制法　红枣洗净,准备沸水。将红枣与黄芪放入杯中,并用 200 毫升沸水冲泡,盖好杯盖闷 5~10 分钟,加入适量冰糖,搅拌均匀即可。

功效　健脾益气、调和营卫。适用于自汗症。黄芪补气,红枣补血,两者用于气血亏损,适合寒性体质饮用。偶尔喝一点红枣茶还有利于保持容光焕发。

### (2)黄芪当归茶

茶方　黄芪 15 克、当归 5 克。

制法　将黄芪和当归加水适量,反复煎煮 2 次。合并 2 次所煎汁液,频饮,每日 1 剂。

功效　当归可补血,常用于血虚头晕、虚寒腹痛、久咳虚喘及血虚肠燥的便秘等。平时可将当归切成薄片,取 5~10 克煮水或泡水当茶饮,对寒性体质的人有良好的补益作用。

### (3)生姜红茶

茶方　生姜 4 片、红糖 1 勺、小袋装红茶 1 包。

制法　将生姜洗净切片,放小锅中加适量水,加热煮沸即可。取红茶包放入杯中,倒入姜汤泡 4 分钟左右,期间反复提拉红茶袋几次,加入红糖搅拌均匀即可饮用。

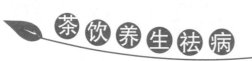

功效　生姜有活血化瘀、辛温散寒等作用,尤其适合寒性体质。

### (4)桂圆红枣莲子茶

茶方　莲子15粒、桂圆20克、红枣5枚、蜂蜜2大匙。

制法　莲子去皮去心,红枣去皮,两者加水浸泡一下,再加入桂圆一起煮沸10分钟即可饮用。

功效　桂圆能温血补气,莲子能健脾止寒,除了好喝、方便之外,又能使气色更好,是日常的美容良方,更是丰胸的圣品。

### (5)桂香姜奶茶

茶方　肉桂棒1小根、姜5片、红茶5克、鲜牛奶300毫升、蜂蜜适量。

制法　将肉桂棒、姜片、红茶及鲜牛奶放入锅中,小火煮3~5分钟,同时搅匀。待姜和肉桂的香味散出后,将茶渣过滤,倒入杯中,再加入蜂蜜调味。

功效　有效缓解感冒初期的不适症状,促进血液循环,改善四肢冰冷的现象。

### (6)人参保健茶

茶方　人参5克、五味子10克、红茶7克。

制法　将人参、五味子洗净、捣烂,与红茶一起放入茶壶中。倒入沸水冲泡5分钟,滤渣取汁。

功效　此茶有补中益气、补五脏、明目、益智、补身强体的功效。

---

养生小贴士

## 寒性体质的改善方法

寒性体质的人冬天手脚易冰凉,冬天睡觉老半天也不会发热,还易生冻疮,这种情况大多是微循环不好。因此对腿和脚的保护尤为重要!要注意在每晚睡觉前将脚泡泡热水,多泡一会,适量加点盐泡;平时出门不要让腿部受冻,要经常活动腰部和腿脚,运动可以让血液循环好一点。在饮食方面,不能吃寒性的东西,吃点红肉如牛肉、羊肉补铁,不要让肠胃受凉。

## 实性体质养生茶饮

实性体质最明显的特征是身体的排毒功能较差,内脏有积热,小便为黄色、量少且经常便秘,火气大;身体强壮,体力充沛而无汗,对病邪仍具有扑灭能力,抗病力强;活动量大、声音洪亮、精神佳、肌肉有力;脾气较差,心情容易烦躁,会失眠;舌苔厚重,有口干、口臭现象,呼吸气粗、容易腹胀,气候适应能力强,不喜欢穿厚重衣服。实性体质以男性居多,特别是身体强壮、肌肉壮硕的男性。一般实性体质的人饮食过于精细,虽体内主要营养素并不缺乏,但是需要提高微量元素、膳食纤维的供给,加强机体的排毒能力。

### 1. 适合实性体质的茶材

实性体质的人日常调理的根本是把体内的毒素排出去。因此选择的茶饮要以能排毒的寒凉性茶饮为首选,温性的茶饮也可以。适时适量地补充水分对实性体质的人来说非常重要,喝茶则是一个既能排毒,又能补水的好方法。有润肠通便作用的茶饮也很适合实性体质的人饮用,能改善便秘状况,加强排毒效果。推荐苦寒属性茶材如绿茶、苦丁茶、黄连、金银花、蒲公英、仙草、芦荟、洋甘菊、柠檬草、菊花、荷叶、番泻叶、鼠尾草、洛神花、薄荷、山楂、绿豆、薏米、郁李仁等。

### 2. 不适合实性体质的茶材

燥热性茶饮若让实性体质者饮用,会造成便秘、汗排不出、病毒积在体内,反而容易引起高血压、发炎、中毒等病症,因此不适合燥热属性茶材,如肉桂、松子仁、姜、桂圆、黄芪、山药、阿胶、何首乌、枸杞子等。

### 3. 实性体质的饮茶配方

**（1）莲心甘草茶**

茶方　莲心 2 克、生甘草 3 克、蜂蜜 10 毫升。

制法　将莲心、生甘草放入杯中。锅中置水,大火烧沸,并倒入放有莲心的

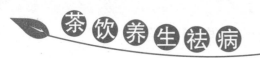

杯中,盖好盖子闷泡 10 分钟。在泡好的茶中调入蜂蜜,搅拌均匀即可。

**功效** 调理情绪紧张、焦虑不安、饮食无味、失眠等症状。

### (2)野生苦丁茶

**茶方** 野生苦丁适量、蜂蜜 20 毫升。

**制法** 锅中放清水,烧沸。将苦丁放入杯中,并用刚刚煮沸的沸水冲泡 1~2 分钟,调入蜂蜜即可饮用。第二次冲泡时也可只泡 1~2 分钟,但从第三次冲泡开始,应将冲泡时间延长为 3~5 分钟。

**功效** 此茶具有良好的降血压、降血脂和清暑解毒、消炎杀菌、健胃消积等功效,对治疗高血压、肥胖症、炎症及防癌有一定的作用。同时又具有清热解毒,消炎利便等功能,对咽喉肿痛、口腔炎、牙龈炎、牙周炎、便秘、痔疮等多种疾病效果尤为显著。

### (3)洋甘菊菩提茶

**茶方** 菩提叶 1 茶匙、洋甘菊 2 茶匙、红糖或蜂蜜适量。

**制法** 取菩提叶和干燥的洋甘菊,用一杯滚烫开水冲泡。闷约 10 分钟后即可,可酌情加红糖或蜂蜜饮用。

**功效** 洋甘菊的味微苦、甘香,具有明目、退肝火,治疗失眠、降低血压、增强活力、提神等功效。菩提与洋甘菊的搭配,适合入夜时轻啜,让全身在茶香中轻轻漂浮。

### (4)二仁通幽汤

**茶方** 桃仁、郁李仁各 9 克,当归、小茴香各 5 克,藏红花 2 克。

**制法** 将以上药物入砂锅内,加水煎沸。15 分钟后去渣取汁,代茶饮用。

**功效** 此方具有润肠通便、行气化瘀、消胀的功效。桃仁、当归活血祛瘀,润肠通便;郁李仁润燥、滑肠、下气、利水;小茴香行气化瘀;藏红花活血。

### (5)车前草绿豆茶

**茶方** 绿豆 60 克、车前草 30 克。

**制法** 将绿豆用水泡 2 小时洗净,沥干备用;车前草冲洗干净。将绿豆和车前草放入锅中加 600 毫升水熬煮。待茶汤熬煮至剩一半后熄火,去渣取汁,倒入杯中饮用即可。

**功效** 此款茶饮清热解毒、去火利水,更具有明目去痰、润喉止渴的功效。

（6）薏米冬瓜仁茶

**茶方**　薏米、冬瓜仁各 30 克，冰糖适量。

**制法**　薏米洗净，凉水浸泡 8 小时；冬瓜仁洗净，沥干备用。锅中加 500 毫升水烧至沸腾，将薏米、冬瓜仁放入，待薏米煮烂后，加入适量冰糖稍煮片刻，过滤饮用即可。

**功效**　此道茶饮有降血压、降血糖、消除水肿及利尿的作用。

养生小贴士

### 实性体质如何以汤调养？

实性体质者制汤原料宜丰富，平性、温性均可。适当选用寒凉的制汤原料，能减少体内的燥热感，但要适可而止。少食或不食过于火热的食物，如辣椒、羊肉等。制汤宜添加润肠、除湿的原料，如萝卜、白菜、冬瓜等。煮汤宜多用植物性原料、水生动物性原料，不适宜添加温补类滋补品。调味以清淡、咸鲜、甜酸等为好，可稍食微辣。

## 阳虚体质养生茶饮

阳虚体质的人怕冷，这个特点和寒性体质的人接近，这主要是因为人体阳气不足造成的。阳虚体质的人尤其是背部和腹部特别怕冷，耐夏不耐冬，易感湿邪，一到冬天就手冷过肘，足冷过膝，，四肢冰冷，唇色苍白。阳气虚损，寒从中生，病理产物得不到代谢，脏腑易受损害。心阳虚衰可体现为心脏搏动无力，心脏自身滋养障碍，易得冠心病、心绞痛、心脏搏动过缓、低血压等疾病。胃阳虚可体现为腹中冷痛，得温则减；消化不良，呕吐，呃逆，厌食，易得胃溃疡等疾病。脾阳虚体现为四肢不温，久泻久痢，晨起面目浮肿，大便溏薄，身体消瘦。肾阳虚，可见周身畏寒、下肢浮肿、痛经、水肿等疾病。

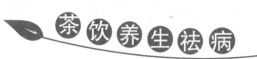 

### 1. 适合阳虚体质的茶材

温阳当从脾肾入手,推动阳气在体内生长、交通,使气血周流顺畅。性质温热、补益肾阳、温暖脾阳作用的茶饮最适合阳虚体质的人饮用。温热的茶饮可去寒气、护脾胃。推荐补阳的茶材,如冬虫夏草、人参、核桃、生姜、肉桂、鹿茸、仙茅、杜仲、锁阳、益智仁、党参、红枣、山药等。

### 2. 不适合阳虚体质的茶材

性质寒凉的茶材,易伤阳气,阳虚体质的人饮用过量,便会造成下痢,使身体更虚弱,对病毒的抵抗力降低。不适合的茶材,有绿茶、金银花、白茅根、车前草、苦丁茶、蒲公英等。

### 3. 阳虚体质的饮茶配方

**（1）乌龙戏珠茶**

茶方　松子仁 2 粒、花生仁 5 颗、核桃仁 3 颗、乌龙茶 2 克。

制法　将松子仁、花生仁、核桃仁洗净,沥干备用;花生仁炒熟后去皮。三仁一起研成细末。壶中放入乌龙茶以水略洗,冲去杂质后倒出水分备用。将研磨好的细末加入装有乌龙茶的壶中,倒入适量沸水 250 毫升,静置 2 分钟后装杯饮用即可。

功效　该道茶饮具有健脾胃的效果,适合食欲不振、脾胃虚弱的人饮用。

**（2）虫草首乌茶**

茶方　冬虫夏草 150 克,何首乌 240 克,地骨皮 150 克,茯苓 150 克,生地、天冬、麦冬各 90 克。

制法　将以上药物研成粉末,每日用 30 克,放入保温瓶中,用开水冲泡,盖盖,放 20 分钟左右,频频饮用,当日饮完。

功效　适用于中老年人肾虚精亏、身体衰弱、神疲乏力、头昏目涩之症。

**（3）党参红枣茶**

茶方　党参 15~30 克、红枣 5~10 克。

制法　将两味药方加水煎汤,取汁代茶饮用,每日一剂。

功效　党参可温补益气;红枣甘温,可补脾生津,并可养血安神。阳虚者长期饮用,可改善怕冷体质。

**（4）肉桂苹果茶**

茶方 肉桂粉少许、苹果30克、苹果汁100毫升、红茶包1个、蜂蜜1大匙。

制法 先将苹果洗净,切成薄片备用。再将苹果汁加200毫升水煮沸,倒入壶中,加入苹果薄片及红茶包闷泡5分钟。加入蜂蜜及肉桂粉,搅拌均匀即成。

功效 肉桂散寒,苹果柔和,愉悦的芳香在沸水中翻腾升华,特别适合阳虚体质的人在春寒料峭的时候饮用。

**（5）杜仲绿茶**

茶方 杜仲6克、绿茶适量。

制法 杜仲洗净,研成末。绿茶用沸水冲泡好。把杜仲粉放到杯中,倒入冲泡好的绿茶,浸泡3~5分钟即可。

功效 此茶能滋补肝肾,有降血压、降低血脂的功效,适合阳虚体质者饮用。

**（6）干姜暖身茶**

茶方 干姜2克、白芍7克、香附5克、蜂蜜适量。

制法 将干姜、白芍、香附洗净,沥干备用。将所有材料(除蜂蜜)放入茶壶中,加入500毫升沸水,闷泡15分钟。倒入杯中饮用时可以根据个人口味酌情添加蜂蜜,搅匀后即可饮用。

功效 手脚冰冷的人最宜饮用此款干姜暖身茶,既可驱寒暖身,又可使脸色红润、精神饱满、恢复精力。

养生小贴士

## 阳虚体质的环境调摄

阳虚体质的人适应寒暑变化能力差,稍微转凉,即觉冷不可受。因此,在严寒的冬季,要"避寒就温",在春夏之季,要注意培补阳气。"无厌于日",有人指出,如果能在夏季进行二十至三十次日光浴,每次十五至二十分钟,可以大大提高适应冬季严寒气候的能力。因为夏季人体阳气趋向体表,毛孔、腠理

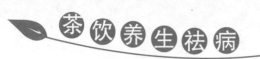 
开疏,因此,阳虚体质之人切不可在室外露宿,睡眠时不要让电扇直吹；有空调设备的房间,要注意室内外的温差不要过大,同时避免在树荫下、水亭中及过堂风很大的过道久停,如果不注意夏季防寒,只图一时之快,更易造成或手足麻木不遂或面瘫等中医所谓的"风痹"病的发生。

## 阴虚体质养生茶饮

阴虚体质的人,由于体内津液精血等阴液亏少,阴虚内热,表现为阴血不足、有热象。引起阴虚的原因有阳邪耗伤阴液,劳心过度致阴血暗耗,久病导致的精血不足。肝阴虚可致烦躁易怒、两目干涩、视物模糊。肺阴虚表现为口燥咽干、咳痰带血、皮肤干燥。胃阴虚则表现为渴喜冷饮、消谷善饥、大便干燥。肾阴亏虚则眩晕耳鸣、腰膝酸软、男子阳强易举、女子月经不调。易患冠心病、肺炎、胃溃疡、高血压、糖尿病、年老早衰等疾病。阴虚体质的人不耐热邪,耐冬不耐夏,恰恰和阳虚者相反,也不耐受燥邪。

### 1. 适合阴虚体质的茶材

体内阴液的亏损,容易导致虚火的产生,这时如果单纯泻火,则会耗伤元气变生他病,适得其反。因此,调养阴虚火旺体质应以滋阴为主,体内阴液充足,阳气有限,才不会变生虚火。阴虚体质的人关键在于补阴清热、滋养肝肾。在五脏中,肝藏血,肾藏精,因此滋养肝肾是饮茶的重点。推荐补阴的茶材,如西洋参、百合、芝麻、黑豆、北沙参、南沙参、麦冬、天冬、玉竹、黄精、明党参、枸杞子、墨旱莲、女贞子、五味子、乌梅、银耳、陈皮等。

### 2. 不适合阴虚体质的茶材

阳气过盛的茶材饮用后会大量消耗阴液,过犹不及,使身体更虚,要避免大量饮用。不适合上火燥热的茶材,如生姜、肉桂、丁香、桂圆、茴香、核桃等。

### 3.阴虚体质的饮茶配方

#### （1）百合枣仁茶

**茶方**　鲜百合 50 克、枣仁 15 克。

**制法**　先将百合用清水浸泡昼夜，枣仁水煎去渣取汁，加入百合煮熟。

**功效**　滋阴清热、宁心安神、补中益气、润肺止咳。可用于更年期综合征的治疗。

#### （2）西洋参莲子茶

**茶方**　西洋参 5 克、莲子 10 粒、冰糖适量。

**制法**　将所有茶材放入电锅中，加水炖煮 1 小时。取出后可将莲子捞起食用，并饮用其茶汤即可。

**功效**　此款茶饮最适合脾虚体弱的高血压患者饮用。

#### （3）菊楂陈皮茶

**茶方**　山楂 10 克，白菊花、陈皮各 5 克。

**制法**　将所有材料洗净，放入杯中，冲入沸水，闷泡 5 分钟即可。

**功效**　健脾燥湿、清热去火、理气宽心、健胃消食、促进食欲。

#### （4）党参麦冬茶

**茶方**　党参 25 克、麦冬 10 克、北五味子 6 克、红枣 50 克、冰糖适量。

**制法**　将红枣洗净，与党参、麦冬、北五味子放入砂锅中，加水 1000 毫升，煎煮取汁 800 毫升；加入冰糖，溶化搅匀即可。每日 1 剂，分多次饮用。

**功效**　益气养阴、健脾开胃。适用于气阴不足、精神不振、气短懒言、疲劳乏力、久咳少痰及身体虚弱等症。

#### （5）乌龙芝麻茶

**茶方**　黑、白芝麻各 5 克，乌龙茶 2 克。

**制法**　将黑、白芝麻略洗，沥干，乌龙茶以热水略冲，去杂质后，将水倒除。锅内放入黑、白芝麻炒至香味四溢后，略放凉，以研钵磨成粗末。杯内放入芝麻粗末与乌龙茶，注入热开水，静置 1~2 分钟后即可饮用。

**功效**　缓和日益渐长的白发与衰老的记忆力，并有润肠道、利排便的作用。

#### （6）黑豆红枣茶

**茶方**　黑豆、红枣各 30 克，红糖适量。

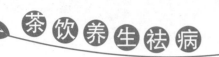 
制法　黑豆洗净,浸泡 12 小时;红枣洗净备用。将黑豆、清水放入砂锅中,大火煮开,小火炖到豆熟。加入红枣、红糖再炖 20 分钟即可。

功效　红枣补中益气,养血安神。现代药理认为红枣还有免疫兴奋作用。黑豆有活血、利水、滋阴、补血、祛风、解毒等作用。此外,黑豆中含有大量能降低胆固醇的大豆球蛋白、亚油酸、卵磷脂以及降低中性脂肪的亚麻酸等,这些有效成分能软化血管、扩张血管、促进血液流通。

**养生小贴士**

### 阴虚体质的日常养生

阴虚体质的人养生方法主要以养阴降火、滋阴润燥为原则。平时避免熬夜、避免工作过度劳累及精神过度紧张。饮食上多吃清淡、干润的食物。烹调上尽量保持原汁原味,少放调料,尽量食用焖、蒸、炖、煮的食物。养成冷静、沉着的习惯,少参加竞争性的文娱活动。还可以服用些中成药来改善体质,一般情况下,腰膝酸软、耳鸣眼花、五心烦热者可以服用六味地黄丸;眼睛干涩、视物昏花、耳鸣明显者吃杞菊地黄丸;小便黄而不利、心烦明显者,可以吃知柏地黄丸;睡眠不好者可以吃天王补心丹。

# 第六章

# 因时制宜：饮茶不与四时同

我国民间有句老话："当家度日七件事，柴米油盐酱醋茶"，这话说明茶在我国人民生活中是必不可少的。然而人们只知道饮茶很有乐趣，而且对人体健康有益，却不知道饮茶还有许多学问，如茶的功效与季节变化有着密切的关系等。不同的季节我们要选用不同的茶饮，这样对我们的健康才更为有益。祖国医学主张：春饮花茶，夏饮绿茶，秋饮青茶，冬饮红茶。

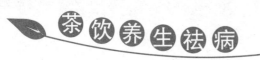 
## 春饮花茶散寒邪

春季，是由严寒的冬季过渡到炎热夏季的桥梁，气温由冷转暖，气候多变，故有"春天孩儿脸，一天变三变"之说，春季多阴湿、多风寒，而人的肝火较旺，容易上火，在饮食上应注意以辛温去寒湿、甘甜健脾、清淡利湿的食物为主。花茶可散发冬天积在人体内的寒邪，浓郁的香茶，又能促进人体阳气生发。春天万物复苏，人却容易犯困，此时若沏上一杯浓郁芬芳、清香爽口的花茶，不仅可以提神醒脑、清除睡意，而且还有助于散发体内的寒邪，促进人体阳气的生长。尤其是前列腺炎或前列腺肥大者、肝病患者、少女经期前后和更年期女性等都宜饮用花茶。

### 1. 花茶功效

花茶的种类很多，下面介绍一下常见花茶的功效。

（1）茉莉花茶　清热解暑、健脾安神、宽胸理气、化湿、治痢疾、和胃。

（2）菊花茶　可抑制病菌、增强微血管弹性、减慢心率、降低血压和胆固醇，同时还可以疏风清热、平肝明目、利咽止痛、消肿。

（3）金银花茶　清热解毒、疏散风热、凉血止痢、利尿养肝、抗癌。

（4）玫瑰花茶　养颜美容、性温和、降火气，有消除疲劳、保护肝脏胃肠功能，可以和血、理气平肝，促进血液循环。

（5）桂花茶　解毒、芳香避秽、除口臭、提神解渴、消炎祛痰、滋润肌肤、促进口液循环。

### 2. 识茶选茶

花茶也分真假与优劣，挑选花茶要"干石外形、温石内质"。

（1）干看外形　观察茶叶外观形态，如条形、笆泽、整样、净度等。一般有整朵的花干，或者是花瓣，而且色泽新鲜，闻起来还具有花香味儿就是品质较好的花茶。

（2）湿看内质　将茶叶放入容器中加沸水冲泡后观其水色，嗅其香气，品其滋味,看其叶底。

### 3.春季茶疗方

俗话说:一年之计在于春。春季大地回苏,气候转暖,根据中医的五行学说,春季茶疗首先必须柔肝、护肝、疏肝、养血;其次应为度夏作准备,宜健运脾胃。阳春三月,可酌情选服性味芬芳的花茶,以振奋精神,散发体内郁积之寒气,促进人体阳气之生发;或选用红茶以解酒宴之油腻,以帮助消化;或酌量品用上好的新茶以收涤烦去毒、清利肝胆之效。以上均是春季茶疗保健养生的佳美之法。

**（1）双绿茶**

茶方　绿茶 5 克、绿豆 50 克( 捣烂 )、冰糖 15 克。

用法　以沸水冲泡,盖浸 20 分钟服饮。

功效　清热解毒。防治流行性感冒,并医治咽痛热症咳嗽病。适用于春季保健颐生。

**（2）绿菊茶**

茶方　绿茶 5 克、菊花 12 克、白糖 30 克。

用法　煎水代茶饮,每日 1 剂。

功效　清热解毒,宁神明目。适用于春季忽冷忽热、气候干燥、肝火目赤头痛、酒醉不适、预防感冒。

**（3）蒲公英龙井茶**

茶方　龙井茶 3 克、蒲公英 20 克。

用法　以沸水冲泡代茶饮之。

功效　清热消炎、健脑明目。适用于风热感冒、咽喉肿痛、心火过旺之失眠、头痛。

**（4）甘蔗红茶**

茶方　红茶 5 克、甘蔗 500 克( 削去皮,切碎 )。

用法　加水适量共煎汤,代茶频饮之。

功效　清热生津、醒酒和胃。适用于春季气候干燥、咽干口渴、喉痒咳嗽、过食肥腻等。

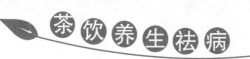

（5）葛根红茶

**茶方** 红茶20克,石斛、香橼5各克,葛根10克。

**用法** 共研末,混匀后分装于滤泡纸袋中。服前用沸水冲泡服饮,温服。亦可煎饮之。

**功效** 清热生津、和胃消食、醒酒除烦。常可作为醒酒的理想饮料。对解除春困,其效果尤为明显。

（6）葱白姜汁茶

**茶方** 茶叶1把、生姜汁1匙、葱白适量。

**用法** 将大葱葱白砸扁切细,放锅内加水烧开,放入茶叶,倒入生姜汁,混合均匀,即可趁热饮用。每日1剂。如饮后就寝,一觉醒来便觉病情减轻,体力大增。

**功效** 温通阳气、清利头目、消食下气。适用于春季保健养生。治疗感冒疗效极佳。

养生小贴士

## 鲜花好看别乱喝

并非每种鲜花都适宜泡饮。真正适宜泡饮、口味芬芳的大概只有二三十种,如杜鹃花、玫瑰花、甘菊花、金莲花、百合花、金银花等。这些鲜花多具有去病、保健的功能。如金银花、贡菊、莲子心等具有清肺、止咳、解毒的功效;金莲花、辛荑花、西藏红雪等则可养肝明目、健胃、增强机体免疫功能等;紫罗兰可消除眼睛疲劳,有治疗感冒、咳嗽等功效。如果你不知道各种花的药性,最好单独饮用,另外花和茶最好也不要混合饮用。饮花没有季节的限制,一般是根据身体情况而定。不过即便是可以泡饮的花也不是适合所有的人,比如苦丁寒气较重,不适用于女士饮用,而洋晶花由于麻醉性较强,所以不合适日常服用。另外,藏红花对于体虚的孕妇而言也不适合。

## 夏饮绿茶解暑气

夏日炎热,骄阳似火,人在其中,挥汗如雨,人的体力消耗很多,精神不振,这时以品绿茶为好。因绿茶属未发酵茶,性寒,"寒可清热",最能去火,生津止渴,消食化痰,对口腔和轻度胃溃疡有加速愈合的作用。而且它营养成分较高,还具有降血脂、防血管硬化等药用价值。这种茶冲泡后水色清冽,香气清幽,滋味鲜爽,夏日常饮,清热解暑,强身益体。

### 1. 绿茶功效

绿茶具有以下 8 大功效:

（1）抗衰老 绿茶所含的抗氧化剂有助于抵抗老化。因为人体新陈代谢的过程,如果过氧化,会产生大量自由基,容易衰老,也会使细胞受伤。SOD 是自由基清除剂,能有效清除过剩自由基,阻止自由基对人体的损伤。绿茶中的儿茶素能显著提高 SOD 的活性,清除自由基。

（2）抗菌 绿茶中儿茶素对引起人体致病的部分细菌起抑制作用,同时又不会伤害肠胃中有益菌的繁衍,所以绿茶具有整肠的功效。

（3）降血脂 实验表明,绿茶中的儿茶素能降低血浆中总胆固醇、游离胆醇、低密度脂蛋白胆固醇,以及三酸甘油酯含量,同时可以增加高密度脂蛋白胆固醇。对人体的实验则表明,它有抑制血小板凝集、降低动脉硬化发生率的功效。绿茶含有黄酮醇类,有抗氧化作用,亦可防止血液凝块及血小板成团,降低心血管疾病。

（4）瘦身减脂 绿茶含有茶碱及咖啡因,可以经由许多作用活化蛋白质激酶及三酸甘油酯解酯酶,减少脂肪细胞堆积,因此达到减肥功效。

（5）防龋齿、清口臭 绿茶含有氟,其中儿茶素可以抑制生龋菌作用,减少牙菌斑及牙周炎的发生。茶所含的单宁酸,具有杀菌作用,能阻止食物渣屑繁殖细菌,故可以有效防止口臭。

（6）防癌 绿茶对某些癌症有抑制作用,但其原理皆限于推论阶段。对防癌症的发生,多喝茶必然是有其正向的鼓励作用。

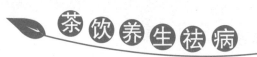

（7）美白及防紫外线作用 科学家们在动物实验中发现,绿茶中的儿茶素类物质能抗 UV-B 作用所引发之皮肤癌。

（8）改善消化不良状况 近年的研究报告显示,绿茶能够帮助改善消化不良的情况,比如由细菌引起的急性腹泻,可喝一点绿茶以减轻病况。

### 2. 识茶选茶

选绿茶时,可以从茶叶形状、色泽和干茶的香气等方而来鉴别。

（1）高档绿茶 以细嫩或鲜嫩鲜叶为原料,外观、色泽嫩绿或翠绿,有些因满披白毫而呈银绿色,香气以嫩香为主,兼有花香或清香;汤色嫩绿清澈,滋味鲜爽,回味略甘。

（2）中档绿茶 鲜叶原料尚嫩,外观、色泽以深绿为主,白毫较少,香气不持久;汤色黄绿明亮,滋味浓但欠缺鲜爽感。

（3）低档绿茶 鲜叶原料欠嫩欠匀,以较成熟呈展开状的叶片为主。外观、色泽黄中带绿,无白毫,香气寡淡或带粗气;汤色黄稍有绿意,滋味苦涩。

### 3. 夏季茶疗方

夏季天气炎热,万物生长,生机益然。但夏季多火多湿,气候炎热。"暑"、"湿"是夏季气候的特点。根据这一特点,古人将整个夏季又分盛夏和长夏。暑热的时节即为盛夏,这是火的季节,通应于心,人体阳气最盛。夏秋之交,暑热肆虐、气候潮湿的时节即为长夏,这是湿的季节,通应于脾。因此,夏季茶疗不离清热、化湿、清心补脾之法。

**（1）薄荷绿茶**

茶方 绿茶 3 克、薄荷叶 2 克、白糖适量。

用法 以沸水冲泡饮用即可。

功效 清热解表、提神醒脑、排气、利尿。适用于夏季感冒、暑热烦渴、老年腹胀、矢气不通等。

**（2）橄榄莲心茶**

茶方 绿茶 2 克、青橄榄 2 枚、莲心 3 克。

用法 将青橄榄表皮轻轻剖解后,放入大号玻璃杯中,再放入茶叶和莲心,用沸水泡饮。

功效　生津止渴、清心消暑。

（3）乌梅枣茶

茶方　绿茶3克、乌梅10克、五味子5克、大枣30克(剖开)。

用法　将上药同放入茶杯中,以沸水冲泡盖浸片刻,代茶服饮。每日1剂。

功效　生津止渴、敛肺止咳。适用于"苦夏"症及肺虚喘咳等。

（4）补水姜盐茶

茶方　绿茶10克、生姜3克、食盐4.5克。

用法　共煎汤500毫升,服饮之。

功效　清热生津解暑。本品适用于夏季大汗之后烦热、口渴、腹泻者。

（5）清凉明目茶

茶方　绿茶、鲜薄荷各3克,太子参6克,生姜1片。

用法　以沸水冲泡,盖浸片刻,代茶服饮。

功效　消暑解热、清凉醒目、调理脾胃。适用于夏季作茶疗保健饮料。

（6）健胃化痰茶

茶方　茶叶4克,青皮、陈皮各10克,白萝卜3片。

用法　以沸水浸泡饮之。

功效　行气健胃、祛痰止呕。适用于咳嗽、嗳气呕吐、胸闷腹胀等症。

养生小贴士

## 吃羊肉时别喝绿茶

　　羊肉具有温补作用,很多人都喜欢在冬天吃羊肉。有人习惯吃羊肉后喝茶解腻,或者边吃涮羊肉边喝茶,这样并不好。吃羊肉喝茶,特别是喝绿茶,容易引起便秘。因为羊肉中蛋白质含量很高,每50克羊肉中含有9.5克蛋白质,而茶叶中含有丰富的鞣酸,绿茶中鞣酸的含量高达10%,鞣酸能使蛋白质凝固,生成一种块状、不易消化的鞣酸蛋白,所以会导致人便秘。因此,一般来说吃了羊肉后两到三小时再喝茶比较好,最好喝普洱茶,因为普洱茶是经过发酵的茶,鞣酸含量较低。

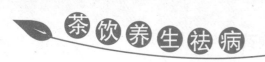 

## 秋饮青茶可生津

秋天,天高云淡,金风萧瑟,花木凋落,气候干燥,令人口干舌燥,嘴唇干裂,中医称之"秋燥",这时宜饮用青茶。青茶,又称乌龙茶,属半发酵茶,介于绿茶与红茶之间。

青茶色泽青褐,冲泡后可看到叶片中间呈青色,叶缘呈红色,素有"青叶镶边"美称,既有绿茶的清香和天然花香,又有红茶醇厚的滋味,不寒不热,温热适中,有润肤、润喉、生津、清除体内积热,让机体适应自然环境变化的作用。常见的乌龙茶名品有福建乌龙、广东乌龙、台湾乌龙,以闽北武夷岩茶、闽南安溪铁观音最为著名。但乌龙茶类很多以茶树品种而分,有铁观音、奇兰、水仙、桃仁、毛蟹等。乌龙茶适宜浓饮,注重品味闻香,冲泡乌龙茶需用100℃沸水,泡后片刻将茶壶里的茶水倒入茶杯里,品时香气浓郁,齿颊留香。

### 1. 青茶功效

青茶的主要功效如下:

(1)养颜亦养身　人体内的活性氧将脂肪一部分改变成过氧化脂肪,这样会引起多种疾病,同时,活性氧还会造成肌肤老化、产生皱纹等问题。而青茶所含茶多酚类物质的抗氧化作用可以起到保健身体和美容肌肤的作用。

(2)瘦身减肥　青茶可以提升人体内类蛋白脂肪酶的功能,可以提高分解脂肪的酵素,从而使脂肪代谢量相对提高,起到减肥瘦身的功效。

(3)预防蛀牙　饭后喝杯青茶不仅能生津止渴、口气清爽,其中所含的多酚类物质还能够有效抑制齿垢酵素的产生,从而防止齿垢和蛀牙。

(4)抗肿瘤、防老化　青茶不仅具有促进分解血液中脂肪、降低胆固醇的效果,同时青茶也有抗肿瘤、提高淋巴细胞的活化,加强免疫功能、预防机体老化的作用。

(5)可改善皮肤过敏　皮肤病患者中因患过敏性皮炎的人数居多,但到目前为止这种皮炎发生的原因还并不明确,然而青茶却有抑制病情发展的功效。

## 2. 识茶选茶

青茶的选购不外乎望、闻、沏、泡。选购时主要通过三个方面对茶进行鉴别，即干茶、汤色、叶底。

（1）干茶　干茶颜色应鲜活，有砂绿白霜像青蛙皮那样才好。注意是否隐存红边。红边是发酵适度的讯号，但近几年的制茶工艺有的把红边去掉了。好的青茶颜色墨绿，如果茶梗灰暗枯黄当然不好（一般零售的茶叶都是净茶，所以也就看不到太多的茶梗），而那些颗粒微小、油亮如珠、白毫绿叶犹存者，是发酵不足的嫩芽典型的外观，这种茶泡起来带青味，稍微浸泡就会苦涩，多喝会伤胃。现场购茶还要注意手感，干茶用手轻握感觉到柔软，这是干燥不足。拿在手上掂几下要觉得有分量，太轻者滋味淡薄，太重者易苦涩。双手捧起干茶，埋头贴紧闻，吸三口气，如果香气持续，甚至愈来愈强劲，便是好茶，较次者则香气不足，而有青气或杂味者当然就不是好茶。

（2）汤色　汤色如果浑浊，就是炒青不足；汤色淡薄，是因为嫩采和发酵不足。好的茶汤，汤色明亮浓稠，依品种及制法不同，一般有淡黄、蜜黄、金黄，颜色很鲜。如果是现场购茶还应用"闻"，不要有草青味，好茶即使茶汤冷却，香气依然存在。试茶时茶汤含在嘴里，仔细用味觉来体会，如果有草青味那是茶叶制作过程不够严谨所造成的，有草青味的茶，一旦增大投茶量，再稍加久浸，必然滋味苦涩，汤色变深。好内质的茶叶不怕久浸，却依然保持原有的香气和汤色。

（3）叶底　这点很容易看出茶叶的好坏。叶片要完整，有厚度。若炒得过火的茶叶，叶底则焦黄碎裂。此外，在叶片的周围会有些许红边。

## 3. 秋季茶疗方

秋天金风送爽，气温适宜，从养生角度来说，也是养收的大好时节。秋季容易产生皮肤干燥、口干唇燥、舌红少津、口渴便秘等问题。秋天燥邪，通应于肺。燥邪犯肺，则可见干咳、少痰或痰粘不易咯出、咽喉和鼻子也干燥、口干少津等，甚至出现指甲发脆、毛发干枯、皮肤瘙痒等症。因此，秋季茶疗应以清热润燥、养阴润肺、益气生津为原则。

**（1）山楂益母茶**

茶方　乌龙茶 5 克、山楂 20 克、益母草 10 克。

用法　将所有茶材一同研成粗末,用沸水冲泡即可。

功效　活血、消食、清心安神。

**（2）乌龙枣茶**

茶方　乌龙茶、酸枣、金丝小枣各 3 克,枸杞子 8 克。

用法　将所有茶材放入壶中,倒入沸水冲泡,盖上盖闷 10 分钟即可。冲泡数次后,枣和枸杞子也可以食用。

功效　消食健胃、润肺补血、健脑安神。

**（3）银耳绿茶**

茶方　袋泡绿茶 2 克、银耳 3~5 克,湿淀粉,蜂蜜,白砂糖各适量。

用法　将银耳用温水泡发 30 分钟,置锅中加热水煮至熟烂并捣碎;然后加入由袋泡绿茶泡出的茶汁和少量湿淀粉煮沸,并加入适量蜂蜜和白砂糖,即成。如选用冰糖制作则更佳。

功效　滋阴润肺。

**（4）清肺萝卜茶**

茶方　茶叶 5 克、白萝卜 100 克、盐少许。

用法　将白萝卜洗净、切片、煮烂,加入盐调味;将泡好的茶汤倒入萝卜汁内拌匀即可。每日 2 次,随时饮服。

功效　有清热化痰、理气开胃、化痰湿功效。

**（5）橘红茶**

茶方　橘红 6 克、绿茶 5 克。

用法　将橘红和绿茶放入碗中,用沸水冲泡,再放锅内隔水蒸 20 分钟后即可。每日 1 剂,随时饮服。

功效　有润肺消痰、理气止咳功效,对咳嗽痰多、粘而难以咳出者疗效明显。

**（6）护发润肠茶**

茶方　乌龙茶 2 克、熟黑芝麻 3 克。

用法　将黑芝麻碾碎,与乌龙茶一同放入茶壶中,用 200 毫升沸水冲泡,泡

2分钟后即可饮用。

　　功效　通血脉、乌黑头发、缓解肠燥便秘。

## 秋季瘦人少喝茶

　　从医学来看,胖瘦体质的差别可不仅仅是体重差异那么简单。同样是在秋高气爽的时节,瘦人更容易出现上火、内热等情况。因此专家建议瘦人在秋天要远离浓茶、咖啡等,多吃些清火的食物。

　　中医上讲"胖人多痰"、"瘦人多阴亏"、"瘦人多火"等,大意是说因为胖瘦体质的差别,胖人在夏天这样的季节易多出汗,比较难过;而瘦人容易阴亏、上火。因此对胖人来说比较舒服的秋天,对瘦人来说却更容易内热、上火,更容易感到口干舌燥甚至是咽喉肿痛等。

　　因此专家提醒,瘦人秋天要多吃清火的食物,如用梨煮水、喝菊花茶、山楂水加冰糖等,补充白开水也是不错的选择。瘦人在这个季节千万不能喝浓茶及咖啡,因为茶水、咖啡里面的茶碱、咖啡因有利尿作用,加快人体水分流失,反而会加重瘦人的内热、上火症状。在食物的选择上,瘦人在秋天最好多吃些"酸甘化阴"的食物,即酸甜食品,可以帮助消化(消化食品),对身体有利。

## 冬饮红茶健身体

　　冬天,天寒地冻,万物蛰伏,寒邪袭人,人体生理功能减退,阳气渐弱。中医认为:"时届寒冬,万物生机闭藏,人的机体生理活动处于抑制状态。养生之道,贵乎御寒保暖",因而冬天喝茶以红茶为上品。红茶甘温,可养人体阳气;红茶含有丰富的蛋白质和糖,生热暖腹,能够增强人体的抗寒能力,还可助消化,去油腻。红茶类在加工过程中经过充分发酵,使茶鞣质氧化,故又称全发酵茶。茶鲜叶经过氧化后形成红色的氧化聚合产物——茶黄素、茶红素、茶褐素,这些

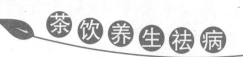 
色素一部分溶于水,冲泡形成了红色茶汤。传统工夫红茶名品有湖红、宜红、宁红、闽红、台红、祁红,以安徽祁门县的祁红最为著名。

### 1.红茶功效

(1)强健骨骼　每天喝一杯红茶,经过长时间饮用后,可有效防治骨质疏松症。曼几果加入柠檬片效果更好,同时也可加入其他水果,以起到辅助作用。

(2)抗菌　红茶中的多酚类化合物具有消炎的功效。用红茶漱口可防止病毒引起的感冒,并预防蛀牙,同时还能降低血糖和血压,具有抗癌、抗辐射的作用。

(3)提神解乏　红茶中的咖啡碱可通过刺激大脑皮质来兴奋神经中枢,起到提神、集中注意力的作用;同时它对神经系统和心脏具有兴奋作用,强化心搏,加快血液循环以利于新陈代谢,加速排泄乳酸(使肌肉感觉疲劳的物质),从而消除疲劳感。

(4)驱寒暖身　红茶是全发酵茶,茶多酚含量较低,回味甜,性暖,不但温中暖胃,还可散寒除湿;对风寒、风热、风湿等有祛风解表之功效,还可以治头痛。脾胃虚弱、有胃病者可用红茶"和胃"。

### 2. 识茶选茶

挑选红茶时,要将茶叶捧于掌心,以有重量感、呈松散状态、光泽良好、形状较一致、不受潮的茶叶为佳。可先用两个手指搓捻茶叶,如能研成粉末,说明茶较干燥;如不能研为粉末,只能研成细片状,说明茶叶已受潮。

此外,冲泡出的茶汤若是具有透明感的深红色,喝时有香气,且涩味和浓度恰好,则是好茶。

### 3. 冬季茶疗方

严寒的冬季,冰天雪地,生机衰退,是进补养生的大好季节。人体在经历春、夏、秋三季的消耗,脏腑的阴阳、气血有所偏衰,因此,进入冬季的机体脏腑的生理活动相对减缓。冬天通应于肾,因此,冬令养生,补肾为先。冬天气候寒冷,阳气最弱,故最宜温补。

（1）乌硼茶

茶方　红茶、乌梅各 2 克，硼砂 1 克。

用法　将所有茶材放入保温杯中，用沸水冲泡，盖上盖闷 10 分钟即可饮用。

功效　降逆止呕，对慢性胃炎很有益处。

（2）乌龙虾仁茶

茶方　乌龙茶 3 克、干虾仁 15 粒。

用法　经沸水冲泡代茶饮，可复泡复饮，最后食虾米。

功效　温补肾阳、振奋精神、提高抗病力，适用于冬季作养生保健茶饮。

（3）桃仁山楂茶

茶方　红茶 3 克，核桃仁 100 克，山楂、白糖各 30 克。

用法　煎汤代茶饮，并食核桃仁。

功效　补肾强心、生津止咳。适用于冬季作茶疗服用，并可预防心血管病发作，治疗肺虚咳嗽、肾虚咳嗽、肉食积滞，便秘等。

（4）姜苏茶

茶方　生姜、苏叶各 3 克。

用法　先将生姜切丝，苏叶洗净，用开水冲泡 10 分钟代茶饮用。每日 2 剂，上下午各服 1 剂。

功效　具有疏风散寒、理气和胃之功效。适用于胃肠性感冒。

养生小贴士

## 喝红茶切记不可加牛奶

《欧洲心脏期刊》刊登的一项调查发现，如果喝茶时加入牛奶，茶的保健功效将大打折扣。

柏林大学查理特医院的心脏病专家和研究人员挑选了 16 名健康女性，分别饮用不加牛奶的红茶、加奶红茶和白开水，并用超声波检测受试者喝茶前及喝茶后两小时的前臂血管扩张能力水平。结果发现，与喝白开水相比，喝红茶的人血管扩张能力明显增强，而牛奶则会完全抵消红茶的这种功效。

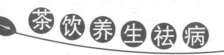 
　　研究人员认为，红茶中含有的儿茶酚有增加心肌和加强血管壁弹性的作用，可以帮助人体有效预防心脏疾病，而牛奶中一种称为干酪素的蛋白质会破坏儿茶酚，从而降低红茶的保健功效。与偏爱红茶的西方相比，在中国以及其他亚洲国家，饮用绿茶已成为一种社会习俗，而绿茶中所含的儿茶酚更为丰富。此项研究并没有涉及绿茶。最新的研究结果也解释了为何英国等国家的居民常饮红茶，但心脏病和中风的患病率并未降低的原因，因为他们习惯在茶中加奶。

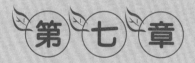

# 第七章

# 养生茶饮：喝出健康与美丽

随着生活水平的不断提高，各种茶饮尤其是养生茶饮越来越受到人们的喜爱。养生茶不同于一般的茶叶，也不同于中草药。它取药物之性，饮茶之味，两者相辅相成，起到茶借药力、药助茶功的协同作用，具有解渴与保健的双重效应。养生茶讲究在日常的点滴滋养中达到强健身体的目的。人们可根据自身的身体状况，选择饮用养生茶饮。

## 开胃消食茶饮

### 1. 梅子绿茶

茶方　绿茶 10 克、青梅 1 颗、青梅汁少许、冰糖 1 大匙。

制法　用沸水冲泡绿茶,放入冰糖,浸泡 5 分钟后,滤出茶汁,加入青梅和青梅汁拌匀即可。代茶饮服。

功效　青梅可以消除疲劳、增强食欲、帮助消化,并有杀菌、抗菌的作用。

### 2. 葡萄柚茶

茶方　葡萄柚 2 个,柑橘原汁、柠檬原汁、蜂蜜各适量,红茶包 1 包。

制法　葡萄柚榨出原汁,加热。加入柑橘原汁、柠檬原汁和蜂蜜适量,煮沸。加入红茶包,搅拌均匀,待茶温稍降即可。

功效　可补气血、强筋骨、健胃消食、怡神解暑。

### 3. 肉桂蜂蜜茶

茶方　茶叶 4 克、肉桂 3 克、蜂蜜 20 克。

制法　将肉桂研碎,加入适量水煎沸,然后放入茶叶煮 3 分钟后,待放温后,调入蜂蜜即可。代茶饮服。

功效　可治疗脾胃虚寒。

### 4. 红糖蜜茶

茶方　红茶 6 克,蜂蜜、红糖各适量。

制法　用沸水冲泡红茶,然后加入红糖,待温后调入蜂蜜拌匀。代茶饮服。

功效　温中养胃,适用于春季因为肝气偏旺、脾胃功能欠安者。

### 5. 清香和胃茶

茶方　白术、茯苓、薏米、茉莉花各 3 克,菊花 2 克。

制法　将白术、茯苓、薏米洗净,沥干水分备用。锅中加水 500 毫升,加入白术、薏米、茯苓大火煮沸转小火,加入菊花继续煮 5 分钟。滤渣取汁后冲泡茉莉花茶饮用即可。

功效　此款茶饮主要功效为治疗因脾胃虚弱而引起的食欲不振,长期饮用对慢性肠胃炎和消化不良也有一定作用。

### 6. 消胀开胃茶

茶方　核桃、炒麦芽各 10 克,茶叶、川芎、紫苏、建曲各 6 克,生姜、白糖各适量。

制法　将核桃、炒麦芽、茶叶、川芎、紫苏、建曲混合煎汤,然后向汤内加入生姜片和白糖调匀即可。代茶饮服。

功效　行气、和胃、消食。

### 7. 金橘消化茶

茶方　金橘 5 个、酸梅 1 颗、绿茶 3 克、蜂蜜适量。

制法　将金橘、酸梅洗净;将金橘剖成两半,将汁稍微挤掉一些备用。用 400 毫升沸水将绿茶和酸梅泡开,再加入金橘浸泡 5 分钟,最后加入蜂蜜调匀饮用即可。

功效　金橘含大量的柠檬酸,是胃胀时化食消积、缓和消化不良的上佳选择。

### 8. 黑枣红糖茶

茶方　茶叶 8 克、黑枣 25 克、红糖适量。

制法　将黑枣切碎,用沸水冲泡,然后加入茶叶,调入红糖拌匀即可。代茶饮服。

功效　可以治疗脾胃虚寒、腹泻等症状。

### 9. 谷芽山楂茶

茶方　谷芽、山楂各 10 克。

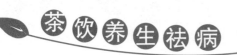 

制法　山楂洗净后和谷芽一起放入锅中。加入适量清水烧开,煮15分钟即可。

功效　谷芽消食和中、健脾开胃,治宿食不化、胀满、泄泻、不思饮食;山楂开胃消食,用于食积不化、脘腹胀痛、呕恶食臭以及脾虚食少、消化不良。

### 10. 清热健胃茶

茶方　马鞭草干叶、薄荷干叶、茉莉花干蕾各1克。

制法　将马鞭草干叶、薄荷叶和茉莉花干蕾分别放入杯中,倒入90℃热水300~500毫升,加盖闷泡5分钟饮用即可。

功效　具有清热解毒的功效,可改善消化系统功能。

### 11. 甘草姜片茶

茶方　红茶2克、生姜6克、甘草4克。

制法　将生姜切片,放入锅中炒干,然后与甘草、红茶放入杯中,冲入沸水,浸泡10分钟即可。代茶饮服。

功效　改善胃寒、容易呕吐的症状。

### 12. 补脾开胃茶

茶方　红茶1包、冰糖20克、蚕茧10克、红枣5颗。

制法　将蚕茧煮熟,再加入红枣,小火闷煮30分钟,加入冰糖搅拌均匀即可。随时饮服。

功效　安神补气、补脾和胃、益气生津。

### 13. 开胃茶

茶方　柠檬草干叶1克,薄荷干叶0.2克,洋甘菊干蕾、甜叶菊干叶各0.1克。

制法　将柠檬草干叶、薄荷干叶、洋甘菊干蕾和甜叶菊干叶分别放入杯中。冲入90℃热水300~500毫升,盖闷泡5分钟饮用即可。

功效　饭前饮用,可开胃健脾、增强食欲。饭后饮用,可消脂解腻、促进消化。

### 14. 益胃茶

茶方　红茶、炒枳实各 10 克,炒党参 12 克,蒲公英 15 克。

制法　将所有茶材研成粗末,混合均匀,每次取 20 克用纱布包好,用沸水冲泡。每日 1~2 剂,反复泡饮。

功效　健脾益胃、行气消胀,用于脾虚气滞所致之体倦乏力、食后脘腹胀满或食少便溏、慢性胃炎、胃下垂症。

### 15. 香茅红枣茶

茶方　马郁兰、柠檬香茅各 2 克,红枣、桂圆干各 5 粒,葡萄干 10 粒,冰糖适量。

制法　将红枣、桂圆干和葡萄干洗净沥干,桂圆干戳破备用。将红枣、桂圆干和葡萄干放入锅中,加 700 毫升水煮沸后转小火,煮 5 分钟关火。加入马郁兰和柠檬香茅,闷泡 5 分钟,加入适量冰糖后饮用即可。

功效　此款茶饮能够提高人体消化功能,帮助净化肠胃,达到健胃消脂的作用。

**养生小贴士**

## 开胃消食茶的饮用方式

有开胃消食作用的茶一般不宜空腹喝,最好在饭后喝。量不宜大,可一天分 3 次喝。积食严重的要提高茶的浓度,多喝几杯,每天喝的次数也可适当增加。

补血养血茶饮

### 1. 八宝茶

茶方　罗汉果、花旗参、甘草、枸杞子、红枣、葡萄干、菊花若干，茉莉花茶3克。

制法　按顺序先放入冰糖，再放入罗汉果，然后是花旗参、甘草、枸杞子、红枣、葡萄干，最后用茉莉花茶盖住配料，放上两朵鲜茉莉花，用沸水冲泡5分钟即成。

功效　补气、补血、提神醒脑。

### 2. 补血红枣茶

茶方　茶叶5克、红枣10颗、白糖10克。

制法　将红枣放入锅中，倒入适量水，加入白糖煎煮；茶叶用沸水冲泡5分钟后，将茶汤倒入红枣汤内煮沸即成。每日1剂，分多次温服。

功效　健脾和胃、养肝补血、益气生津。

### 3. 党参茶

茶方　党参10克、红茶3克。

制法　混合后用沸水冲泡5分钟即成。每日1剂，分3次饮用。

功效　健脾和胃、益气补血。

### 4. 桂圆绿茶

茶方　绿茶2克、桂圆肉20克。

制法　将桂圆肉放入锅中隔水蒸5分钟，然后把绿茶与蒸好的桂圆肉放入杯中，冲入沸水泡5分钟。代茶饮服。

功效　益气固齿、补血安神。

### 5. 葡萄干枣茶

**茶方** 红茶 8 克,葡萄干、黑枣各 25 克。

**制法** 将葡萄干、黑枣放入锅中,倒入适量水,煮沸后放入红茶,再煮 3 分钟即可。代茶饮服,最后食葡萄干和黑枣。

**功效** 帮助补血与补气,改善贫血症状。

### 6. 柠檬红茶

**茶方** 鲜牛奶 200 毫升,红茶 3 克或红茶包 1 个,方糖 1 块,柠檬 1 片。

**制法** 将红茶用 50 毫升沸水冲泡 3 分钟后取汁。将牛奶温热(不可煮沸),再把茶汁兑入牛奶中,加入方糖,调匀,再放入柠檬即成。每日 1 剂,早饭后饮服。

**功效** 滋养血气、补肝强身、降低胆固醇。

### 7. 五味子绿茶

**茶方** 五味子 5 克、绿茶 3 克、蜂蜜适量。

**制法** 绿茶用沸水冲泡 3 分钟,取汁;将五味子炒香与茶汁、蜂蜜混合后即成。每日 1 剂,分 3 次饮服。

**功效** 养血安神、益肝明目、润肺补肾。

### 8. 四物红茶

**茶方** 当归、生地、芍药各 10 克,川芎 5 克,红茶包 1 个,适量红糖。

**制法** 将全部材料均洗净,沥干水分备用;锅内加入 1000 毫升水,煮约 1 小时,取汁;投入茶包,浸泡 3 分钟,去茶包;加入红糖拌匀即可饮用。

**功效** 补血益气、美容养颜。

### 9. 黄豆茶

**茶方** 黄豆 50 克、红茶适量、盐少许。

**制法** 黄豆洗净放入锅中,倒入适量水煮,熬煮熟烂后取出黄豆,在黄豆汁中放入红茶和盐,再煮沸即可。代茶饮服。

**功效** 健脾、除湿、强壮、补血。

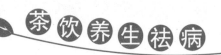
养生小贴士

## 三类人最需养血

（1）义务献血、外伤失血、手术等急性失血人群,由于血的流失,更需要加强补血养血。

（2）处于生长发育阶段的少女和其他年龄的女性,因自身生理现象也应时常补血养血,以利健康。

（3）少年儿童,他们正是大脑和身体器官组织发育的高峰,他们对氧气和各类养份的需求也要血液来担当输送。

## 安神助眠茶饮

### 1. 玉桂片茶

茶方　红茶1包、柠檬1片、玉桂片适量。

制法　玉桂片加水煮沸后,倒入茶杯,放入红茶和柠檬片即可。代茶饮服。

功效　滋阴润燥、生津止渴、宁心安神。

### 2. 睡美人安眠茶

茶方　紫罗兰、玫瑰花、薰衣草各6克,鲜柠檬1个。

制法　将薰衣草、紫罗兰和玫瑰花一起揉成碎片,缝入干净纱布制成的小袋,做成茶包。鲜柠檬洗净,切成片备用。饮用时以600毫升沸水冲泡茶包5分钟,取出茶包后加入柠檬片或将柠檬汁挤入,调匀饮用即可。

功效　薰衣草有非常强的镇定功效,能帮助安定神经,非常有利于睡眠,最宜睡前饮用。此款茶饮还能促进新陈代谢、缓解头痛。

### 3. 天麻茶

茶方　天麻 3~5 克、绿茶 1 克。

制法　天麻切成薄片与茶叶同放杯中，用沸水冲泡，浸 5 分钟后饮服。

功效　可平肝熄风、潜阳安神。

### 4. 和胃安神茶

茶方　酸枣仁、茯苓、甘草各 3 克，炒谷芽 2 克，陈皮、远志各 1 克。

制法　将酸枣仁、甘草、茯苓、陈皮、远志分别洗净，沥干备用。将以上材料和炒谷芽放入锅中，加入 350 毫升水一起煮沸，滤渣取汁后饮用即可。

功效　此款茶饮温和甘甜，可健脾开胃、下气和中、消食化积，最适宜帮助富含淀粉类的食物的消化。

### 5. 红心茶

茶方　红茶 1 包、白糖 20 克、白兰地 15 毫升、樱桃 5 个。

制法　樱桃洗净放入锅中，倒入适量水煮沸，然后放入红茶和白糖，再倒入白兰地搅匀即可。代茶饮服。

功效　安神补气、补脾和胃、益气生津。

### 6. 灯心竹叶茶

茶方　淡竹叶 30 克、灯心草 5 克。

制法　将淡竹叶和灯心草分别洗净沥干，切成碎末备用。锅中放茶材碎末，加入 750 毫升清水煮沸，滤渣取汁饮用。

功效　此款茶饮能清心降火、清热止渴、消除烦闷。每日睡前饮用一次，对于因身体虚烦而引起的失眠有很好的功效。

### 7. 人参桂圆茶

茶方　人参 5 克、桂圆肉 25 克、冰糖适量。

制法　将人参切片，桂圆肉切碎，放入茶杯中，用沸水冲泡，加入冰糖，盖上盖闷 10 分钟即可。代茶饮服。

功效　大补元气、补脾益肺、生津固脱、安神益智。

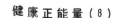

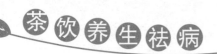 
### 8. 菊花人参茶

**茶方** 菊花干花蕾 4~5 朵、人参 2~4 克。

**制法** 将人参切碎成细断，放如入菊花花蕾，用热水加盖浸泡 10~15 分钟左右即可。

**功效** 人参含有皂苷及多种维生素，对人的神经系统具有很好的调节作用，可以提高人的免疫力，有效驱除疲劳；而菊花性味芬芳，具有祛火、明目的作用，两者合用具提神的作用。

### 9. 莲子红茶

**茶方** 红茶 1 包、莲子 10 颗、红枣 5 颗、蜂蜜 2 小匙、龙眼干 40 克。

**制法** 莲子用水煮熟，放入红茶包、红枣和龙眼干，待温后调入蜂蜜即可。代茶饮服。

**功效** 补肾、养血、安神，适合心虚多汗、失眠者。

养生小贴士

## 六种有利于睡眠的食材

（1）桑葚：味甘性寒，能养血滋阴，补益肝肾。常用来治疗阴虚阳亢引起的眩晕失眠。

（2）莲子：研究表明，莲子含有莲心碱、芸香甙等成分，具镇静作用，可促进胰腺分泌胰岛素，使人入眠。

（3）葵花子：睡前嗑一些葵花子，可以促进消化液的分泌，有利于消食化滞、镇静安神、促进睡眠。

（4）核桃：是一种很好的滋补营养食物，能治疗神经衰弱、健忘、失眠、多梦。

（5）牛奶：是理想的滋补品，临睡前喝 1 杯，可催人入睡，对老年人尤为适合。

（6）水果：水果中含有果糖、苹果酸以及浓郁的芳香味，可诱发肌体产生一系列反应，生成血清素，从而有助于进入梦乡。

## 提神解乏茶饮

### 1. 菠萝汁柠檬茶

茶方 红茶1包、柠檬1片、菠萝汁20毫升、白糖10克。

制法 用沸水冲泡红茶，加入白糖和柠檬片，待茶水凉后，倒入菠萝汁即可。可加冰饮用。

功效 清香浓郁，甘甜爽口，有提神、解除疲劳的作用。

### 2. 荔枝茶

茶方 干荔枝（或鲜荔枝）4只、红茶3克、蜂蜜少量。

制法 将干荔枝去壳和茶叶一起用沸水冲泡5分钟即成，每日1剂，多次饮服。

功效 提神醒脑、消炎止渴、益肾养颜、壮阳温中、治疗哮喘。

### 3. 薄荷醒脑茶

茶方 薄荷2克、绿茶3克、白糖适量。

制法 薄荷叶洗净，沥干备用。茶壶中放入绿茶、薄荷及白糖，以热水冲泡，静置2分钟后，即可装杯饮用。

功效 令人精神振奋，提高工作效率。

### 4. 人参红枣茶

茶方 茶叶10克、人参5克、红枣6颗。

制法 将人参、红枣洗净，与茶叶一同放入锅中，加入适量水煮30分钟。代茶饮服。

功效 改善气血不足，增强体力，使元气恢复。

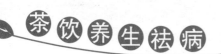
### 5. 灵芝茶

茶方　灵芝草 10 克、绿茶适量。

制法　将灵芝切薄片,用沸水冲泡,然后放入绿茶即可。代茶饮服。

功效　补中益气、增强筋骨、保持青春。

### 6. 强力补体茶

茶方　红茶 3 克,刺五加根茎 15 克,仙鹤草、枸杞子各 10 克。

制法　将刺五加根茎切碎,与其他茶材一同放入锅中,加入适量水煎煮 20 分钟即可。代茶饮服。

功效　补肾壮骨、抗疲劳、振奋精神。

### 7. 菊普活力茶

茶方　菊花、普洱茶各 6 克,罗汉果 1 颗。

制法　将罗汉果洗净,再将所有茶材放入茶壶中,冲入 350 毫升沸水。闷泡 10 分钟后,饮用即可。

功效　经常觉得头晕眼花、精神不佳的人,饮用此茶后,可以为身体带来活力。

### 8. 冬虫夏草茶

茶方　冬虫夏草 5 克,红茶、蜂蜜各适量。

制法　将冬虫夏草放入锅中,加适量水煎煮 30 分钟,然后放入红茶一起煮约 5 分钟,待温后调入蜂蜜即可。代茶饮服。

功效　有效强健身体、改善体虚症状。

### 9. 五子清心茶

茶方　黑豆、浮小麦各 30 克,莲子、黑枣各 7 颗,松子仁 5 克,冰糖适量。

制法　将黑豆、莲子、黑枣洗净,沥干备用。将黑豆、莲子、黑枣放入锅中,加入浮小麦、松子仁,与 600 毫升水,一同煮沸。加入冰糖调匀,再闷 20 分钟,饮用即可。

**功效**　此款茶饮能补心、止烦除热、益气清心，使人头脑清新，神清气爽。

## 10. 洛神紫罗兰茶

**茶方**　紫罗兰、洛神花各 3 克，冰糖适量。

**制法**　将紫罗兰和洛神花放入茶壶中，用 350 毫升沸水冲泡。闷 5 分钟后依据个人口味加入冰糖。

**功效**　此款茶饮有兴奋神经、提神、改善忧郁等作用。

## 11. 乌梅山楂茶

**茶方**　乌梅、山楂各 10 克，绿茶 3 克。

**制法**　混合后，用沸水冲泡 3 分钟，即可饮用。

**功效**　生津止渴、醒脑怡神、去脂减肥。

## 12. 玫瑰薄荷茶

**茶方**　干玫瑰花蕾 4~5 颗、白茅根 1 克、薄荷 2 片。

**制法**　将干玫瑰花蕾、白茅根与薄荷一同放入杯中，加入适量沸水冲泡。加盖闷 10 分钟，待茶凉后饮用提神效果更佳。

**功效**　玫瑰花具有活血化瘀、舒缓情绪的作用；薄荷可驱除疲劳，使人感觉焕然一新。玫瑰花的甘甜纯香可以冲淡薄荷中的苦涩味，一举两得。

**养生小贴士**

### 茶汤泡足

将 20~30 克的茶叶装入布袋里，放入盆中，用热水冲泡，再用冲泡好的茶汤泡足。不仅能去除老化的角质，使皮肤光滑，还能消除疲劳、除臭增香。

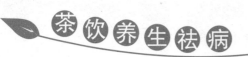

## 排毒通便茶饮

### 1. 排毒甘菊茶

**茶方** 洋甘菊 10 克、薰衣草 15 克、蜂蜜适量。

**制法** 将洋甘菊和薰衣草放入茶壶中,用沸水冲泡,待温后调入适量蜂蜜即可。代茶饮服。

**功效** 可排出毒素,净化皮肤。

### 2. 玫瑰绿茶

**茶方** 绿茶 6 克、玫瑰花 5 克。

**制法** 将玫瑰花与绿茶放入茶壶中,用沸水冲泡即可。代茶饮服。

**功效** 可排毒养颜,使气色红润。

### 3. 苹果红茶

**茶方** 苹果 1 个、葡萄干 2 大匙、蜂蜜 4 大匙、红茶 3 克。

**制法** 苹果洗净后切片去籽,红茶用 100℃的开水冲泡 3 分钟,取茶汁,倒入葡萄干、蜂蜜、苹果,拌匀即可食用。

**功效** 排毒防便秘、美容养颜。

### 4. 杞花决明茶

**茶方** 决明子 20 克,菊花、金银花各 10 克,枸杞子 5 克

**制法** 将决明子和枸杞子洗净,沥干备用。将金银花和菊花放入壶中,加入 1000 毫升沸水冲泡,再放入决明子和枸杞子闷泡 5 分钟。滤渣取汁饮用即可。

**功效** 金银花和菊花具有清热效果,而决明子可以软肠通便,帮助肠胃蠕动,因此此款茶饮能够去火,促进排毒通便。

### 5. 润肠通便茶

**茶方** 玫瑰果 3~5 克,柠檬香蜂草干品、柠檬草干品各 1 克。

制法　锅内加水烧沸,放入玫瑰果,煮约1分钟,熄火。依次放入柠檬香蜂草、柠檬草,浸泡5分钟,倒入杯中饮用即可。

功效　改善消化不良和便秘症状,还富含维生素C,增强人体免疫力。

## 6. 慈禧珍珠茶

茶方　珍珠粉5克、乌龙茶3克。

制法　先用沸水冲泡乌龙茶,以茶汁送服珍珠粉。每日1剂,连服10日即可。

功效　清热解毒、抗氧化。

## 7. 柠檬草玫瑰茶

茶方　柠檬草干叶0.8克,玫瑰干蕾1克,金莲花干蕾、迷迭香干叶各0.1克。

制法　把柠檬草干叶、玫瑰干蕾、金莲花干蕾、迷迭香干叶分别放入杯中。倒入90℃热水300~500毫升,闷泡5分钟左右即可。

功效　促进血液及淋巴液循环,具有排毒作用;调气调血,使肌肤红润有光泽;镇痛,对头痛、偏头痛有舒缓功效。

## 8. 芦荟茶

茶方　芦荟5~8克、绿茶适量

制法　芦荟,去刺后切成薄片,晒干或者使用微波炉烘干后即可用于泡茶。饮用时,取芦荟干5~8克,用沸水冲入,加盖闷泡,几分钟后加入绿茶,续水冲泡即可饮用。

功效　茶味略带清苦,可以促进新陈代谢,排除体内毒素。

## 9. 沙参清火茶

茶方　沙参30克、细辛3克。

制法　将沙参洗净,切成小段。将沙参和细辛放入壶中,冲入500毫升的沸水冲泡,闷10分钟后饮用即可。

功效　沙参重在养阴生津,也能润肺,配上温和芳香的细辛,能够改善因胃火牙痛而引发的口臭症状。

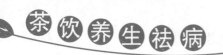

### 10. 青豆茶

**茶方** 烘青豆 10 克、胡萝卜干 2 克、芝麻 5 克、陈皮 2 克、枸杞子 2 克、食盐少量、茶叶 3 克。

**制法** 混合后用沸水冲泡 5 分钟,即可饮用。

**功效** 生津止渴、润肠通便、降压减肥、抗衰老、养颜。

### 11. 大黄茶

**茶方** 大黄 3 克、绿茶 3 克。

**制法** 混合后用沸水冲泡 5 分钟即成。每日 1 剂,饭后饮服,分 2 次服完。

**功效** 清热降火、消食通便、消脂减肥。

### 12. 决明茶

**茶方** 决明子 5 克、绿茶 3 克。

**制法** 混合后用沸水冲泡 3 分钟即成。每日 1 剂,多次服饮。

**功效** 清肝明目、润肠通便、降血压、降血脂、抗菌消炎。

**养生小贴士**

## 绿茶柠檬润肤浴

柠檬一个,绿茶 20 克。把柠檬洗净、切片待用。将两种材料分别装入纱布袋,以水煮沸。也可以把饮用过后的绿茶茶渣或茶包放入纱布袋,直接放入热水中。把已散发果香味的纱布袋放入约 40℃的热洗澡水中入浴。由脚开始浸泡,然后全身浸泡 15~20 分钟。柠檬皮含有柠檬醛可以促进血液循环,达到净化排毒和白皙肌肤的效果;绿茶的性味香,能舒缓情绪、促进循环并美化肌肤,它含有芳香的青叶醇能促进代谢。

解毒护肝茶饮

### 1. 益肝 解毒茶

茶方 红小豆 50 克,花生仁 25 克,红枣、红糖各 15 克。

制法 将红小豆、花生仁洗净,沥干备用;红枣用温开水浸泡约 10 分钟后备用。锅中加入 700 毫升水、红小豆及花生仁,以小火炖煮 1 个半小时。再加入红枣、红糖拌匀,再炖 30 分钟后,滤渣取汁,倒入杯中饮用即可。

功效 此款茶饮具有清热解毒、缓和慢性肝炎症状、化解肝内脂肪沉积的作用。

### 2. 杞菊茶

茶方 枸杞子 2 克、杭白菊 1 克、绿茶 3 克。

制法 将枸杞子、菊花、茶叶一起用沸水冲泡 5 分钟即成。每日 1 剂,多次饮服。

功效 养肝明目、散风清热、滋阴壮阳、抗菌消炎。

### 3. 葛花解酒茶

茶方 葛花、枳椇子各 10 克。

制法 将葛花和枳椇子一同放入锅中,加入 300 毫升水熬煮。水沸后继续熬煮至汤汁剩下一半,滤渣取汁饮用即可。

功效 此款茶饮能解酒醒脾。葛花具有清热解毒,分解酒精、健胃、护肝等功效。酒前 15 分钟泡服可使酒量大增,酒后泡服可促使酒精快速分解和排泄。

### 4. 石斛保肝茶

茶方 黄芪、沙参各 3 克,石斛 2 克,红枣 2 颗,干玫瑰花 1 克。

制法 将黄芪、沙参、石斛和红枣放入纱布袋中。将纱布袋放入锅中,加入清水 3 升,浸泡 30 分钟。以大火煮沸后,转小火继续熬煮 45 分钟,熄火后加入

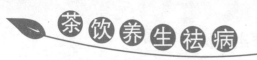

干玫瑰花,闷1分钟饮用即可。

功效　此款茶饮可养肝,有滋阴除热、明目强肾的功效,同时能够增强人体的免疫力。

### 5. 枸杞保肝茶

茶方　枸杞子15克,熟地黄、菊花各10克。

制法　将熟地黄洗净,放入锅中,加500毫升水煮沸,转小火煎煮3分钟。将枸杞子、菊花放入杯中,冲入煮好的汤汁,闷泡5分钟后饮用即可。

功效　饮用此茶,能降压明目、补肝益肾,促进肝细胞新生,抑制肝脂肪沉积。

### 6. 绞股蓝茶

茶方　绞股蓝3克,

制法　将绞股蓝放入茶壶中,加入适量沸水冲泡。闷泡2~3分钟后饮用即可。

功效　此款茶饮可降血脂、降血压、保肝护胆、抗疲劳、调节脂质代谢。

### 7. 杞菊苦丁茶

茶方　枸杞子1克、菊花2朵、苦丁茶1克。

制法　混合后,用沸水冲泡3分钟即可饮用。

功效　清热凉血、养心护肝、润肤通便。

### 8. 橙香美颜茶

茶方　绿茶3克,柳橙片若干,冰糖或蜂蜜适量。

制法　90℃开水冲泡绿茶3分钟,取茶汁,加入柳橙片、冰糖或蜂蜜,即可食用。

功效　具有养颜美容、保护肝脏之效。

养生小贴士

## 解毒护肝绿豆汤

绿豆为高钾低钠的食物,蛋白质、钙、铁、磷的含量都比鸡肉丰富;它能降低血清胆固醇,使毒物减少或失去毒性,经常食用,可辅助治疗肥胖和糖尿病,改善肠道菌群,以减少有害物质的吸收。

原料:决明子15克、绿豆150克、油菜100克、瘦肉150克、米酒5克、清水1000克、盐2克。

做法:

(1)决明子、绿豆、瘦肉和足量清水,加入汤煲煮沸。

(2)沸腾后,烹入米酒。

(3)转文火煲40分钟。

(4)加入油菜,转旺火煲沸。

(5)10分钟后,加盐调味。

绿豆煲汤时,尽量不要煮到豆皮裂开,这样去毒消肿的作用会更显著。

## 补肾壮阳茶饮

### 1. 杜仲茶

茶方　杜仲叶6克、红茶3克。

制法　混合后用沸水冲泡5分钟即成。每日1剂,多次饮服。

功效　预防衰老、补肝肾、降压、减肥。

### 2. 首乌红枣红茶

茶方　何首乌25克、红枣8粒、袋泡红茶2包。

制法　袋泡红茶用 100 毫升的开水冲泡,制成红茶汁;将何首乌、红枣洗净,红枣去核;向锅中加入 300 毫升水,放入何首乌、红枣用大火煮沸,再转小火煮 30 分钟;与红茶汁混合,分次饮用。

功效　性温和,具有补益肝肾的功效,能使头发乌润、皮肤细嫩、脸色红润。

### 3. 明矾红茶饮

茶方　红茶 30 克、明矾 1 块。

制法　将红茶、明矾用沸水冲泡,盖上盖闷 10 分钟。每晚 1 剂。

功效　适用于阳痿并有精神萎靡不振、乏力、四肢不温者。

### 4. 人参茶

茶方　茶叶 3 克、人参 9 克。

制法　将人参与茶叶放入锅中,倒入适量的水煎煮。每日 1 剂,温服。

功效　有壮阳补元、强肾益气的作用。

### 5. 太子参茶

茶方　红茶包 1 个、冰糖 25 克、太子参 15 克。

制法　取太子参 15 克,放入水中煎煮,20 分钟后放适量冰糖,加入茶包,泡 3 分钟,取出茶包后即可饮用。每日 1 剂,1 次饮服。

功效　益气补虚、生津止咳。

### 6. 核桃茶

茶方　核桃仁 10 克、绿茶 3 克、蜂蜜少量。

制法　绿茶用沸水冲泡 3 分钟,取汁;核桃仁研成粉,与茶汁、蜂蜜拌匀即成。每日 1 剂,分 2 次服饮。

功效　补肾强腰、敛肺定咳。

### 7. 刺五加茉莉花茶

茶方　刺五加 10 克、茉莉花茶 5 克。

制法　将刺五加和茶叶放入茶壶中，用沸水冲泡，盖上盖闷 3 分钟即可。代茶饮服。

功效　补肾填精、安神益智、治疗体质虚弱、气短乏力、神疲倦怠、神经衰弱、失眠、健忘、多梦、肾虚腰痛。

## 养生小贴士

# 男性补肾壮阳十道菜

在日常饮食中有很多食品都有补肾壮阳的作用，希望自己充满活力的男性不妨一试。

第一道：猪肾 1 对剖开，将核桃仁 10 克、山萸肉 9 克、补骨脂 8 克纳入肾中，缝好切口，煮熟食用。

第二道：羊肉、菟丝子、核桃仁各 150 克，淮山药 120 克，肉苁蓉 100 克，葱白 10 根，粳米适量做汤食。

第三道：羊肾 1 对，肉苁蓉 12 克，熟地、枸杞各 10 克，巴戟 8 克，同炖熟，弃药渣，食肉饮汤，每日 1 次。

第四道：鹿肉 50 克，加枸杞子，何首乌适量共炖，弃药渣，食肉饮汤。

第五道：狗鞭 10 克，煎服，每晚 1 次。

第六道：狗肉 250 克，黑豆 50 克，调以盐姜，五香粉及少量糖，共煮熟食用。

第七道：公鸡 1 只，去肠杂，切碎，加油，盐炒熟，盛碗内加糯米酒 500 克，隔水蒸熟食用。

第八道：麻雀 2 只，去毛及骨脏，加菟丝子、枸杞子各 25 克，共煮熟，弃药渣，食肉饮汤。

第九道：韭菜子、菟丝子、五味子、女贞子、覆盆子、枸杞子各等份，共研细末，每次 10 克，每日 2 次，温开水送服。

第十道：猪肾 1 个，淮山药、枸杞子各 15 克，山萸肉 12 克，放砂锅内，加水适量煲汤，吃肉饮汤。

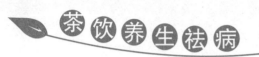 

## 清热消暑茶饮

### 1.生姜乌梅茶

**茶方** 绿茶 4 克,乌梅、生姜各 5 克,冰糖适量。

**制法** 生姜洗净切片,乌梅肉切碎,把生姜片、乌梅与绿茶一同放入茶杯中用沸水冲泡,加入冰糖调匀即可。代茶饮服。

**功效** 清热生津、止痢消食、温中。

### 2.桂花绿茶

**茶方** 桂花 3 克、绿茶 1 克、冰糖适量。

**制法** 将桂花和绿茶放入壶中,用 350 毫升沸水冲泡。闷泡 5 分钟后加入适量冰糖调味饮用即可。

**功效** 桂花清香飘逸,浓郁致远;绿茶去火清热、解油腻。两者搭配能够清爽口气,去除口臭。

### 3.草莓茶

**茶方** 红茶 1 包、蜂蜜 2 小匙、草莓果酱 1 大匙。

**制法** 草莓果酱放于锅中,倒入少量水煮沸,然后倒于茶杯中,放入红茶包,待温后放入蜂蜜拌匀即可。代茶饮服。

**功效** 润肺生津、清热凉血。

### 4.丝瓜绿茶

**茶方** 绿茶 3 克、丝瓜 100 克、盐少许。

**制法** 丝瓜去皮洗净、切片,放入锅中,倒入适量水煮沸,然后放入绿茶略煮,加盐调味。代茶饮服。

**功效** 清热降火、通络、消滞减肥。

### 5. 藿香佩兰茶

茶方　茶叶 6 克,藿香、佩兰各 9 克。

制法　沸水冲泡饮用。中暑后可频繁饮用。

功效　解暑热、止吐泻。

### 6. 金银花绿豆茶

茶方　金银花 8 克、绿豆 10 克、薄荷 5 克。

制法　将所有茶材洗净后,放入锅中,倒入适量水一同煎煮成汁。代茶饮服。

功效　有效地消暑去湿、生津止渴。

### 7. 藿香降火茶

茶方　藿香 30 克、蜂蜜适量

制法　将藿香洗净,沥干水分,放进杯中,用 350 毫升沸水冲泡,放凉后去渣,取汁。饮用时加入蜂蜜调味即可。

功效　此款茶饮对中暑、上火有极好的调理作用。

### 8. 菊花消暑茶

茶方　菊花、金银花各 10 克,决明子 20 克,枸杞子 5 克。

制法　将所有茶材放入壶中,冲入 1000 毫升热开水,闷泡 5 分钟。滤除茶渣后即可饮用。

功效　金银花、菊花可清热解暑,为炎炎夏日带来一丝清凉。

### 9. 瓜皮荷叶茶

茶方　新鲜西瓜皮 250 克或干西瓜皮 100 克、鲜荷叶 30 克。

制法　西瓜皮与荷叶水煎。代茶饮,当天饮完。

功效　解暑除烦、止渴生津、清热利尿。

### 10. 玉叶茶

茶方　玉叶花藤、荆叶各 30 克,薄荷 5 克。

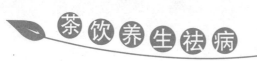 

**制法** 将玉叶花藤、荆叶研制成末，与薄荷泡在一起，备用。开水冲泡，每日一剂，代茶饮。

**功效** 清热解暑，可防治中暑。

### 11. 霜茶

**茶方** 五倍子500克、酵糟120克、绿茶30克。

**制法** 将五倍子捣碎，研末过筛，加茶末、酵糟，同置容器中拌匀、捣烂、摊平，切成约3平方厘米的小块，待发酵至表面出现白霜时取出，晒干，贮藏于干燥处备用。每次10克。白开水冲泡，代茶饮或含漱。

**功效** 适用于中暑者。

### 12. 竹叶麦冬茶

**茶方** 新鲜竹叶10~15片、麦冬6克、绿茶1克。

**制法** 将鲜竹叶、麦冬洗净，切片，与绿茶同放杯中，用沸水冲泡，加盖浸10分钟。随意饮用。

**功效** 清热养阴、生津止渴。适用于肺热型性咽炎患者。

### 13. 大青金银花茶

**茶方** 茶叶5克、金银花15克、大青叶（干品）20克。

**制法** 将所有茶材放入锅中，倒入适量水，煮沸即可。每日1剂，随时温服。

**功效** 清热解毒、祛暑。适用于流行性乙型脑炎、中暑高热者，并有预防作用。

养生小贴士

**日常降温饮品**

（1）山楂汤：山楂片100克、酸梅50克加3.5千克水煮烂，放入白菊花100克烧开后捞出，然后放入适量白糖，晾凉饮用。

（2）冰镇西瓜露：西瓜去皮、去子，瓜瓤切丁，连汁倒入盆内冰镇。然后用适量冰糖、白糖加水煮开，撇去浮沫，置于冰箱冷藏。食用时将西瓜丁倒入冰镇糖水中即可。

（3）绿豆酸梅汤：绿豆150克、酸梅100克加水煮烂，加适量白糖，晾凉饮用。

（4）金银花（或菊花）汤：金银花（或菊花）30克，加适量白糖，开水冲泡凉后即饮。

（5）西瓜翠衣汤：西瓜洗净后切下薄绿皮，加水煎煮30分钟，去渣加糖，凉后饮用。

（6）椰汁银耳羹：银耳30克洗净发开，与椰汁125克、冰糖及水适量，煮沸即成。

## 保健益寿茶饮

### 1. 黄芪茶

茶方　黄芪25克，红茶3克或红茶包一个，蜂蜜少量。

制法　将黄芪加水250毫升，煎沸10分钟；红茶浸泡3分钟制成浓茶汁；与前者兑和。每日1剂，分3次饮服。

功效　强心、补气。

### 2. 洋参茶

茶方　白茶3克、西洋参2克。

制法　将西洋参切薄片，与白茶一同放入茶壶中，用沸水冲泡即可。代茶饮服，最后食参。

功效　补气养阴、延年益寿、补肺止咳、生津止渴、固精安精。

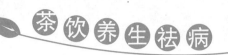

### 3. 回味茶

**茶方** 花椒、姜片、桂皮末、蜂蜜各少量,绿茶3克。

**制法** 绿茶用开水冲泡3分钟,取茶汁;将蜂蜜、花椒、姜片、桂皮末等按比例放入细瓷杯,然后冲入热茶水即成。此道茶集甜、麻、辣、茶香于一体,饮时别有风味,令人回味无穷。

**功效** 祛寒去湿、强筋健体。

### 4. 参芪茶

**茶方** 党参、黄芪各6克,枸杞子10克,茶叶3克。

**制法** 茶叶用沸水冲泡取浓汁,与党参、黄芪、枸杞子混合再用沸水冲泡15分钟,即可饮用。

**功效** 益气养阴、行滞祛皱。

### 5. 蜂王浆茶

**茶方** 蜂王浆5克、茶叶3克。

**制法** 将茶叶用沸水冲泡3分钟,取汁兑入蜂王浆调匀即成。每日1剂,1次饮服。

**功效** 延缓衰老、补脑壮体、提高机体抵抗力。

### 6. 女贞子枣茶

**茶方** 茶叶8克、女贞子20克、红枣3颗。

**制法** 将所有茶材一起放入茶壶,用沸水冲泡即可。代茶饮服。

**功效** 有益寿健体之功效。

### 7. 玫瑰参茶

**茶方** 干玫瑰花2克,西洋参3片,黄芪、枸杞子各5克,绿茶3克。

**制法** 将枸杞子、黄芪洗净,沥干备用。将干玫瑰花与绿茶混合后放入茶壶中,加入枸杞子、黄芪和西洋参片,冲入沸水后闷泡5分钟。滤渣取汁饮用即可,可反复冲饮直至味淡。

功效 此款茶饮能增强元气，提高人体免疫力，美容养颜又让人精神焕发、活力十足。

## 8. 糖水茶

茶方 茶叶、白糖各适量，矿泉水400毫升。

制法 将矿泉水加入白糖煮沸，然后冲泡茶叶即可。代茶饮服。

功效 可增强体力，并使皮肤柔软细腻。

养生小贴士

### 春季进补，药酒保健益寿

人们都习惯于在冬季进补。殊不知，春天进补同样可以使人延年益寿。有专家认为，春季进补以药酒效果最好。

（1）首乌酒：何首乌100克、白酒500克，先把何首乌研为细粉末，然后装入白酒中，每天晃动1次，10天后即可服用。每天服两次，每次20克。首乌酒可补肝益肾，乌发明目。对肝肾虚弱引起的早生白发者，以及腰酸膝痛、血虚头晕的患者效果较好。如嫌酒味苦涩可在药酒中加入一些冰糖。

（2）樱桃酒：樱桃鲜500克、米酒1000克，将樱桃切碎或者捣烂，然后浸入米酒中，10天即可服用。此酒对中气不足、风湿病患者最为适合，该酒有补中气、祛风湿之功效，对身体虚弱、风湿性腰痛腿软、四肢麻木等效果较为明显。

（3）佛手酒：佛手30克、白酒1000克，先将佛手切成小方块，放入酒坛之中，将坛口密封，每两天将酒坛摇晃一次，10天即可饮用。该酒能疏理肝中之郁气，有调和脾胃的功能，适用于胃气虚寒、腹中冷痛及慢性胃炎等患者。

（4）玫瑰花酒：取玫瑰花50克、白酒500克，将两者同时置入瓶中，加盖并密封，每天晃动一次，20天后即可服用。每日2次为宜，饭后服。可理气解郁、和血行血，适合肝胃气痛、胸肋胀满、妇女经血不调、精神抑郁等病症。对不能饮白酒者，可用黄酒代替。

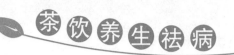

## 乌发养发茶饮

### 1. 首乌生发茶

**茶方**　何首乌、菟丝子、柏子仁各2克,牛膝、生地黄各1克,红茶3克,蜂蜜适量。

**制法**　将何首乌、菟丝子、柏子仁、牛膝、生地黄放入锅中,加入清水400毫升煮沸。倒出后滤渣取汁备用,将红茶用沸水冲泡3分钟后加入汁中。搅匀后稍凉,加入蜂蜜饮用即可。

**功效**　此款茶饮能补心脾、润肝肺、治疗失眠,并有利于头发生长。

### 2. 杏花露茶

**茶方**　杏仁12克、桂花6克、冰糖适量、高级绿茶3克。

**制法**　绿茶用80℃的开水冲泡3分钟,取浓茶汁;杏仁捣碎投入锅内煮15分钟后投入桂花再煮10分钟,滤去渣质加入冰糖调味,与茶汁调匀即可饮用。

**功效**　乌发养颜、护肤祛斑。

### 3. 淮山药芝麻饮

**茶方**　淮山药5片、燕麦片1匙、黑芝麻2匙、冰糖适量。

**制法**　将淮山药研成细末。将淮山药细末与燕麦片、黑芝麻一起放入杯中。冲入沸水调匀后加入冰糖调味即可。

**功效**　此款茶饮能够滋润皮肤,有预防头发脱落和早生白发的功效。

### 4. 首乌当归茶

**茶方**　何首乌、当归各10克,红茶3克,蜂蜜少量。

**制法**　何首乌、当归混合后用沸水冲泡15分钟,茶叶用沸水冲泡3分钟,制成浓茶汁,与前者兑和,加入蜂蜜拌匀即可饮用。

**功效**　补肾养血、乌须黑发。

### 5. 何首乌茶

茶方　绿茶包 1 个，何首乌、泽泻、丹参各 10 克，蜂蜜适量。

制法　锅中加入 1000 毫升清水，放入绿茶包、何首乌、泽泻、丹参，小火煮沸后，继续煮 15~20 分钟。停火后，捞出绿茶包、何首乌、泽泻、丹参渣，将茶汤倒入杯中，调入适量蜂蜜即可。

功效　乌发延年、明目益智。

### 6. 黑芝麻茶

茶方　黑芝麻 6 克、茶叶 3 克。

制法　先将黑芝麻炒黄，再与茶叶一同用沸水冲泡。每日 1~2 剂，代茶饮服。

功效　可滋肝补肾、养血润肺、生发乌发。

### 7. 桑葚绿茶

茶方　桑葚 10 克（切碎的）、绿茶 3 克。

制法　将切碎的桑葚和绿茶放入杯中，加入 200 毫升沸水冲泡，再盖上盖闷约 20 分钟，然后倒入杯中，即可饮用。

功效　不仅可生发乌发，还可使皮肤润泽。

### 8. 黑豆茶

茶方　黑豆 500 克，茶末适量。

制法　将黑豆研成粉末，每次取用 5 克加入茶末冲泡后饮用。

功效　可以预防头发脱落、防止秃头。

### 9. 枸杞首乌茶

茶方　何首乌、枸杞子各 10 克。

制法　将何首乌、枸杞子择净，同置杯中，冲入沸水浸泡，代茶饮服。每日 1 剂，连续服用。

功效　可使头发乌黑发亮，对斑秃有疗效。

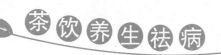 

### 10. 黄芪枣茶

茶方　黄芪 60 克、红枣 30 克。

制法　把黄芪、红枣一同加水煎煮 30 分钟。每日 1 剂,代茶饮服。

功效　可营养肌肤,改善发质,防止黄发、白发。

### 11. 当归茶

茶方　川芎 2 克、当归 5 克。

制法　将川芎、当归一同放入杯中,以沸水冲后即可饮用。

功效　可滋润头皮毛发,延缓白发、黄发生成,使头发润滑光泽、乌黑发亮。

### 12. 草莓芝麻茶

茶方　黑芝麻 5 克、草莓 50 克、红茶 2 克、蜂蜜适量。

制法　先将黑芝麻炒干,再将草莓捣成糊状,然后把黑芝麻放入锅中倒入适量清水,加入红茶一同煮 10 分钟;倒入草莓搅拌,待温后调入蜂蜜即可食用。

功效　不仅可以使头发乌黑有光泽,还可养颜护肤。

### 13. 薰衣草茶

茶方　薰衣草 3 克,喜爱口味的茶包 1 个,蜂蜜或冰糖适量。

制法　将薰衣草与茶包置入茶壶中,加入适量热水冲泡开来,再调入冰糖,或放温后以蜂蜜调味即可。

功效　不但能美发护肤,还有纾解压力的功效。

### 14. 乌发茶

茶方　黑芝麻 500 克、核桃仁 200 克、白糖 200 克、红茶适量。

制法　将黑芝麻、核桃仁一同碾碎,再将白糖熔化后拌入,储存于密封罐中,每次取 10 克用红茶冲服。

功效　坚持服用可保持头发乌黑、滋润。

养生小贴士

## 自制护发剂四例

（1）大豆护发香波：取黑大豆 500 克，煮熟留汤，用大豆汤洗头发，再用清水漂净；最后滴几滴柠檬汁于清水中，用此柠檬水洗发一遍。此法可令头发乌黑、有光泽。

（2）蛋白护发香波：将鸡蛋清（短发用 3 个鸡蛋，长发用 4~5 个鸡蛋）搅拌打匀，使形成泡沫后，用以浸洗头发，保留 3~5 分钟，然后用清水洗净。此法可使头发滋润、光亮。

（3）柠檬护发液：将两片柠檬放入盛满水的脸盆中浸透（pH 值可达 5.0），用此水洗发，然后用清水漂洗。因酸性柠檬液有中和碱性的功效，故此方适合于受碱性洗发剂损伤的头皮和头发。

（4）绿茶护发水：用热水冲泡适量的绿茶，将头发用洗发露清洁干净后，再用泡好的茶汤浸湿头发，并轻轻按摩 1 分钟，然后冲净即可。这样不仅能有效去除头屑，还可以防治脱发。

### 护眼明目茶饮

### 1. 决明双花茶

茶方　决明子 10 克，金银花、玫瑰花各 3 克。

制法　将决明子稍微冲洗一下，沥干备用。将决明子、金银花和玫瑰花一同放入茶壶中，冲入 500 毫升沸水，加盖浸泡 5 分钟。散发香气后，倒入杯中饮用即可。

功效　此款茶饮能清肝明目、清心去火，可治疗口干舌燥、眼睛干涩。

### 2. 龙井白菊茶

**茶方** 龙井茶 3 克、杭白菊 10 克。

**制法** 茶壶中加入龙井茶与杭白菊,注入约 150 毫升的热开水,略摇晃清洗茶材后,倒出茶汤。再加入 450 毫升的热开水,静置 2 分钟后,即可饮用。也可重复回冲至茶味渐淡。

**功效** 此款茶饮有降血压、镇静神经的作用,能预防心血管疾病。

### 3. 清络茶

**茶方** 干荷叶 50 克、丝瓜皮 6 克、西瓜翠衣 5 克、普洱茶或乌龙茶 10 克。

**制法** 用纱布将干荷叶、丝瓜皮、西瓜翠衣包好,放清水中浸泡清洗后备用;砂锅中放水 5 杯,放入纱布包,煮沸;普洱茶或乌龙茶用沸水冲泡,取浓茶汁,与前者兑和,加入少量蜂蜜,即可饮用。

**功效** 清心明目,降脂减肥。

### 4. 芝麻绿茶

**茶方** 黑芝麻 30 克,绿茶、红糖各 10 克。

**制法** 将黑芝麻放入锅中炒至香味四溢后盛出备用。茶壶中加入绿茶,加入沸水 250 毫升略泡,2 分钟后加入黑芝麻同泡。最后加入红糖拌匀饮用即可。

**功效** 黑芝麻滋补内脏,绿茶缓解眼部疲劳。

### 5. 双乌茶

**茶方** 乌龙茶 5 克,何首乌 30 克,干山楂、冬瓜皮各 20 克。

**制法** 将何首乌、冬瓜皮、山楂同时入锅煮至山楂烂熟,滤渣取液,乌龙茶用沸水冲泡后,取浓茶汁,与前者兑和,即可饮用。

**功效** 清肝明目、降脂减肥、消食。

### 6. 菊花龙井

**茶方** 龙井茶 3 克、菊花 3 朵。

**制法** 混合后,用沸水冲泡 3 分钟。每天 3 剂,多次服用。

功效　清肝明目、祛风散热、降脂消食。

## 茶制护眼明目品

养生小贴士

（1）美目茶袋：冲泡过的茶叶（红茶除外）挤干，放于纱布袋里包好，将茶袋放在眼睛上，10~15分钟即可。不仅能够缓解眼部疲劳，还可改善黑眼圈。

（2）甘菊茶眼膜：取甘菊茶适量，用沸水冲泡，待茶凉后，用化妆棉蘸茶汁，均匀涂抹在眼部周围，待25分钟后洗净即可。能够有效去除眼袋，防止黑眼圈。

## 润肤美白茶饮

### 1. 珍珠茶

茶方　优质珍珠粉3克、高级绿茶3克。

制法　将高级绿茶用80℃左右的水泡3分钟后，用茶汤送服珍珠粉。每隔10天服用1次。

功效　延缓衰老，清热消炎解毒，养颜美白，消除皮肤上的"小痘痘"，使皮肤红润、光洁。

### 2. 玉兰花茶

茶方　玉兰花2朵、绿茶5克、盐适量。

制法　将玉兰花瓣放入盐水中清洗干净、沥干，与绿茶一同放入杯中，用沸水冲泡即可。代茶饮服。

功效　可促进新陈代谢、美白肌肤。

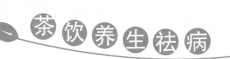 

### 3. 蔬果美白茶

**茶方** 草莓 9 个、桑白皮粉 5 克、苹果 1 个、蜂蜜 15 克、菠菜少许、柠檬片 2 片、冰块适量。

**制法** 先将草莓、苹果、菠菜洗净后,放入榨汁机中,打成果汁后,滤渣取汁,加入 200 毫升白开水稀释。将汁液倒入锅中,再加入蜂蜜,用小火煮至沸腾后关火。加入桑白皮粉冲泡,静置 5 分钟。倒入冲茶器内,放入柠檬片,饮用时加入少量冰块即可。

**功效** 此款茶饮不仅能美白皮肤,还能润肠通便、消除痘痘,一举三得。

### 4. 美白爽身茶

**茶方** 苹果丁 4 克、薄荷叶 1 克、柳橙半个、姜汁汽水 160 毫升、桂圆 5 颗、蜂蜜适量。

**制法** 将桂圆洗净,沥干;柳橙去皮,榨汁备用。锅中加 200 毫升水烧沸,放入苹果丁、薄荷叶焖煮 3 分钟后,再加入桂圆、橙汁与蜂蜜拌匀。锅中再倒入姜汁汽水,稍加热后离火,倒入茶壶中即可。

**功效** 以苹果肉和薄荷等组成的果茶粒,结合有美白效果的橙汁,再加上姜汁汽水,让人在美白的同时感觉到神清气爽。

### 5. 薄荷玫瑰茶

**茶方** 干玫瑰花 4 朵、鲜薄荷叶 3 片、蜂蜜适量。

**制法** 将玫瑰花放入茶杯中,用沸水冲泡,然后加入薄荷叶,待温后调入蜂蜜即可。代茶饮服。

**功效** 可嫩白肌肤、促进皮肤代谢。

### 6. 水果绿茶

**茶方** 绿茶 1 包,葡萄 10 颗,凤梨、柠檬各 2 片,蜂蜜适量。

**制法** 将绿茶包用沸水冲泡 5 分钟;葡萄和凤梨片榨成果汁,倒入泡好的绿茶,放入柠檬片,调入蜂蜜即可。代茶饮服。

**功效** 可促进血液循环,更新老化角质层,使皮肤光滑、白皙。

### 7. 芝麻核桃茶

茶方  黑芝麻 15 克、核桃仁 15 克、高级绿茶 3 克。

制法  将黑芝麻炒香研末，核桃仁研末。将高级绿茶用 80℃的水冲泡 3 分钟，取出茶汁，在茶汁中加入黑芝麻和核桃仁，拌匀即可饮用。每天一次。

功效  具有益肤养肾的功效，对于皮肤干燥、粗糙、无光泽者，有一定的疗效。

### 8. 芝麻蜂蜜茶

茶方  黑芝麻 15 克、高级绿茶 3 克、蜂蜜 5 克。

制法  黑芝麻入锅内焙炒至焦黄出香，研末。取绿茶、芝麻冲泡约 5 分钟后，调入一小匙蜂蜜，搅拌均匀后可饮用，将茶叶与芝麻一并嚼食。

功效  具有润肤功效，对于皮肤粗糙、毛发干枯者有一定的疗效。

### 9. 西瓜茶

茶方  西瓜 250 克、绿茶 3 克。

制法  将西瓜肉取出榨汁备用；将绿茶用 90℃的水 50 毫升，冲泡 3 分钟，制成浓茶汁；与西瓜汁兑匀，即可饮用。

功效  清热降火、养颜润肤。

### 10. 青果茶

茶方  青橄榄 2 枚、绿茶 3 克、蜂蜜少量。

制法  青橄榄、绿茶、蜂蜜一起投入杯中，用开水冲泡 3 分钟。

功效  清热润肺、滋养肌肤。

### 11. 山楂茶

茶方  山楂 3 只、绿茶 3 克。

制法  将鲜山楂切片，与茶叶用开水冲泡 3 分钟，即可食用。

功效  养颜润肤、健脾开胃。

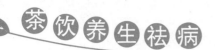
## 12. 美肤茶

**茶方**　茶叶、龙眼肉各 3 克,菊花、山楂、枸杞子各 2 克,橄榄 2 枚。

**制法**　将所有茶材放入茶壶中,用沸水冲泡即可。代茶饮服,最后食橄榄。

**功效**　滋阴生血、润肤养颜。

## 13. 清香美颜茶

**茶方**　洋甘菊、苹果花、枸杞子各 3 克,柠檬 1 片。

**制法**　将洋甘菊、苹果花揉碎,与枸杞子一起放入纱布袋中,做成茶包。将茶包放入杯中,冲入沸水,静置 3~5 分钟,让其充分浸泡出味。再将柠檬挤汁入杯中,最后将整片柠檬再泡入杯中。可反复加入 300 毫升沸水冲泡直至味淡。

**功效**　苹果花中的苹果酚与柠檬中的维生素 C 都能养颜美白,再加上洋甘菊能清热解毒,可加速分解黑色素,提升美白效果。

养生小贴士

### 茶制润肤美白品

（1）美白紧肤绿茶面膜: 将一个蛋黄倒入 10 克面粉中,再加入适量的绿茶末搅拌均匀成糊状,涂于面部,然后再敷上一张微湿的面膜纸,待 20 分钟后揭下洗净即可。不仅美白紧肤,还可杀菌去痘。

（2）清凉绿茶润肤乳: 将适量的绿茶粉与润肤乳充分混合,放于冰箱冷藏,于炎炎夏日沐浴后,涂于身体备部位,滋养皮肤的同时还可享受清凉。

抗衰去皱茶饮

## 1. 乌龙除皱茶

**茶方**　乌龙茶 6 克、薏仁 30 克、玫瑰花 10 克。

制法　将所有茶材研成末,搅拌均匀,制成冲剂,用沸水冲泡。每日1剂,分2次饮服。

功效　消除皱纹、活化细胞,使皮肤细腻、光泽。

### 2. 容颜不老茶

茶方　生姜300克、红枣加颗、沉香200克、丁香200克、茴香150克、甘草100克、盐适量。

制法　将所有茶材研成末,拌匀备用。每日取10克,用沸水冲泡。

功效　可消除皱纹、容颜焕发。

### 3. 芪参祛皱茶

茶方　黄芪、党参各6克,枸杞子10克。

制法　将黄芪、党参放入锅中,倒入适量水煮沸,然后放入枸杞子即可。代茶饮服。

功效　增加皮肤弹力,使皮肤光滑细致。

### 4. 养肤茶

茶方　柿叶、紫草各10克,薏仁15克,白糖适量。

制法　将所有茶材放入砂锅中,倒入适量水,用小火煎煮20分钟,滤去渣,在茶汤中加入适量白糖调味即可。每日1剂。

功效　可清热润肤,增加皮肤弹性。

### 5. 美肤绿茶

茶方　绿茶3克、软骨素2克。

制法　将绿茶用滚水冲泡,然后将软骨素调和其中。

功效　美艳肌肤,使皮肤富有弹性。

### 6. 玉竹润肤茶

茶方　玉竹、菟丝子各15克,白术9克。

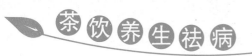

制法　将玉竹和白术放入锅中,倒入 300 毫升水煮沸,然后放入菟丝子再煮 3 分钟即可。代茶饮服。

功效　使肌肤光滑有弹性,健康有光泽。

### 7. 芦荟红茶

茶方　红茶 1 包、芦荟 30 克、菊花 3 克、蜂蜜适量。

制法　将芦荟去皮取出白肉,与菊花一同放入锅中,倒入适量水,用小火慢煮,待水沸后倒入杯中,放入红茶包,调入蜂蜜即可。代茶饮服。

功效　提高细胞活力,减缓肌肤老化。

### 8. 玫瑰红茶

茶方　红茶 3 克、玫瑰花 3 朵、方糖一块、柠檬一片。

制法　红茶用 100℃开水冲泡 3 分钟,取茶汁,加入玫瑰花、方糖、柠檬,酸甜可口,夏天可加冰块。

功效　美容养颜,润肤有弹性。

### 9. 桑叶桑葚茶

茶方　桑叶 10 克、桑葚 5 粒、乌龙茶 5 克、蜂蜜少许。

制法　将桑叶用水洗净后,与乌龙茶一起用沸水冲泡 5 分钟左右,然后滤掉茶汁。将桑葚压碎,包入棉布袋中,挤出汁液,将挤出的桑葚汁倒入泡好的茶汁中,加入蜂蜜调匀即可。代茶饮服。

功效　使皮肤光泽,富有弹性。

### 10. 龙眼绿茶

茶方　绿茶、枸杞子各 3 克,龙眼肉 5 克,冰糖适量。

制法　将枸杞子与龙眼肉洗净放入茶壶中,然后加入绿茶倒入 300 毫升沸水,放入冰糖即可。每日 1 剂。

功效　可滋阴补血,红润肤色。

### 11. 养颜活力茶

**茶方**　天竺葵、迷迭香各 5 克,甜菊叶 3 克。

**制法**　将所有茶材放入茶壶中。冲入 500 毫升沸水,加盖静置 5 分钟后倒入杯中即可。

**功效**　此款茶饮能够促进血液循环,通过改善人体功能而改善皮肤的整体情况。

### 12. 桂花润肤茶

**茶方**　乌龙茶 2 克、干燥桂花 3 克。

**制法**　将干燥桂花和乌龙茶混合后一起放入茶壶中。冲入 400 毫升沸水,加盖闷泡 5 分钟至香气四溢,倒入杯中饮用即可。

**功效**　此款茶饮可以活血补气,改善气色,消除暗沉。

### 13. 珍珠绿茶

**茶方**　珍珠粉 10 克、绿茶 3 克。

**制法**　将绿茶放入茶壶中,冲入 300 毫升沸水后,加盖闷泡 3 分钟。将茶叶滤去,加入珍珠粉调匀饮用。

**功效**　促进肌肤细胞再生、解毒清热、抗皮肤氧化。

### 14. 迷迭香草茶

**茶方**　干玫瑰 6 朵,柠檬香茅、迷迭香、柠檬罗勒各 1 克。

**制法**　将柠檬香茅、迷迭香和柠檬罗勒剪成小段备用。将剪好的茶材与干玫瑰花一起放入茶壶中,冲入 700 毫升沸水。闷泡 2 分钟后饮用即可,可反复冲饮直至味淡。

**功效**　此款茶饮能帮助提神、提高注意力、增强记忆力、缓解衰老。

养生小贴士

**茶制抗衰去皱品**

（1）绿茶去角质霜：将适量的绿茶粉与角质霜充分混合，用打圈的手法涂于脸部或其他需要去角质部位，然后用温水冲洗干净即可。可去除老化角质，深层清洁毛孔。

（2）红茶抗皱面膜：将等量的红茶与红糖一同用水煎煮，待温后放入面粉搅成糊状，然后均匀涂在面部，敷 15 分钟，最后用温水清洗干净即可。可有效减少皱纹并使皮肤变得滋润光滑。

## 祛斑除痘茶饮

### 1. 红花净白茶

茶方　绿茶 3 克、红花 15 克、红糖 30 克。

制法　将所有茶材放入茶杯中，用沸水冲泡，盖上盖闷泡 10 分钟即可。代茶饮服。

功效　可活血、祛斑，改善肌肤的粗糙、晦暗。

### 2. 去斑白皙茶

茶方　葡萄柚、橙子各 2 个，柠檬半个，蜂蜜 15 克，红茶包 1 个。

制法　将葡萄柚、橙子和柠檬洗净，压出汁备用。锅中加 200 毫升水烧沸，加蜂蜜和果汁，搅拌均匀关火；再放入红茶包浸泡 5 分钟，倒入杯中即可。

功效　此茶富含维生素 C，能够有效淡化色斑。

### 3. 芦荟椰果茶

**茶方**　食用芦荟2根、椰果10克、红茶包1个、冰糖适量。

**制法**　将芦荟洗净,去皮取肉后切成小丁,用清水稍冲备用。将红茶包放入茶壶中,加入400毫升沸水浸泡5分钟。最后加入芦荟丁、椰果搅匀。饮用时依据个人口味加入冰糖调味即可。

**功效**　此款茶饮能够促进人体排出毒素,快速去痘。

### 4. 苹果去痘茶

**茶方**　苹果1个、橙子半个、红茶包1个、白芷粉3克。

**制法**　将苹果去皮,去核,洗净切块,放入榨汁机内打成泥状备用。橙子洗净,压出汁备用。锅中加400毫升水烧沸,放入苹果泥、橙汁与白芷粉调匀,关火后加入蜂蜜和红茶包泡5分钟,倒入杯中饮用即可。

**功效**　苹果能增强胃肠蠕动,排毒养颜;橙汁中的维生素C能有效淡化色斑。苹果与橙子搭配,可谓去痘、消斑的最佳搭档。

### 5. 茉莉美肤茶

**茶方**　茉莉花3克、丁香5粒、柠檬汁10毫升、蜂蜜30毫升、柠檬皮适量。

**制法**　将柠檬皮洗净,切成细丝备用。将茉莉花、丁香放入茶壶中,倒入300毫升沸水闷泡3分钟。加入柠檬汁、蜂蜜、切成丝的柠檬皮,充分拌匀饮用即可。

**功效**　此款茶饮能舒缓肌肤、增强肌肤弹性、消除疲劳,还能缓解肠胃不适、头痛等症状。

### 6. 祛斑茶

**茶方**　菊花5克,丹参、山楂各10克,草决明20克,莲心5克。

**制法**　将所有茶材放入锅中,倒入适量水用小火煎煮。代茶饮服。

**功效**　可祛斑、清火,使面色红润。

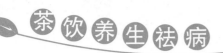 

### 7. 白蔹玫瑰茶

**茶方**　白蔹 6 克、玫瑰花 3 朵、红枣 5 颗。

**制法**　将所有茶材放入茶壶中,用沸水冲泡,盖上盖闷 15 分钟即可。代茶饮服。

**功效**　适用于局部黑斑、雀斑或面部痤疮等。

### 8. 二山祛斑茶

**茶方**　红茶 6 克,花茶 5 克,淮山药 15 克,山萸肉、天冬、生地黄各 10 克。

**制法**　将淮山药、山萸肉、天冬、生地黄、红茶放入锅中,倒入 500 毫升水,煮沸 15 分钟,然后取茶汤冲泡花茶即可。每日 1 剂,随时温饮。

**功效**　适用于黄斑褐黑,伴有舌红、苔少等。

### 9. 桑芩夏菊茶

**茶方**　花茶 6 克,菊花、桑白皮、黄芩、夏枯草、赤芍各 10 克。

**制法**　将桑白皮、黄芩、夏枯草、赤芍和菊花用 500 毫升水煎煮 15 分钟,然后取沸汤冲泡花茶即可。每日 1 剂,随时温饮。

**功效**　清热祛湿,适用于湿热蕴结型粉刺、皮疹红肿疼痛。

### 10. 双花除痘茶

**茶方**　金银花、菊花各 6 克,连翘 10 克。

**制法**　将所有茶材放入茶壶中,用 600 毫升沸水冲泡,盖上盖闷 5 分钟即可。代茶饮服。

**功效**　清热解毒、去除青春痘。

### 11. 美容祛斑茶

**茶方**　枸杞子 10 克,红枣 5 颗,当归、参须、黄芪各 5 克。

**制法**　将所有茶材放入锅里,用 1500 毫升水煮沸、去渣。代茶饮服。

**功效**　调节内分泌,祛斑美容,还原肤色。

### 12. 淡斑薏仁茶

茶方　绿茶 6 克、薏仁 50 克。

制法　将薏仁放入锅里，加大量水煮成稀粥，取薏仁水，冲入绿茶中即可。每天服用。

功效　可淡化黑斑，美白肌肤。

### 13. 绿豆菊花茶

茶方　菊花、柠檬各 10 克，绿豆沙 30 克，蜂蜜少许。

制法　将菊花放入锅中倒入适量水煮沸，然后把柠檬榨汁，与绿豆沙一同放入菊花水中，搅拌，待温后调入蜂蜜即可。代茶饮服。

功效　排毒养颜、抚平脸部粗糙。

养生小贴士

## 茶制祛斑除痘品

（1）绿茶去粉刺面膜：取 30 克的绿豆粉，加入 10 克白芷粉和 5 克绿茶粉搅拌均匀，倒入适量的清水搅拌成糊状，涂抹于脸部，大约 10~15 分钟后用温水洗净。可有效去除粉刺并有排毒功效。

（2）绿茶排毒淡斑面膜：新鲜葡萄 100 克、绿茶粉 1 茶匙、白糖适量。先将葡萄去皮捣烂，加入绿茶粉和白糖，再加入适量冻沸水调匀，均匀涂在面部，敷 15~20 分钟，然后用温水洗净。有助于排毒和去除色斑，能令面部肌肤恢复润泽。

（3）糖茶祛油面膜：将适量的白糖和面粉充分混合，然后加入 5 克绿茶粉，倒入适量清水搅拌成糊状，均匀地涂抹于脸部，待 15~20 分钟后洗净即可。能有效祛除油脂，消除粉刺。

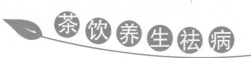

## 消脂减肥茶饮

### 1. 健身降脂茶

**茶方**　绿茶、泽泻各 10 克,何首乌、丹参各 15 克。

**制法**　何首乌、泽泻、丹参三药研粗末,纳入热水瓶中,用沸水适量冲泡,盖闷 20~30 分钟,然后加入绿茶,轻摇。再盖闷 5~6 分钟。频频代茶饮用,1 日饮尽。

**功效**　能活血利湿、降脂减肥。

### 2. 葡萄美容茶

**茶方**　葡萄 100 克、蜂蜜适量、绿茶 3 克。

**制法**　将绿茶用沸水冲泡、再将葡萄与白糖加冷水 60 毫升、然后与绿茶茶汤混合饮用。

**功效**　有减肥、美容的作用。

### 3. 三鲜茶

**茶方**　绿茶 3 克,鲜荷叶、鲜藿香、鲜佩兰叶各 10 克。

**制法**　将鲜荷叶、鲜藿香、鲜佩兰叶洗净、切碎,然后与绿茶一同放入茶壶中,用沸水冲泡即成。代茶饮服。

**功效**　可消暑生津、减肥去脂。

### 4. 玫瑰乌梅茶

**茶方**　红茶 1 包、乌梅 3 颗、玫瑰花 5 朵。

**制法**　将乌梅放入锅中,倒入 250 毫升水煮沸,然后用乌梅汁冲泡红茶,再放入玫瑰花浸泡即可。饭前饮用。

**功效**　可减去腹部脂肪,塑身功效明显。

### 5. 消脂红茶饮

**茶方**　红茶、生姜、诃子皮各 5 克。

**制法**　将红茶、诃子皮放入锅中倒入 200 毫升水煮沸，然后放入生姜片煎服。每日 1 剂，分 2 次饮服。

**功效**　可减肥，治积食。

### 6. 玫瑰普洱茶

**茶方**　普洱茶、玫瑰花各 6 克。

**制法**　将普洱茶放入茶壶中，先倒入适量沸水，然后倒掉；放入玫瑰花，再冲入沸水闷泡即可。可反复饮服。

**功效**　可降脂、美容、养颜。

### 7. 普洱菊花茶

**茶方**　普洱茶 6 克、菊花 5 朵。

**制法**　将普洱茶与菊花一同放入茶壶中，用沸水冲泡即可。随时饮服。

**功效**　有助于消化，消除油脂。

### 8. 葫芦荷叶茶

**茶方**　乌龙茶、干荷叶、橘皮各 5 克，陈葫芦 10 克。

**制法**　将干荷叶、陈葫芦、橘皮共研为细末，混入茶叶中。欲饮时，可取少量冲泡，反复冲泡至茶水清淡为度。

**功效**　降脂减肥、消食理气。

### 9. 桂枝收腹茶

**茶方**　桂枝 6 克、茯苓 10 克、甘草 3 克。

**制法**　将所有茶材放入锅中，倒入 300 毫升水煮沸即可。代茶饮服。

**功效**　可除去腹部多余脂肪，缩小腰围。

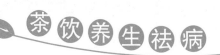

### 10. 塑身美腿茶

**茶方** 马鞭草、迷迭香、柠檬草、薄荷叶各 3 克。

**制法** 将马鞭草揉碎备用。将迷迭香、柠檬草、薄荷叶和揉碎的马鞭草混合均匀,缝入纱布袋中做成茶包。将茶包放入茶壶中,冲入 500 毫升沸水,闷泡 3~5 分钟至散发香味后饮用即可。可反复冲泡至茶味变淡。

**功效** 此款茶饮能减少体内多余水分,净化肠胃,促进消化,分解脂肪,轻松去除肥肉。

### 11. 银耳瘦身绿茶

**茶方** 干银耳 20 克、绿茶包 1 个、冰糖适量。

**制法** 杯中放入绿茶包,用沸水冲泡 5 分钟左右,即可取出绿茶包。将干银耳洗净,放入清水中泡发,取出放入锅中,加少量清水与冰糖,入锅炖熟。再把绿茶水倒入银耳汤中,搅拌均匀即可饮用。

**功效** 银耳可助胃肠蠕动,减少脂肪吸收。

### 12. 茉莉香草茶

**茶方** 茉莉干蕾、柠檬马鞭草干品、胡椒薄荷干叶各 1 克。

**制法** 把茉莉干蕾、柠檬马鞭草干品、胡椒薄荷干叶放入杯中。倒入沸水 300 毫升,闷泡 3~5 分钟,至散发出香味即可。

**功效** 饮用茉莉香草茶可解油腻,消解脂肪。

### 13. 玲珑消脂茶

**茶方** 柠檬马鞭草 3 克、柠檬香茅 1 克、甜菊叶 5 片、老姜适量。

**制法** 将柠檬马鞭草、柠檬香茅、甜菊叶洗净备用;柠檬香茅剪成小段,老姜切成片备用。将所有材料放入茶壶中,冲入沸水闷泡 5 分钟后饮用即可。

**功效** 此款茶饮能迅速分解体内脂肪,达到消脂朔身的效果。

### 14. 苦丁普洱茶

**茶方** 普洱茶 5 克、苦丁茶 1 克。

制法　混合后如同普洱茶泡饮。

功效　清热解毒、降脂减肥。

### 15. 苦丁乌龙茶

茶方　苦丁茶1克、乌龙茶5克。

制法　混合后冲泡如同乌龙茶。

功效　减肥降脂、清凉明目、降血糖。

### 16. 玫瑰红枣茶

茶方　干玫瑰花5朵、红枣2颗、蜂蜜适量。

制法　将玫瑰花与红枣一同放入茶壶中，用沸水冲泡，待温后调入蜂蜜即可。代茶饮服。

功效　去脂解油腻。

### 17. 荷叶乌龙茶

茶方　荷叶、乌龙茶各5克。

制法　荷叶与乌龙茶一起投入杯中，用100℃的开水浸泡2分钟，即可饮用。夏季可冰镇后饮用，味道更佳。

功效　润肠、减肥、清热解毒、洁肤润肤。

养生小贴士

**要想酷请食醋**

　　近年来，国外流行食醋减肥新方法。研究者认为，食醋中所含的氨基酸，不仅可消耗人体内的脂肪，而且能使糖、蛋白质等新陈代谢顺利进行。据研究，肥胖者每日饮用15~20毫升食醋，在1个月内就可以减轻体重3千克左右。所以追求时尚减肥法的人，不妨采用食醋减肥法一试。

# 第八章

## 对症茶疗：巧用茶饮治百病

茶既可养生又能治病。自从被发现和利用以来，茶与茶疗一直是我国医药学的重要组成部分。从第一部药学专著《神农本草经》到现代的《中药大辞典》《中国药膳学》《中国药学》等，都记载了不少关于茶的药用价值和防治各种疾病的茶疗方剂。随着近年来茶叶中的营养成分和药理作用进一步被人们发现，其保健功能和防治疾病的功效也得到了进一步的肯定。

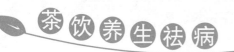 
## 感冒

感冒，俗称"伤风"，是由多种病毒引起的一种呼吸道常见病，其中30%~50%是由某种血清型的鼻病毒引起。普通感冒起病较急，早期症状有咽部干痒或灼热感、喷嚏、鼻塞、流涕，开始为清水样鼻涕，2~3天后变稠；可伴有咽痛；一般无发热及全身症状，或仅有低热、头痛。感冒虽是小病，但会引起人的身体不适。茶叶中的茶多酚对细菌和病毒均有灭杀作用，所以感冒时多饮茶对排除病毒，缩短感冒病程有一定的效果。茶叶与其他食物或药材配伍，制成的抗感冒茶饮，具有强化抗病毒的作用，消除感冒症状。

### 1. 流感茶

**茶方**　绿茶、冰糖各12克，大青叶、板蓝根、贯众各20克。

**制法**　将大青叶、板蓝根、贯众用500毫升水煮沸15分钟，取沸汤冲泡绿茶，然后加入冰糖拌匀即可。

**用法**　每日1剂，随时温服。

**功效**　清热祛风、解毒利咽。适用于流行性感冒初期治疗。

### 2. 苏藿茶

**茶方**　紫苏叶、藿香、薄荷、荆芥各4克，茶叶5克。

**制法**　将上述药材研为粗末，用沸水冲泡即可。

**用法**　每日1剂，随时温服。

**功效**　疏风解表、防治感冒。

### 3. 白芷荆茶

**茶方**　香白芷30克，荆芥穗3克，茶叶3克。

**制法**　香白芷、荆芥穗研末，茶叶用沸水冲泡3分钟即可。

**用法**　送服，每日1剂。

**功效**　解表散寒、发汗退热。适用于感冒初起，畏寒发热。

### 4. 银翘薄豉茶

茶方　绿茶 8 克,薄荷 3 克,金银花、连翘、豆豉各 5 克。

制法　将金银花、连翘和豆豉用 200 毫升水,煮沸 10 分钟,取沸汤冲泡绿茶和薄荷即可。

用法　每日 2 剂,饭后温服。

功效　疏散风热。适用于风热感冒、发热、头胀痛、鼻塞流黄涕、咽痛红肿等。

### 5. 香薷银藿茶

茶方　绿茶 8 克,金银花 10 克,香薷、藿香各 6 克。

制法　金银花、香薷和藿香用 500 毫升水煮沸 5 分钟,取沸汤泡绿茶即可。

用法　每日 1 剂,分 2 次温服。

功效　散风热、祛暑湿。适用于夏天感冒,除风热症状外,兼有身重困倦、舌苔黄腻等。

### 6. 银花山楂茶

茶方　银花 30 克、山楂 10 克、茶叶 10 克、蜂蜜适量。

制法　银花、山楂、茶叶水煎 10 分钟,取汁,加入蜂蜜拌匀,随时饮用。

用法　每日 1 剂,多次饮用。

功效　清热解毒。适用于风热感冒、发热头痛。

### 7. 罗汉果茶

茶方　罗汉果 20 克、绿茶 2 克。

制法　罗汉果加水 300 毫升,煮沸 5 分钟后加入绿茶即可。

用法　每日 1 剂,分 3~5 次饮服。

功效　止咳化痰。适用于百日咳、风热咳嗽不止。

### 8. 苏羌茶

茶方　苏叶、羌活各 9 克,红茶 5 克。

制法　将苏叶、羌活、红茶一起研粗末，以沸水冲泡即可。

用法　每日 1 剂，代茶温服。

功效　辛温解表、祛风散寒。适用于风寒感冒、恶寒发热、无汗、肢体酸痛。

### 9. 五神茶

茶方　荆芥、紫苏叶、生姜各 10 克，绿茶 6 克，薄荷 3 克，红糖 30 克。

制法　先用小火煎煮荆芥、紫苏叶、绿茶、生姜，约 15 分钟后，再加薄荷煮 3~5 分钟，然后加入红糖，溶化即成。

用法　每日 2 剂，可随量服用。

功效　发散风寒、祛风止痛。适用于风寒感冒、畏寒、身痛、无汗等症。

### 10. 葱豉茶

茶方　葱白 3 根、淡豆豉 15 克、石膏 60 克、栀子 5 枚、薄荷 30 克、荆芥 5 克、茶叶末 10 克。

制法　将所有茶材一起用水煎服。

用法　代茶频饮，宜温服。

功效　辛温解表。适用于外感风寒、发热头痛等。

### 11. 核桃葱姜茶

茶方　核桃仁、葱白、生姜各 25 克，红茶 15 克。

制法　将所有茶材一起加水煎煮，取汁服用。

用法　每日 1 剂。

功效　适用于感冒发热，有解表散寒、发汗退热之功效。

### 12. 银花茶

茶方　银花 20 克、茶叶 6 克。

制法　混合后，沸水冲泡 5 分钟，即可饮用。

用法　每日 1 剂，多次饮用。

功效　清热解毒、解表祛风。适用于风热感冒、咽喉肿痛。

### 13. 大青银花茶

茶方　大青叶(鲜叶 30~60 克，干品 20 克)、金银花 15~30 克、茶叶 5 克。

制法　加水煎汤或沸水冲泡 10 分钟，即可。

用法　每日 1 剂，不拘时饮服。

功效　清热解毒、祛暑。适用于感冒高热。

### 14. 葱姜糖茶

茶方　红茶 5 克、葱白 5 段、生姜 5 片、红糖 10 克。

制法　将所有茶材用 200 毫升沸水冲泡，盖上盖闷 10 分钟。

用法　每日 2 剂，趁热饮服。

功效　疏风散寒。适用于风寒感冒轻症、鼻塞流清涕、打喷嚏等。

### 15. 绿豆红糖茶

茶方　茶叶 9 克、绿豆 30 克、红糖适量。

制法　绿豆捣碎，茶叶用纱布包好，一同放入锅中，加 250 毫升水煎成汤汁，然后加入红糖即可。

用法　随时温服。

功效　可清热解毒。适用于夏季流行性感冒。

养生小贴士

**预防感冒的生活小妙招**

　　虽然说感冒是一种常见的疾病，但是感冒的症状实在是让人很痛苦，所以需要我们及时地治疗。对于感冒，预防才是最重要的，以下的一些生活小妙招，能够帮助您积极预防感冒，告别感冒困扰。

　　（1）按摩鼻沟：两手对搓，掌心热后按摩迎香穴（位于鼻沟内、横平鼻外缘中点）十余次，可以预防感冒及在感冒后减轻鼻塞症状。

　　（2）热水泡脚：每晚用较热的水（温度以热到不能忍受为止）泡脚 15 分

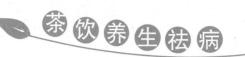
钟,要注意泡脚时水量要没过脚面,泡后双脚要发红,才可预防感冒。

(3)冷水浴面:每天洗脸时要用冷水,用手掬一捧水洗鼻孔,即用鼻孔轻轻吸入少许水(注意勿吸入过深以免呛着)再擤出,反复多次。

(4)生吃大葱:生吃大葱时,可将油烧热浇在切细的葱丝上,再与其他菜凉拌吃,不仅可口,而且可以预防感冒。

(5)盐水漱口:每日早晚、餐后用淡盐水漱口,以清除口腔病菌。在流感流行的时候更应注意盐水漱口,此时,仰头含漱使盐水充分冲洗咽部效果更佳。

## 咳嗽

咳嗽是人体的一种保护性呼吸反射动作。咳嗽的产生,是由于当异物、刺激性气体、呼吸道内分泌物等刺激呼吸道黏膜里的感受器时,冲动通过传入神经纤维传到延髓咳嗽中枢,引起咳嗽。咳嗽的动作是短促深吸气,声门紧闭,呼吸肌、肋间肌和膈肌快速猛烈收缩,使肺内高压的气体喷射而出,就成为咳嗽。随着急速冲出的气流,呼吸道内的异物或分泌物被排出体外。

引起咳嗽的原因有很多,除去鼻、咽、喉、气管、支气管、肺、胸膜等呼吸器官以外,耳、脑膜、心脏、食管、胃等内脏的迷走神经受到刺激,也会传入咳嗽中枢引起咳嗽。咳嗽是呼吸系统疾病的主要症状,如咳嗽无痰或痰量很少,甚至为干咳,常见于急性咽喉炎、支气管炎的初期;急性骤然发生的咳嗽,多见于支气管内异物;长期慢性咳嗽,多见于慢性支气管炎、肺结核等。

咳嗽的不利影响是可把气管病变扩散到邻近的小支气管,使病情加重。另外,持久剧烈的咳嗽可影响休息,还易消耗体力,并可引起肺泡壁弹性组织的破坏,诱发肺气肿,所以要及时防治。下面是一些有利于防治咳嗽的茶饮,大家不妨试试。

## 1. 杏梨饮

**茶方**　苦杏仁 10 克、鸭梨 1 个、冰糖 20 克。

**制法**　先将杏仁去皮尖、打碎，鸭梨洗净、切块，加适量水同煮，待熟，加入冰糖，搅拌溶解即可。

**用法**　代茶饮用，每日 1 剂。

**功效**　润肺止咳。适用于口鼻咽喉干燥、口渴、干咳无痰或痰少而黏、不易咳出等症。

## 2. 陈皮茶

**茶方**　陈皮、茶叶各 2 克。

**制法**　将陈皮与茶叶一同放入茶杯中，用沸水冲泡，盖上盖闷 10 分钟即可。

**用法**　每日午饭后 1 剂，代茶饮服。

**功效**　镇咳化痰、开脾健胃。

## 3. 杞麦茶

**茶方**　枸杞子、麦门冬各 15 克。

**制法**　将上述两味药加水适量，煎煮 30 分钟即可。

**用法**　代茶饮，每日 1 剂，连服 2 周。

**功效**　滋补肝肾、清热除烦。适用于咽干口燥、干咳等症。

## 4. 三白茶

**茶方**　桑白皮、百部、芍药、冰糖各 15 克，绿茶 10 克。

**制法**　桑白皮、百部、芍药一起煎水去渣，用药汁冲泡绿茶，调入冰糖即可。

**用法**　每日 1 剂，连服 5 日为 1 疗程。

**功效**　清肺润肺、降气化痰。适用于百日咳阵咳期。

## 5. 桑叶茶

**茶方**　桑叶（经霜冻后采集者为佳）6 克、绿茶 3 克。

**制法**　将桑叶焙干研粗末，与绿茶一起以沸水冲泡或加水略煎即可。

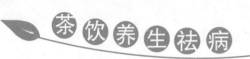

用法　代茶饮用。

功效　清热祛风、凉血止血。适用于肺热咳嗽、痰中带血、咯血、鼻出血、齿出血及风热外感、头痛、目赤等。

### 5. 百合杷藕茶

茶方　鲜百合、枇杷、鲜藕各 30 克。

制法　枇杷去核切成片、鲜藕洗净后切成片，与鲜百合一起，每次取 40~50克，置热水瓶中，以沸水冲泡大半瓶，盖上盖闷 10 分钟左右，即饮。

用法　一日内分数次服完，弃沉渣。

功效　清热、润肺、止咳。适用于风热咳嗽，日久所致干咳无痰或少痰，或痰粘难咯，声音嘶哑；燥咳，咳唾痰中带血，口干舌燥，舌苔薄干。

### 6. 党参金银花茶

茶方　党参、金银花、五味子各 10 克。

制法　党参、金银花、五味子共同煎水，去渣取汁。

用法　代茶频饮。

功效　益气、养阴、清肺热。适用于老年人体虚肺热阴亏所致咳嗽。

### 7. 参麦银花茶

茶方　玄参 15 克、麦门冬 10 克、金银花 9 克、冰糖适量。

制法　上述诸药研成粗粉，洗净，放入保温杯中，开水冲泡，盖闷 30 分钟即可。

用法　代茶频饮，每日 1 剂。

功效　滋阴清火、利咽解毒。适用于自觉咽喉部有异物感、口干咽燥或声音嘶哑、干咳少痰等症。

### 8. 桑杏沙麦茶

茶方　绿茶 5 克，桑叶、杏仁、沙参、麦冬各 10 克，冰糖适量。

制法　将桑叶、杏仁、沙参和麦冬用 600 毫升水煮沸 15 分钟，再加入绿茶共煮2分钟,取汤汁加冰糖搅拌即可。

用法　每日1剂,随时凉饮。

功效　清肺润燥、止咳。适用于干咳少痰、咳痰不爽、鼻咽干燥、舌苔薄黄少津等。

### 9. 双百麦地茶

茶方　绿茶5克,百合、百部、麦冬、地骨皮各10克。

制法　将百合、麦冬、百部和地骨皮用500毫升水煮沸15分钟,取沸汤冲泡绿茶。

用法　每日1剂,分2次凉饮。

功效　润肺养阴、止咳。适用于肺阴亏虚。

### 10. 苍苓陈夏茶

茶方　红茶、苍术、陈皮各6克,茯苓、法半夏各10克。

制法　将苍术、陈皮、茯苓和法半夏用500毫升水煮沸15分钟,取沸汤冲泡红茶即可。

用法　每日1剂,分2次温服。

功效　燥湿、化痰、止咳。适用于咳声重浊、痰多色白、胸闷脘痞、舌苔白腻等。

### 11. 苏姜桔甘茶

茶方　红茶、生姜、桔梗各6克,紫苏叶10克,甘草3克。

制法　将紫苏叶、生姜、桔梗和甘草用500毫升水煮沸10分钟,取沸汤冲泡红茶即可。

用法　每日1剂,分2次热服。

功效　疏散风寒、化痰止咳。适用于风寒袭肺、咳嗽声重、咳痰稀薄色白、发热、无汗等。

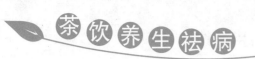
### 12. 川贝枇杷茶

**茶方**　枇杷叶 5 克,桔梗、川贝母、光杏仁、薄荷各花 3 克,冰糖少许。

**制法**　将所有茶材放入锅中,加入 500 毫升水用小火煮 20 分钟即可,放入冰糖调匀即可。

**用法**　频频代茶饮。

**功效**　散寒宣肺、止咳化痰。适用于伤风咳嗽、痰少色白、头痛、舌苔薄且白。

### 13. 沙麦川贝茶

**茶方**　绿茶 6 克,沙参、麦冬各 10 克,川贝母 5 克。

**制法**　将沙参、麦冬、川贝母用 500 毫升水煮沸 15 分钟,取沸汤冲泡绿茶。

**用法**　每日 1 剂,随时凉饮。

**功效**　养阴、化痰、止咳。适用于肺阴亏虚、咳久痰少、痰黏难咳、咽干口燥、手足心热、舌红等。

### 14. 桑菊桔甘茶

**茶方**　绿茶、桔梗各 6 克,桑叶、菊花各 10 克,甘草 5 克。

**制法**　将桔梗、桑叶、菊花和甘草用 500 毫升水煮沸 10 分钟,取沸汤冲泡绿茶即可。

**用法**　每日 1 剂,分 2 次温服。

**功效**　疏风清热。适用于风热犯肺、咳嗽气粗、咽痛或咳声嘶哑,或有发热、舌苔薄白或黄。

### 15. 润肺止咳茶

**茶方**　茶叶 15 克,玄参、麦冬各 50 克,乌梅 25 克,桔梗 30 克,甘草 15 克。

**制法**　将所有茶材研碎拌匀,沸水冲泡。

**用法**　每日 2 次,一次服 10 克,代茶饮服。

**功效**　润肺止咳。适用于老年人痰少难咳、声音嘶哑。

养生小贴士

## 梨汁炖冬菇治疗咳嗽

梨能润肺凉心、消痰降火,冬菇内的双链糖核酸在人体内产生的干扰素能消灭体内的病毒。用"梨汁炖冬菇"的食疗法防治秋冬的燥咳,消除感染,一般服用两三天即见收效。偏方制法如下:先将4个鸭梨去皮切片榨成汁,把冬菇200克洗净切片,加适量水和冰糖同炖,等冬菇炖熟后,早晚分两次连汤同食,即可。

## 哮喘

气管进入肺后,逐级分成支气管、小支气管和细支气管。当外来或内在的过敏原或非过敏原等因素引起这些支气管平滑肌痉挛、黏膜水肿及分泌物增加,造成呼吸时空气流通不畅时,患者就会有气急、呼吸困难、咳嗽及咳痰等症状。检查肺部时可闻到哮鸣音,尤其是呼气时特别明显。这种反复发生的发作性病症称为支气管哮喘,即"哮喘"。哮喘的病因比较复杂,治疗也非常复杂。在治疗时可采取一些辅助食疗措施,双管齐下,以达到更好的治疗效果。茶叶中的生物碱具有平喘的作用。茶叶与其他药材配伍,制成哮喘茶饮,可以起到一定的辅助治疗效果。

### 1. 仙人掌茶

**茶方**　鲜仙人掌茎(去皮、刺)60克、蜂蜜30~40克、绿茶6克。

**制法**　取仙人掌鲜品,洗净切细,置保温杯中,用沸水适量冲泡,置闷15分钟,取清液;绿茶沸水冲泡后,取浓茶汁;两者兑和,调入蜂蜜20克即成。

**用法**　分2次服用,症状消失后即停药。

**功效**　清热解毒、止咳平喘。适用于支气管哮喘,症见喘息痰鸣、不能平卧、

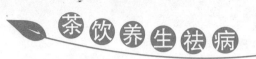

咯吐黄稠痰。

### 2.萝卜茶

茶方　白萝卜 100 克、绿茶 5 克、盐少许。

制法　将白萝卜洗净、切片、煮烂,略放盐调味,再将绿茶用沸水冲泡 5 分钟后倒入萝卜汁内服用。

用法　每日 2 剂,连服 5 日为 1 疗程。

功效　清热化痰、理气开胃。适用于咳嗽痰多、纳食不香等。

### 3.款冬花茶

茶方　款冬花 9 克、紫菀 5 克、炙甘草 5 克、绿茶 1 克。

制法　以上 4 味茶材加水 400 克,煎煮 3 分钟,经纱布过滤后加入蜂蜜,再煮沸即可饮用。

用法　代茶饮。

功效　止咳化痰、降逆润肺。适用于多种慢性咳嗽、气喘及肺虚久咳等。

### 4.五倍子茶

茶方　五倍子 10 克、绿茶 2 克。

制法　混合后,用沸水冲泡即可,

用法　温服,每日 2 剂。

功效　清热化痰、止咳。适用于久咳痰多、咽痛。

### 5.柿饼茶

茶方　柿饼 6 个、冰糖 15 克、茶叶 5 克

制法　柿饼加冰糖煮烂;茶叶用沸水冲泡 3 分钟,取浓茶汁;与前者兑和,即可饮用。

用法　每日 1 剂。

功效　清热化痰。适用于肺虚咳嗽、痰多。

### 6. 僵蚕茶

茶方  白僵蚕 30 克、茶叶 30 克。

制法  研末,混合,取 15 克药沸水冲泡即可。

用法  睡前饮服,每日 1 剂。

功效  清热化痰、止咳。适用于痰多喘咳。

### 7. 茄子根冰糖绿茶

茶方  绿茶 2 克、茄子根 20 克、冰糖适量。

制法  茄子根洗净,切成小段,放入砂锅内,加适量水煮沸 15 分钟;再加入绿茶、冰糖,稍煮片刻即可。

用法  随时饮服。

功效  适用于久咳痰多及痰中带血的慢性支气管炎症。

### 8. 丝瓜茶

茶方  丝瓜 200 克、茶叶 5 克、盐适量。

制法  先将丝瓜加盐少许煮熟,茶叶以沸水冲泡 5 分钟后取汁,倒入丝瓜汤内即可。

用法  每日 1 剂,不拘时饮服。

功效  清热解毒、止咳化痰、利咽。适用于急、慢性咽喉炎,咽痒不舒,扁桃腺炎及支气管炎,咳嗽等。

### 9. 橄竹梅茶

茶方  咸橄榄 5 个、竹叶 5 克、乌梅 2 个、绿茶 5 克、白糖 10 克。

制法  将上述药茶加水共煎取汁。

用法  每日 2 剂,每剂煎汁 1 杯,温服之。

功效  有清肺润喉之效。用于久咳及劳累过度所引起的失音,急、慢性咽喉炎等。

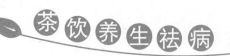
### 10. 柚皮茶

**茶方** 茶叶 5 克、干柚子皮 8 克、冰糖适量。

**制法** 将柚子皮切碎，放入保温杯中，用沸水冲泡，加入冰糖，盖上盖闷 10 分钟即可。

**用法** 代茶饮服。

**功效** 化痰止咳。

---

养生小贴士

## 秋季防哮喘需科学饮食

秋天一到，老哮喘患者就买好多梨回来吃。想想也是，"梨能润肺止咳"嘛，对哮喘肯定有好处。可没曾想，润肺的梨却成了致喘物。为什么梨成了致喘物呢？这主要因为有些患者属于寒性哮喘，本身不宜多食偏凉的食物，如生梨、菠菜、毛笋等，而应进食性温的食物如羊肉、姜、桂等。只有热性哮喘才适合用梨"润肺止咳"。不过，无论是寒性哮喘患者还是热性哮喘患者可以多吃荸荠、白萝卜、胡桃肉、红枣、芡实、莲子、山药等具有健脾化痰、益肾养肺之功的食物，因为它们对防止哮喘发作有一定作用。

---

## 消化不良

消化不良是一种有胃动力障碍所引起的疾病。引起消化不良的原因有很多，包括胃和十二指肠部位的慢性炎症，使食管、胃、十二指肠的正常蠕动功能失调。患者的精神不愉快、长期闷闷不乐或突然受到猛烈的刺激等均可引起。一般在家中自我治疗的轻型消化不良，大都由于情绪不好、工作过于紧张、天寒受凉或多食不易消化食物引起，仅有轻微的上腹不适、饱胀、烧心等症状，可选用治疗消化不良的茶饮试一试。

# 第八章 对症茶疗：巧用茶饮治百病

## 1. 核桃红茶

**茶方** 红茶 3 克、核桃仁 100 克、山楂 30 克、白糖 50 克。

**制法** 将红茶、核桃仁、山楂一同入锅煎汤，加入白糖调和。

**用法** 代茶饮，并食核桃仁。

**功效** 补肾强心、生津止咳。适用于冬季作茶疗服用，并可预防心血管病发作，治疗肺虚咳嗽、肾虚咳嗽、肉食积滞、便秘等。

## 2. 胡萝卜汤茶

**茶方** 胡萝卜 300 克、白糖 30~50 克。

**制法** 将胡萝卜洗净剁碎，加水少许煮烂，滤出菜汁加水到 1000 毫升，加入白糖煮沸即成。

**用法** 代茶饮用。

**功效** 本茶饮富有碱质，含果胶，有使大便成形和吸附细菌、毒素的作用。适用于消化不良兼有腹泻者。

## 3. 二芽消食汤

**茶方** 生谷芽、麦芽各 15 克。

**制法** 将上述二者一同加水煎 30 分钟。

**用法** 饭后当茶饮。

**功效** 此茶健脾开胃消食。主治脾胃虚弱兼有积滞、纳差便溏、食后腹胀腹痛者。

## 4. 七星茶冲剂

**茶方** 薏米、谷芽、山楂各 100 克，淡竹叶 50 克，钩藤 35 克，蝉蜕、甘草各 20 克，蔗糖适量。

**制法** 以上诸药粉碎拌匀，每次取 6~9 克用开水冲即可。

**用法** 代茶温饮。

**功效** 健脾胃、清烦热、宁心志。主治小儿消化不良、不思饮食、小便短赤、夜卧不宁。

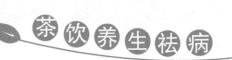 

### 5. 化食茶

**茶方** 红茶、白砂糖各 500 克。

**制法** 红茶加水煎煮。每过 20 分钟取煎汁 1 次，加水再煎，共取煎汁 4 次。然后混和煎汁，再以小火煎煮浓缩，至煎服较浓时，加白砂糖，调匀。再煎熬至用铲挑起时呈丝状而不粘手时，熄火，趁热倒在表面涂过食油的大搪瓷盆中，待稍冷，将其分割成块状（每块 10~15 克）即可。

**用法** 每日 3 次，每次 1~2 块，饭后含食；或用开水嚼化送服。

**功效** 化食消滞。适用于消化不良、胃脘胀饱不舒等症。

### 6. 化积茶

**茶方** 山楂 15 克，麦芽 10 克，莱菔子 8 克，大黄、茶各 2 克。

**制法** 将上述茶材全部置放杯中，开水冲泡。

**用法** 每日 1 剂，随时饮用。

**功效** 消食化积。适用小儿食积、消化不良症。

### 7. 米茶

**茶方** 大米 100 克、茶叶 6 克。

**制法** 将大米淘净，放入锅内加水适量；再将茶叶用沸水冲泡 6 分钟，取茶汁倒入锅内与大米共煮成粥即可。

**用法** 每日 1 次，温服。

**功效** 健脾和胃、消积。适用于消化不良且食欲不振者。

### 8. 红曲茶

**茶方** 红曲 15 克。

**制法** 将红曲加水煎取药汁 150 毫升。

**用法** 频频代茶饮。

**功效** 健脾消食。适用于积滞、食而不化、腹胀、厌食。

养生小贴士

## 消化不良患者应注意哪些事项

（1）少吃油炸食物：因为这类食物不容易消化，多吃会引起消化不良，会加重消化道负担，还会使血脂增高，对健康不利。

（2）少吃腌制食物：这些食物中含有较多的盐分及某些可致癌物，因此不宜多吃。

（3）少吃生冷食物、刺激性食物：生冷和刺激性强的食物对消化道黏膜具有较强的刺激作用，容易引起腹泻或消化道炎症。

（4）规律饮食：研究表明，有规律地进餐，定时定量，可形成条件反射，有助于消化腺的分泌，更利于消化。

（5）温度适宜：饮食的温度应以"不烫不凉"为宜。

（6）细嚼慢咽：以减轻胃肠负担。对食物充分咀嚼次数愈多，随之分泌的唾液也愈多，对胃黏膜有保护作用。

（7）饮水择时：最佳的饮水时间是晨起空腹时及每次进餐前1小时，餐后立即饮水会稀释胃液，用汤泡饭也会影响食物的消化。

（8）注意防寒：胃部受凉后会使胃的功能受损，故要注意胃部保暖，不要受寒。

## 消化性溃疡

消化性溃疡是消化系统的常见病、多发病，以上腹部出现慢性周期性发作的钝痛或灼痛、症状轻重与进餐明显有关为特点。本病发生的部位多在胃和十二指肠，又称胃及十二指肠溃疡。中医将本病归属于"胃脘痛"、"心痛"、"吐酸"的范畴。治疗以理气和胃，制酸止痛为基本原则。

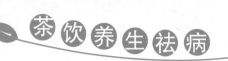 

### 1. 甜咸小白菜茶

茶方　小白菜250克、盐少许、白糖适量。

制法　将小白菜洗净剁碎,加盐腌10分钟,用纱布包扎绞汁,加入白糖即成。

用法　每日3次,空腹饮用。

功效　清热、止津、养胃。适用于老年消化性溃疡胃病较剧、胃中灼热、反酸嘈杂、心烦易怒、口干口苦、便秘等。

### 2. 牛奶蜂蜜饮

茶方　鲜牛奶250毫升、蜂蜜50克、白及粉末6克。

制法　将鲜牛奶煮沸后加入蜂蛋、白及粉末,调匀即成。

用法　代茶饮用。

功效　补虚和中、益气养胃。适用于老年消化性溃疡胃疼缠绵、不思饮食、大便干结、神疲乏力、面色萎黄等

### 3. 糖蜜红茶饮

茶方　红茶5克,蜂蜜、红糖各适量。

制法　将红茶置于保温杯中,用沸水冲泡,加盖浸泡10分钟,再加入红糖和蜂蜜即成。

用法　代茶饮用。

功效　和中润燥、养胃止痛。适用于老年消化性溃疡胃痛缠绵、久痛不愈、不思饮食、口干便结、神疲乏力、面色萎黄等。

### 4. 佛手枯草茶

茶方　鲜佛手12克、鲜夏枯草24克、白糖或冰糖适量。

制法　鲜佛手洗净切片,夏枯草淘洗干净切节。将二物同入杯中,放入少量白糖或冰糖,冲入沸水,加盖浸泡15~30分钟。

用法　取汁当茶喝。

功效　疏肝散郁、和胃止痛。适用于老年消化性溃疡上腹疼痛较剧、痛无

定处、胃中灼热、反酸嘈杂、心烦喜怒、口干口苦、便秘尿黄等。

### 5. 蜂蜜红花茶

**茶方** 红花5克，蜂蜜、红糖各适量。

**制法** 将红花放在保温杯中，以沸水冲泡；加盖后温泡10分钟，再调入蜂蜜与红糖适量。

**用法** 趁热频频饮用。

**功效** 和胃利肠、止痛愈疡。适用于胃及十二指肠溃疡或胃脘刺痛者。

### 6. 二绿茶

**茶方** 绿萼梅、绿茶各6克。

**制法** 加沸水冲泡5分钟后即可。

**用法** 代茶饮用，每日1剂，不拘时温服。

**功效** 疏肝理气、和胃止痛。适用于肝胃不和、脘腹胀满而痛、恶心、呕吐等。

### 7. 玫瑰佛手茶

**茶方** 玫瑰花6克、佛手10克。

**制法** 把玫瑰花和佛手放入杯中，倒入沸水，浸泡5分钟后即可饮用。

**用法** 每日1剂，不拘时温服。

**功效** 理气解郁、和胃止痛。适用于肝胃不和、胁肋胀痛、胃脘疼痛、嗳气少食。

### 8. 玳玳花茶

**茶方** 玳玳花3克。

**制法** 将玳玳花放入杯中，以沸水冲泡即成。

**用法** 当茶饮。

**功效** 玳玳花能疏肝理气、和胃、止痛、止呕。适用于脘腹胀痛、胸胁不舒、恶心呕吐、不思饮食者饮用。

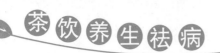
### 9. 旱莲红枣茶

茶方　鲜旱莲草 50 克、红枣 8~10 枚。

制法　将二味药加清水两碗,煎至一碗。

用法　每日分 2 次服其汤汁。

功效　补肝肾、养胃阴、凉血止血。适用于胃、十二指肠溃疡出血,失血性贫血等症,有良好的辅助治疗作用。

### 10. 乌及茶

茶方　乌贼骨 30 克、浙贝母 15 克、白及 30 克。

制法　共研粗末,加水煎沸 20 分钟后,滤取药汁。

用法　每日 1 剂,不拘时当茶温饮。

功效　适用于胃酸过多的消化性溃疡患者。

养生小贴士

## 溃疡患者的饮食原则

（1）宜食用质软、易消化的食物,避免体积大、坚硬、粗纤维多的食物,以减少对溃疡面的机械性刺激。

（2）少量多餐、定时定量。少量,可减少胃酸分泌;多餐,可弥补食量之不足。一般每餐不宜过饱,以正常食量的 2/3 为宜,每日进餐 4~5 次。定时定量对维持胃液分泌和正常生理功能有重要作用。

（3）为促进溃疡愈合,提供营养全面的膳食,特别有必要选用蛋白质营养价值高的食品。

（4）烹调方法应以蒸、煮、炖、烧、烩、焖等较好,不宜采用干炸、油炸、腌腊、滑溜等方法。忌过甜、过咸、过热及生冷食物。

## 胃痛

　　胃痛又称胃脘痛，是以胃脘近心窝处常发生疼痛为主的疾患。胃痛是临床上常见的一个症状，多见急慢性胃炎，胃、十二指肠溃疡病，胃神经官能症。也常见于胃黏膜脱垂、胃下垂、胰腺炎、胆囊炎及胆石症等病。胃痛主要表现为胃脘部经常发生的疼痛，且伴有胸脘痞闷、恶心呕吐、大便溏薄或便秘等。治疗胃痛的茶饮供胃痛较轻者或已经诊断明确清楚的患者选用。在服用治胃痛茶饮后症状不能缓解时，应去医院检查诊治。

### 1. 健胃茶

　　茶方　徐长卿 5 克、北沙参 3 克、橘红 3 克、生甘草 2 克、红茶 2 克。

　　制法　上述诸药研为粗末，洗净，放入砂锅，煎煮 15 分钟即可。

　　用法　每日 1 剂，代茶频饮，连饮 3 个月为一疗程。

　　功效　理气调中、和胃止痛。适用于胃痛日久或久食生冷寒凉而致脾胃损伤，中阳不运而致胃脘隐痛等症。

### 2. 橘花茶

　　茶方　红茶 4 克、橘花 5 克。

　　制法　将红茶和橘花用沸水冲泡即可。

　　用法　每日 1 剂，随时温服。

　　功效　可温中理气、和胃止痛。适用于虚寒胃痛、食积不化兼有咳嗽等症状。

### 3. 绿梅茶

　　茶方　绿茶、绿萼梅各 6 克。

　　制法　上述 2 味药放杯中，用沸水冲泡，闷泡 10 分钟即成。

　　用法　不拘时频频饮用，每日 1 剂。可加水续冲泡。

　　功效　疏肝理气、和胃止痛。适用于胃脘痞胀疼痛、两胁胀痛、食欲不振等。

### 4. 连萸竹陈茶

**茶方** 绿茶 3 克、陈皮 4 克、竹茹 10 克、黄连 6 克、吴茱萸 1 克。

**制法** 将黄连、吴茱萸、竹茹和陈皮用 500 毫升水煮沸 15 分钟，然后取沸汤冲泡绿茶即可。

**用法** 每日 1 剂，分 2 次凉饮。

**功效** 清热和胃。适用于胃热炽盛、闷满胀痛、吐酸、心烦，口苦或黏、苔黄或腻等。

### 5. 山神莱陈茶

**茶方** 红茶 5 克，山楂、神曲各 10 克，莱菔子、陈皮各 6 克。

**制法** 将山楂、神曲、莱菔子和陈皮用 500 毫升水煮沸 15 分钟，然后取沸汤冲泡红茶。

**用法** 每日 1 剂，随时温服。

**功效** 消食和胃。适用于食滞胃脘胀痛、嗳腐吞酸或呕吐不消化、舌苔厚腻等。

### 6. 神麦莱夏茶

**茶方** 绿茶、麦芽、莱菔子各 5 克，神曲 10 克，姜半夏 6 克。

**制法** 将麦芽、莱菔子、神曲和姜半夏用 500 毫升水煮沸 15 分钟，取沸汤冲泡绿茶即可。

**用法** 每日 1 剂，分 2 次温服。

**功效** 消食和胃。适用于食滞呕吐、大便秘结、嗳气厌食、脘腹闷胀、舌苔厚腻等。

### 7. 参术姜夏茶

**茶方** 党参、白术、姜半夏各 10 克，红茶、干姜各 6 克。

**制法** 将党参、白术、姜半夏和干姜用 500 毫升水煮沸 15 分钟，然后取沸汤冲泡红茶。

**用法** 每日 1 剂，分 2 次热服。忌食生冷食物。

功效　温中和胃。适用于脾胃虚寒、神疲倦怠、胃脘隐痛、喜暖、畏寒肢冷等。

### 8. 橘皮姜椒茶

茶方　橘皮 10 克,生姜 30 克,红茶 5 克,胡椒、吴茱萸各 2 克,红糖适量。

制法　将橘皮洗净,生姜洗净切片,胡椒、吴茱萸捣碎,与红茶、红糖一同放入保温杯中,冲入沸水,盖上盖闷 15~20 分钟。

用法　代茶饮服,每日 1 剂。

功效　温中散寒、理气止痛。用于风寒伤胃之疼痛。

### 9. 麦芽山楂茶

茶方　炒麦芽 10 克、炒山楂 3 克,红糖适量。

制法　将炒麦芽、炒山楂和适量红糖放入杯中,倒入 250 毫升沸水,盖上盖闷 20 分钟即可。

用法　每日 1 剂,温服 2~3 次。

功效　消食化滞。适用于脘腹胀满、嗳腐吞酸、食后即吐、舌苔薄白等。

### 10. 蒲公英茶

茶方　蒲公英 10 克,石斛、百合各 5 克,绿茶 3 克,冰糖适量。

制法　将蒲公英、石斛、百合放锅中,加水适量,煎沸 30 分钟后去药渣,用药汁冲泡绿茶,再加入冰糖调匀即可。

用法　倒入保温杯中当茶饮用,每日 1 剂。

功效　适用于胃脘灼热疼痛、泛酸、口渴、大便干结、小便短黄等。

### 11. 夏苓姜桂茶

茶方　姜半夏、茯苓各 10 克,生姜片 8 克,桂枝 6 克,红茶 5 克。

制法　将茯苓和姜半夏用 500 毫升水煮沸 10 分钟,再加入生姜片和桂枝共煮 5 分钟,取沸汤冲泡红茶。

用法　每日 1 剂,分 2 次热服。

功效　止呕。适用于胃腹闷满、口干不欲饮、饮水则吐、舌苔白腻等。

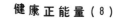

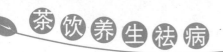

### 12. 芪姜陈茶

**茶方** 红茶 3 克、黄芪 15 克、干姜 8 克、陈皮 5 克、茯苓 10 克。

**制法** 将黄芪、干姜、陈皮和茯苓用 500 毫升水煮沸 15 分钟,然后取沸汤冲泡红茶。

**用法** 每日 1 剂,分 2 次热饮。

**功效** 温胃健脾。适用于脾胃虚寒、泛吐清水、神倦乏力、手足不温、大便多溏等。

### 13. 香附陈姜茶

**茶方** 红茶 3 克,陈皮 5 克,制香附、生姜片各 10 克。

**制法** 将制香附和陈皮用 500 毫升水煮沸,然后取沸汤冲泡生姜片和红茶。

**用法** 每日 1 剂,分 2 次热饮。忌食生冷、避免风寒。

**功效** 可以散寒、止痛。适用于胃脘冷痛、呕吐清水痰涎、畏寒喜暖、舌苔白等。

### 14. 菖蒲花茶

**茶方** 石菖蒲、茉莉花各 6 克,青茶 10 克。

**制法** 上述 3 味加入适量沸水冲泡即可。

**用法** 代茶温饮,可加水续泡。

**功效** 宽胸理气、和胃止痛、健脾安神。适用于慢性胃炎、神经官能症及失眠多梦等。

### 15. 甘松茶

**茶方** 甘松 12 克、陈皮 6 克。

**制法** 上述 2 味药洗净、切细,放保温杯中,加入适量沸水冲泡,加盖闷泡 15 分钟后即成。

**用法** 疼痛发作时饮用,一次可饮 50 毫升。

**功效** 行气止痛。适用于胃肠痉挛、神经性胃痛等。

## 嗅辛夷止胃痛

辛夷又名木笔花，为木兰科落叶乔木植物望春玉兰、玉兰、武当玉兰的花蕾。辛夷味道辛香，能通鼻窍，是治疗鼻炎的常用中药。最新研究发现，辛夷还可以用来缓解受寒后胃绞痛。

辛夷中含挥发油较多，性味特别芳香。这些挥发性物质通过提高细胞内环磷腺苷水平而起到通气、解痉作用，从而治疗胃肠胀气以及胃绞痛。受凉后胃肠胀气以及胃绞痛的患者，可以用辛夷6克，加沸水200~300毫升，加盖后浸泡10分钟。治疗时，用鼻子深吸辛夷水的药蒸汽5~10分钟，疼痛可逐渐缓解。也可以提前用辛夷做一个香包，一旦胃痛就拿出来闻闻，有芳香止痛作用。

## 便秘

健康人在正常情况下，食物通过胃肠道，经消化、吸收至将剩余残渣排泄，一般需24~48小时，也就是每隔1~2天排便一次。如果由于某些原因，粪便在肠道内停留的时间过长，粪便内所含的水分被过度吸收，就会导致粪便干燥、坚硬、排出困难，正常排便规律也被打乱，每隔2~3天甚至更长的时间才排便一次，严重者排出的粪便形状像羊屎或兔屎样，呈球状，则称之为便秘或大便秘结。

便秘不仅排便困难，且对机体可造成多种危害。目前对于便秘的概念医学上尚无统一的定义，一般认为，排便规律消失，便次少于正常情况，排便间隔超过72小时，粪质坚硬，排便时感觉不适，就说明发生了便秘。平时适当地喝喝下列茶饮，对防治便秘可起到一定的作用。

### 1. 通便茶

茶方　决明子、绿茶各10克，枸杞子、陈皮各5克。

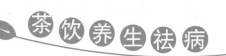 

制法　将决明子、枸杞子、陈皮一起研成粗末,分装在袋中,每袋 10 克,用沸水冲泡饮用。

用法　每次 1 袋,每日 2 袋,用沸水冲泡代茶频饮。

功效　适用于虚痨精亏、脾肾阳虚、气滞型便秘。

### 2. 决明苁蓉茶

茶方　决明子 10 克、肉苁蓉 10 克、蜂蜜适量。

制法　将决明子与肉苁蓉加入适量开水,煎煮 20 分钟,过滤,保留滤液即可。

用法　趁热加入蜂蜜代茶饮用,每日 1 剂。

功效　补肾通阳、润肠通便。适用于习惯性便秘及老年性便秘。

### 3. 牛蓉归桂茶

茶方　红茶、肉桂各 6 克,怀牛膝、肉苁蓉、当归各 10 克。

制法　将怀牛膝、肉苁蓉和当归用 500 毫升水煮沸 10 分钟,加入肉桂再煮 5 分钟,然后取沸汤冲泡红茶。

用法　每日 1 剂,可随时热服。

功效　温阳通便。适用于脾肾阳虚型便秘、大便秘结、面色萎黄无华、时作眩晕、心悸、小便清长、畏寒肢冷、舌苔白等。

### 4. 参芪陈蜂茶

茶方　花茶 6 克,太子参、黄芪各 20 克,陈皮 5 克,蜂蜜适量。

制法　将太子参、黄芪、陈皮用 500 毫升水煮沸 20 分钟,取沸汤冲泡花茶,待温时加入蜂蜜搅匀即可。

用法　每日 1 剂,随时温服。

功效　健脾、益气、通便。适用于脾虚气弱、大便干结、临厕无力、神疲气怯、舌淡苔薄等。

### 5. 核桃糖茶

茶方　绿茶 5 克、核桃 25 克、白糖 15 克。

制法　核桃捣碎,与白糖拌匀,绿茶用沸水冲泡后倒入核桃中即可。

用法　每日 1 剂,代茶饮服。

功效　具有润肠通便、缓解便秘的症状。

### 6. 荞麦茶

茶方　茶叶 5 克、荞麦面 50 克、蜂蜜 20 克。

制法　茶叶研成细末,与荞麦面、蜂蜜搅拌,用沸水冲泡即可。

用法　每日 1 剂,温服即可。

功效　有效帮助润肠通便,并降低血脂,改善便秘。

### 7. 连翘茶

茶方　连翘瓣 30 克、蜂蜜适量。

制法　连翘瓣用沸水冲泡,加入蜂蜜,搅匀即可。

用法　代茶频饮,每日 1 剂。

功效　清热、润肠、通便。适用于实热痰湿壅结的便秘。

### 8. 蜜茶

茶方　茶叶 3 克、蜂蜜 2 毫升。

制法　上述 2 味以沸水冲泡 5 分钟即可。

用法　饭后 1 杯,温服。

功效　补中润燥。适用于妇女产后便秘或老年性便秘、肺燥干咳。

### 9. 枣花蜜绿茶

茶方　绿茶 5 克、枣花蜜 30 克。

制法　先将绿茶用沸水冲泡,盖上盖闷 5 分钟,待温凉后加入蜂蜜即可。

用法　随意服用。

功效　清热、通便。冷服可防止便秘,但要注意,热服则适用于细菌性痢疾。

### 10. 玄麦桔甘茶

茶方　玄参、麦冬、桔梗各 5 克,甘草 2 克,茶叶 3 克。

制法　将玄参、麦冬、桔梗、甘草、茶叶一起放入杯中,倒入沸水冲泡即可。

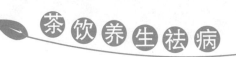

用法　代茶频饮。

功效　治肺燥、气虚。适用于精亏型便秘。

### 11. 天冬茶

茶方　绿茶 3 克、天冬 30 克。

制法　天冬切片,先加清水适量煎煮 15 分钟,再将煎液冲泡茶叶,加盖闷 5 分钟后即成。

用法　每日 1~2 剂,每剂分 2 次服。

功效　养阴、润燥、清热。适用于阴虚肺燥之干咳少痰、肠燥便秘,对预防乳腺癌、肺癌也有一定作用。

### 12. 杏枳槟香茶

茶方　花茶 6 克,杏仁、枳壳、槟榔、木香各 10 克。

制法　将杏仁、枳壳和槟榔用 500 毫升水煮沸 10 分钟,再加入木香煮 5 分钟,然后取沸汤冲泡花茶即可。

用法　每日 1 剂,分 2 次温服。

功效　行气导滞通便。适用于肠道气滞型便秘,大便不畅、欲解不得,嗳气频作、舌苔发白等。

养生小贴士

### 揉腹部有效治便秘

揉腹的具体做法是:起床后排空小便,喝凉开水 300~500 毫升。站立,两脚与肩同宽,身体放松,右手掌心放在右下腹部,左手掌心放在右手背上,从下腹部按摩上提至右季肋部,推向左季肋部,再向下按摩到左下腹部即可。沿顺时针方向反复按摩 30~50 遍,按摩时无需压力过大,只需轻轻按摩即可。刚开始可能效果不大,只要坚持此法,10 天后均可见效。坚持每天做一次,30 天后可完全达到自行正常排便的效果。

呃逆

呃逆是指气逆上冲,喉间呃呃连声,声短而频,令人不能自制的病证,俗称"打嗝儿"。常伴有恶心、流涎、反复吞咽等。呃逆轻者,持续数分钟或数小时可不治自愈;重者,24小时不止,甚至连续发作数日乃至更长,使患者疲惫不堪,十分痛苦。

呃逆的发生是膈肌痉挛所致。膈肌为什么会痉挛呢? 原因在于直接支配膈肌的是膈神经或迷走神经。此神经来自第3、4颈椎脊髓根的神经节(此处称呃逆中枢,此中枢上面还受延髓控制)。故凡有影响上述部位的某种因素存在,即可引起膈神经或迷走神经反射,导致膈肌痉挛,发生呃逆。呃逆可由多种原因诱发,如过食生冷食物,过服寒凉药物,先饮热汤热茶后进冷饮生食以及大便秘结、小便不利、久病而致肾气不纳等都可引起呃逆。

中医在治疗呃逆方面积累了许多茶疗方,但应用时应辨证选方。

### 1. 白蔻陈皮止呕茶

茶方　白豆蔻3克,藿香、陈皮、生姜各5克。

制法　将以上茶材放入杯中加沸水冲泡。

用法　代茶饮,边饮边加沸水。每天上午和下午各泡服1剂。

功效　温中散寒、降逆止呕。

### 2. 丁香柿蒂茶

茶方　柿蒂7个、丁香6克、鲜生姜6克。

制法　以上三味,加水入瓦锅内,加水适量,煎取药汁。

用法　频频饮服。

功效　温中降逆,可治顽固性呃逆、呕吐。

### 3. 芦根竹茹茶

茶方　芦根50克、竹茹30克。

制法　上两味水煎去渣。

用法　每日分 2 次饮服。

功效　本方有清热和胃、止吐之功效。适用于胃热呕哕、反胃、口渴、心烦等症。

### 4. 竹茹麦冬茶

茶方　竹茹 15 克、麦冬 30 克、冰糖 6 克。

制法　将竹茹、麦冬入砂锅,加清水 500 毫升浸透,煎至 300 毫升,去渣取汁,入冰糖溶化调匀。

用法　待温频饮。

功效　可清热、降气、止呃。主治胃热呃逆。

### 5. 橘茹饮

茶方　橘皮 30 克、竹茹 30 克、柿饼 30 克、生姜 3 克、白糖适量。

制法　以上诸品,加水煎熬 2 次,共煎取药汁 250 毫升,加入白糖即成。

用法　代茶饮用。

功效　本方有理气和胃、降逆止呃之功效。尤宜于肝气不舒、横逆犯胃之呃逆频作、嗳气频繁、心烦易怒者服用。

### 6. 干姜刀豆饮

茶方　干姜 4 克、刀豆 20 克、柿蒂 5 个。

制法　将三味药同入砂锅内,加清水 500 毫升,泡透煎至 300 毫升,去渣留汁。

用法　每日早晚,空腹温热饮。

功效　温阳补中、降气止呃,适用于脾胃阳虚呃逆。

### 7. 玉竹二汁饮

茶方　甘蔗汁 100 克、玉竹 15 克、生姜 9 克、冰糖适量。

制法　甘蔗、生姜取汁,玉竹水煎取汁,加冰糖适量,混合调匀即可。

用法　频频缓饮,每日 1 剂,连服 2~3 天。

功效　本方滋养胃阴、和降胃气而有止呃逆之功效。

### 8. 玉竹柿蒂茶

茶方　玉竹 15 充、柿蒂 6 充。

制法　将玉竹、柿蒂入砂锅,加清水 400 毫升,煎至 200 毫升。

用法　去渣取汁,当茶温饮。

功效　养阴清热、和胃止呃,主治胃阴虚呃逆。

### 9. 刀豆姜茶

茶方　刀豆子(研末)10 克、生姜 3 片、绿茶 3 克、红糖适量。

制法　将生姜、绿茶、刀豆子放入保温杯内,用沸水浸泡即成。

用法　趁热饮用。

功效　温胃散寒、和胃降逆,主治胃寒呃逆。方中刀豆子最能温中下气止呃,用刀豆子研为细末,每次以温开水送服 6~9 克,每日 2 次,治呃逆亦有良效。

养生小贴士

## 呃逆患者保健事宜

患者平时应注意寒温适宜,避免外邪犯胃。饮食有节,不过食生冷及辛热煎炸之物。注意精神调摄,保持情绪舒畅,以免肝气犯胃。若呃逆并发于一些急慢性疾病中,应及时治疗原发病证,这是积极的预防措施。若呃逆频频发作,则饮食宜进易消化食物,对胃寒患者,可于粥或面中加苏子末或姜汁少许,以温胃、降逆。对肝郁气逆患者,尤须保持心情舒畅,以免加重病情。

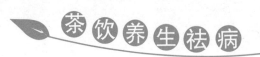 

## 腹泻

腹泻是指排出异常稀薄的大便，或含有未消化食物，甚至脓血，并且排便次数频密，伴有排便急迫感、肛门周围不适、失禁等症状。腹泻多发生于夏秋季节。多因过食生冷、误食不洁食物，或起居不慎，胃肠受凉而引起。腹泻不仅会使消化功能降低，还会丢失大量水分和营养物质。腹泻症较重时，容易出现脱水症状，两眼凹陷，皮肤弹性减弱，全身疲乏无力，冷汗淋漓，四肢冰冷等，影响患者生活及工作，故须及时给予治疗。中医药治疗夏秋季腹泻有较好的效果，其中的药茶疗法，更是一种制作简便、服用方便、疗效可靠的家庭自疗法。

### 1. 花草茶

茶方　绿茶、金银花各 9 克，玫瑰花、陈皮各 6 克，茉莉花、甘草各 3 克。

制法　上述各味用适量沸水冲泡，加盖闷泡 15 分钟即可。

用法　代茶频饮，每日 3~5 次。小儿用量酌减。

功效　疏肝理气、活血消滞、固肠止泻。适用于胃肠疾病，如急、慢性肠炎，细菌性痢疾，泄泻，消化不良等症。

### 2. 乌梅甜茶

茶方　乌梅 5 克，防风、当归各 8 克，白糖适量。

制法　乌梅洗净，防风、当归洗净切片，一同放杯中，先用沸水冲泡，再加白糖调味即成。

用法　代茶饮用，不拘时。

功效　收敛生津。适用于过敏性肠炎引起的泄泻。

### 3. 扶中茶

茶方　白术、山药、龙眼肉各 30 克。

制法　将上述诸药洗净，放入砂锅，加水煎煮 30 分钟，取汁，备用。

用法　代茶饮用，每日 1 剂。

**功效**　补益心脾、益气止泻。适用于久泻久痢而致脾虚气弱、气血俱虚、身体羸弱、不思饮食、少气无力、心悸等症。

### 4. 车前子红茶

**茶方**　红茶 3 克、车前子 10 克。

**制法**　上述 2 味以少量沸水冲泡，加盖闷泡成浓汁即可，或水煎成浓汁。

**用法**　每日 1~2 剂，分 2 次温服。

**功效**　清热利水、化湿止泻。适用于湿热泄泻，症见泄泻如水样。

### 5. 防风花草茶

**茶方**　绿茶 5 克，茉莉花、玫瑰花、防风各 10 克，甘草 6 克。

**制法**　将茉莉花、玫瑰花、防风、甘草加水适量煎沸 3~5 分钟，然后加入绿茶即可。

**用法**　代茶频饮，每日 1 剂。

**功效**　抑肝、扶脾、止泻。适用于泄泻之肝脾不和症。

### 6. 三花茶

**茶方**　绿茶 2 克，扁豆花 5 克，玫瑰花、绿梅花各 3 克。

**制法**　将绿茶、绿梅花、玫瑰花、扁豆花同置入锅中，加水煎沸 10 分钟，去渣取汁。

**用法**　代茶热服。

**功效**　舒肝、健脾、止泻。适用于肝脾不和型老年慢性腹泻，症见腹泻反复发作，常与情志变化有关，腹胀肠鸣，痛则腹泻，泻后痛缓，胸脘痞闷，嗳气食少，矢气频频，苔薄白，脉细弦。

### 7. 红糖茶

**茶方**　红茶 10 克、红糖 50 克。

**制法**　用沸水冲泡红茶，加入红糖搅匀即可。

**用法**　代茶饮用。

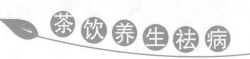

功效　健脾利尿、开胃消食、解毒收敛。适用于脾胃虚弱、久泻不愈。

### 8. 茯苓茶

茶方　茶叶 3 克,防己 10 克,白茯苓、车前子各 30 克。

制法　上述各药加适量水煎煮。

用法　每日 1 剂,分 2 次服。

功效　健脾、燥湿、止泻。适用于脾湿泄泻,症见大便清稀如水、脘闷食少等。

### 9. 麦芽消食茶

茶方　炒麦芽 30 克、茶叶 8 克。

制法　上述 2 味药用沸水冲泡 10 分钟即可。

用法　不拘时温服,每日 1 剂。可加水续泡。

功效　消食健脾、利湿止痢。适用于小儿及成人腹泻、痢疾。

### 10. 乌梅诃子茶

茶方　乌梅、诃子各 5 克。

制法　将乌梅、诃子洗净,放入茶杯中,用沸水冲泡,15 分钟后即可饮用。

用法　温服,每日分 3~4 次饮服。

功效　收敛止泻。适用于幼儿久泻不止。

### 11. 车前米仁茶

茶方　炒车前子、炒米仁各 9 克,红茶 0.5~1 克。

制法　上述 3 味加水适量煎煮,去渣取汁,可加入少许葡萄糖或白糖作调味。

用法　不拘时温服,每日 1 剂。3 岁以下儿童酌减。

功效　健脾、利水、止泻。适用于小儿泄泻、水泻。

养生小贴士

## 夏季腹泻时少喝水

炎热的夏季,冰镇西瓜、冰激凌、凉拌食物等总是受到大家的青睐,但腹泻疾病也往往随之而来。

专家指出,夏季是腹泻的高发季节,如果出现轻微的腹泻,不要大量地喝白开水或进食,而应该先喝杯糖盐水,补充电解质,避免发生脱水引起的血液循环障碍。

专家提醒,夏天应注意生活细节,不要热咖啡和冰激凌"冷热同吃",因为温度的骤然变化会造成胃肠黏膜不同程度的损伤,导致胃肠道吸收食物障碍,形成水一样的大便。 此外,也不要同时大量进食凉拌荤素菜、冰镇的水果以及没有充分加热的冷冻饭菜等,以避免腹泻。

## 痢疾

痢疾是因外感时邪疫毒,内伤饮食而致邪蕴肠腑,气血壅滞,传导失司,以腹痛腹泻,里急后重,排赤白脓血便为主要临床表现的具有传染性的外感疾病。好发于夏秋季。中医治疗以清解化湿导滞为主。据研究发现,茶叶浸剂或煎剂对各型痢疾杆菌均有抑制作用。《中药大辞典》记载:用茶叶治疗痢疾的方法很多,轻症可用普通绿茶浓泡饮服,重症则可用茶叶浓煎剂(50%以上浓度)口服或灌肠,也有用茶末制成丸剂、片剂的。用茶叶治急性菌痢的治愈率一般在95%以上,对慢性菌痢的近期治愈率也在85%左右。因此,在肠道病高发季节常饮茶,可以起到很好的预防作用。

### 1. 乌梅姜茶

茶方　绿茶5克、生姜10克、乌梅肉30克、红糖少许。

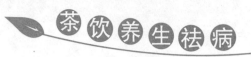 
　　**制法**　生姜洗净切丝,乌梅肉切碎,与绿茶一同用沸水冲泡,盖上盖闷30分钟,再加入少许红糖即可。

　　**用法**　每日1剂,分3次,趁热服。

　　**功效**　清热、止痢。适用于虚寒痢。

### 2. 马齿苋白糖茶

　　**茶方**　马齿苋50克、白糖30克、茶叶10克。

　　**制法**　将马齿苋、白糖、茶叶同放砂锅中,加水适量,煎煮片刻即可。

　　**用法**　取汁代茶饮服,连服3~5天。

　　**功效**　清热、解毒、止痢。用于湿热型痢疾。

### 3. 二术香姜茶

　　**茶方**　红茶、白术、苍术、木香、生姜各10克。

　　**制法**　将白术、苍术、木香与生姜用500毫升水煮沸15分钟,取沸汤冲泡红茶。

　　**用法**　每日1剂,随时温服。

　　**功效**　化湿散寒。适用于寒湿困脾型痢疾,腹痛伴有头身困重、口黏不渴、舌苔白腻等。

### 4. 银蒜茶合剂

　　**茶方**　紫皮大蒜1000克、茶叶(普通绿茶)1200克、银花320克、生甘草120克。

　　**制法**　将大蒜去皮,用绞肉机绞碎后,加少许凉白开水,用纱布挤其汁;茶叶用2000毫升沸水浸泡半小时,过滤取汁;甘草、银花加水1600毫升,用瓦罐以文火煎煮,浓缩成800毫升,以纱布过滤取汁。将以上三液混合,加入适量白糖或红糖及开水,配成4000毫升,装瓶待用。

　　**用法**　成人每次20毫升,每日3次。

　　**功效**　清热利湿、止痢止血。主治湿热型痢疾。

### 5. 连梅止痢茶

茶方　胡黄连、乌梅肉、灶心土各 20 克,腊茶适量。

制法　将前 3 味中药研成细末备用。

用法　每日 2 次,每次取药末 5 克,加腊茶 5 克,煎汤,候温饮用。

功效　清热利湿、敛涩止痢,适用于湿热久恋之久痢不止。

### 6. 赤白二黄茶

茶方　绿茶、赤芍、黄连、黄柏各 10 克,白头翁 20 克。

制法　将赤芍、白头翁和黄连用 500 毫升水煮沸 15 分钟,再加入黄柏、绿茶煮 2 分钟,取汤汁饮服即可。

用法　每日 1 剂,分 2 次饮服即可。

功效　清热解毒。适用于热毒炽盛,发病骤急、腹痛剧烈、大便呈鲜紫脓血等。

### 7. 姜茶

茶方　生姜 10 克、茶叶 10 克、粟米 30 克。

制法　三味共加水 500 毫升,煎至 250 毫升。

用法　每日 1~2 剂,温服。

功效　温中健脾、化湿止痢。用于寒湿阻滞中焦、痢发初起伴有腹痛者。

### 8. 粳米茶

茶方　茶叶 10 克、粳米 50 克、白糖适量。

制法　将茶叶用 1000 毫升水煎制,取汤汁倒入锅中,加入洗好的粳米共煮,熬好后取汤,加入适量白糖即可。

用法　每日早晚服用。

功效　清热、收敛。适用于急慢性痢疾。

### 9. 二陈止痢茶

茶方　陈茶叶 10 克、陈皮 10 克、生姜 7 克。

制法　上三味加水煎沸 5~10 分钟。

用法　每日 2~3 剂,不拘时温服。

功效　方中陈皮理气化滞,生姜温中散寒,适用于痢疾下痢脓血,赤多白少。

### 10. 陈皮绿茶

茶方　绿茶、陈皮、生姜各 10 克,盐适量。

制法　将生姜切成片,与陈皮一起用水煎沸 5~10 分钟后,加入适量盐,用药汁冲泡绿茶。

用法　每日 2~3 剂,温服。

功效　清热解毒、凉血除积。适用于热毒痢,里急后重,下痢脓血或赤白痢疾。

### 11. 石榴皮茶

茶方　石榴皮 15 克。

制法　将石榴皮洗净切片,加水煎服。

用法　每日代茶频饮。

功效　可用于治疗休息痢,症见下痢时发时止、日久难愈、饮食减少、大便夹有黏液或见赤色。

### 12. 三汁绿茶

茶方　绿茶、蜂蜜各 15 克,生姜汁 150 毫升,白萝卜汁 600 毫升。

制法　将绿茶加水煎取浓汁,倒入生姜汁、蜂蜜、白萝卜汁,调匀即成。

用法　每日 1 剂,温服。

功效　具有清热化湿、止痢的作用。适用于红、白痢疾。

### 13. 龙井大蒜茶

茶方　龙井茶 30 克、整头大蒜 1 个。

制法　大蒜去皮捣烂成酱状,与茶叶一起入壶中,沸水冲泡。

**用法**　当茶频饮，每日1剂。

**功效**　解毒、杀菌、止痢。适用于慢性痢疾。

**养生小贴士**

### 如何预防菌痢

（1）在保证足够睡眠和休息的同时，适量锻炼身体、劳逸结合，提高自身的免疫力。

（2）不食（饮）用过期的食品、饮料，尤其是肉食品；养成良好的饮食习惯，餐前便后洗手；消灭环境中的蚊蝇；对餐饮业工作人员定期进行菌痢的细菌学检查。

（3）家庭中如果出现了菌痢患者，要及时将患者送至医院治疗，同时对病人的碗筷等进行消毒处理，避免交叉传染。

（4）对于易感人群可以口服疫苗，效果也较理想。

## 肝炎

　　肝炎是肝脏的炎症，最常见的原因是病毒感染。有五种主要肝炎病毒，被称为甲、乙、丙、丁和戊型。这五种类型最为引人关注，这是由于其所造成的疾病负担和死亡情况以及可能引发疫情和疫情传播。尤其是乙型肝炎和丙型肝炎可使数亿人罹患慢性病，并且二者合在一起是发生肝硬化和肝癌的最常见原因。甲型肝炎和戊型肝炎通常是因摄入受污染的食物或水造成的。发生乙型、丙型和丁型肝炎通常是由于通过非肠道途径接触了受感染的体液。这些病毒最常见的传播方式有：接受了受污染的血液或血液制品，用受污染的设备进行侵入性医疗操作。而就乙肝而言，出生时发生母婴传播，由家庭成员传给儿童，并且还通过性接触传播。

　　发生急性感染时可能会出现有限的症状或者没有症状，或者包括诸如黄疸（皮肤和眼睛发黄）、尿色变深、极度乏力、恶心、呕吐以及腹痛等症状。患者可

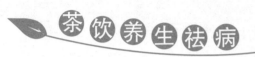

根据肝炎的不同类型,适当选用下列药茶配合治疗。

### 1. 枸杞茶

**茶方**　红茶3克、枸杞子8克。

**制法**　将枸杞子用500毫升水煮沸,冲泡红茶即可。

**用法**　每日1剂,作茶饮用。

**功效**　益肝明目、润肺补肾。适用于肝炎、肝硬化等。

### 2. 鸡骨草茵陈茶

**茶方**　绿茶6克、鸡骨草30克、茵陈15克。

**制法**　将鸡骨草和茵陈用500毫升水煮沸15分钟,再加入绿茶同煮1分钟即可。

**用法**　每日1剂,随时温服。

**功效**　清热利湿退黄。适用于肝胆湿热型黄疸轻症。

### 3. 灵芝甘草茶

**茶方**　灵芝6克、甘草5克。

**制法**　上述药量加大40倍,共研为末。每次用20克,置于保温瓶中,冲入沸水大半瓶,盖上盖闷20分钟即可。

**用法**　每日1剂,频饮。

**功效**　补益肝气、保肝强身,适用于慢性迁延性肝炎。

### 4. 茵陈蒿茶

**茶方**　茵陈蒿30克、栀子(生)9克、生大黄6克。

**制法**　上述诸药,加水600毫升,煎煮20分钟即可。

**用法**　等温时,代茶频饮,每日1~2剂。

**功效**　清热利湿、退黄。适用于急性黄疸性、传染性肝炎。

### 5. 板蓝清肝茶

茶方　板蓝根 30 克、茵陈蒿 15 克、炒黄柏 9 克、冰糖适量。

制法　取上述诸药,研成粗末,放入保温瓶中,加入开水闷泡 15~20 分钟即可。

用法　代茶频饮,每日 1 剂,连服 7~10 日。

功效　清热解毒、利湿退黄。适用于传染性肝炎。

### 6. 二草茶

茶方　茶叶 5 克,夏枯草、金钱草各 30 克。

制法　夏枯草、金钱草用干品,切片,与茶叶混匀,以沸水冲泡 10 分钟即可。

用法　代茶频饮,上午、下午各 1 次,连服 3~5 日,至病情明显好转为度。

功效　清肝利胆、祛湿退黄。适用于肝胆湿热症,包括急性黄疸型肝炎、胆囊炎、胆石症(胆石直径在 1 厘米内)。

### 7. 青叶蓝根茶

茶方　茶叶 15 克,大青叶、板蓝根各 30 克,红枣 3~5 枚。

制法　上述 4 味加入适量水煎煮即可。

用法　日服 2 次。连服 2 周。

功效　清热解毒。适用于急性肝炎。

### 8. 蛇舌草茶

茶方　绿茶 3 克、白花蛇舌草 125 克、甘草 10 克。

制法　将后 2 味加水浸过药面,文火煎煮至 400 毫升,然后取汁泡茶。

用法　不拘时温饮,每日 1 剂。

功效　清热利湿、散结解毒。适用于肝炎、肝硬化、肝癌等。

### 春季养肝一多二少

春天是养肝的季节。中医学认为,肝脏与草木相似,草木在春季萌发、生长;肝脏在春季时功能也更活跃。

(1)多饮水:初春寒冷干燥易缺水,多喝水可补充体液,增强血液循环,促进新陈代谢,多喝水还可促进腺体,尤其是消化腺和胰液、胆汁的分泌,以利消化、吸收和废物的排除,减少代谢产物和毒素对肝脏的损害。

(2)少吃酸性食物:多吃酸性食物会使肝火更旺,损伤脾胃。所以,肝不太好的人在春天应多吃味甘性平,而且富含蛋白质、糖类、维生素和矿物质的食物,比如瘦肉、禽蛋、牛奶、蜂蜜、豆制品、海带等。

(3)少饮酒:初春时节,寒气较盛,少量饮酒有利于通经、活血、化瘀和肝脏阳气之升发。但不能贪杯过量,要知道肝脏代谢酒精的能力是有限的,多饮会伤肝。据医学研究表明,体重 60 公斤的健康人,每天只能代谢 60 克酒精,若超过限量,就会影响肝脏健康,甚至造成酒精中毒,危及生命。

## 高血压

高血压病是一种常见病、多发病。在较发达国家,其患病率可高达 20% 以上,就是在许多发展中国家,近年来高血压的患病率也在不断增长。长期高血压易导致心、脑、肾等重要脏器官产生严重的或招致残疾的甚至危及生命的并发症,也是引起冠心病、心肌梗死、脑中风和肾功能衰竭的主要原因。因此,对高血压的预防与治疗应引起足够的重视。

需要注意的是诊断高血压时,必须多次测量血压,至少有连续两次舒张期血压的平均值在 90mmHg 以上才能确诊为高血压。仅一次血压升高者尚不能确诊,但须随访观察。

# 第八章 对症茶疗：巧用茶饮治百病

高血压患者除了应坚持药物治疗外，经常用中药泡茶饮用也能起到很好的辅助治疗作用。下面是几种适合高血压患者的药茶。

## 1. 菊槐茶

茶方　菊花、槐花、绿茶各 3 克。

制法　将菊花、槐花、绿茶放入杯中，以沸水冲泡。

用法　频频饮服。

功效　平肝祛风、清火降压。适用于高血压头痛、头胀、眩晕等。

## 2. 三草降压茶

茶方　夏枯草、益母草各 10 克，龙胆草 5 克。

制法　上述药物洗净、切碎，放杯中，以沸水冲，加盖 10 分钟后即可饮用。

用法　代茶饮用，每日 1 剂。

功效　清热、平肝、降压。适用于肝火上炎型高血压。

## 3. 葛根茶

茶方　葛根 30 克。

制法　将葛根洗净切成片加水煮沸即可。

用法　每天 30 克，当茶饮用。

功效　葛根具有改善脑部血液循环之效。对因高血压引起的头痛、眩晕、耳鸣及腰酸腿痛等症状有较好的缓解功效。经常饮用葛根茶对治疗高血压具有明显的疗效。

## 4. 罗汉普洱茶

茶方　普洱茶、菊花、罗汉果各 6 克。

制法　将普洱茶、菊花、罗汉果研磨成末，包成袋泡茶，以沸水冲泡。

用法　当茶饮用。

功效　防治高血压。

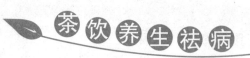
### 5. 天麻绿茶

**茶方** 绿茶 3 克、天麻 6 克、蜂蜜适量。

**制法** 将天麻用 300 毫升水煎沸 20 分钟，然后加入绿茶，少煎片刻，待温时调入蜂蜜。

**用法** 每日 1 剂，分 2 次温服。

**功效** 具有平肝潜阳功效。适用于高血压、头晕、头痛等。

### 6. 山楂叶绿茶

**茶方** 山楂叶 10 克、绿茶 3 克。

**制法** 将山楂叶洗净，晒干或烘干，研成粗末，装入洁净的绵纸袋，封口挂线，与绿茶同放入大茶杯中，用沸水冲泡，盖上盖闷 1 分钟即可饮用。

**用法** 代茶频饮，一般可冲泡 3~5 次。

**功效** 清热解毒、祛瘀降压。适用于各型高血压病。

### 7. 莴苣子降压茶

**茶方** 莴苣子 25 克、冰糖适量。

**制法** 将莴苣子粉碎，加冰糖，一同放入杯中，以沸水冲泡，加盖闷泡 15 分钟即可。

**用法** 代茶饮用，每日 1 剂。

**功效** 利水降压。适用于 Ⅰ、Ⅱ 期高血压。

### 8. 苦丁白茅茶

**茶方** 苦丁茶、菊花、桑叶、白茅根、钩藤各 6 克。

**制法** 将苦丁茶、菊花、桑叶、白茅根、钩藤一同制成粗末，煎水即可。

**用法** 代茶频饮。

**功效** 清热、平肝。白茅根味甘性寒，归肺、胃、膀胱经，具有凉血止血、清热利湿、生津止渴的功效。适用于高血压头涨头痛者。

### 9. 夏枯草降压茶

茶方　夏枯草 10 克、车前草 12 克、绿茶 3 克。

制法　将夏枯草、车前草洗净后与绿茶一同放入茶壶中,用沸水冲泡 10~15 分钟即可。

用法　稍凉后饮用,不拘时。每日 1 剂。

功效　清热、利水、降血压。用于高血压、头晕头痛、尿少等。

### 10. 三七花茶

茶方　三七花 5 克。

制法　将三七花放杯中,用沸水冲泡,加盖闷 15 分钟后即成。

用法　代茶饮用,每日 1 剂。

功效　清热、平肝。适用于防治高血压和咽炎。

养生小贴士

## 预防高血压的小窍门

预防高血压要从自身和生活的各个方面入手,下面简单介绍几个窍门:

(1)减少食盐摄入量:每天食用盐量应在 5 克左右,大约每天为小汤匙的半匙,这是预防高血压的关键。

(2)合理膳食:饮食应控制脂肪摄入,少吃肥肉、油炸食品和甜点,多食新鲜蔬菜、鱼、海带、大蒜和低脂奶制品等。

(3)控制体重:要注意适度减肥,防止超重。最有效最可取的方法是适度节制饮食,每天摄入的总热量要控制在一定范围内;增加体力活动,包括跑步、游泳等。

(4)戒烟限酒:烟草中含有的尼古丁和一些烈性酒会刺激心脏,使心跳加快,导致血管收缩,血压升高。

(5)体育活动:参加适度的体育活动可以增强体质、提高身体免疫力,同时可以减肥和维持正常体重,每次活动一般以四、五十分钟为宜,强度因人而

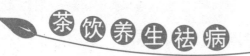  

异,每个人根据自己的具体情况量力而行。

(6)注意心理、社会因素：现在人们面临很大的生活压力,当面对房贷、医疗等生活现实问题时,不要一味苦闷,要积极乐观地工作,保持身心愉悦。

## 冠心病

冠状动脉粥样硬化,是指心脏的冠状动脉管壁内,有大量的胆固醇沉积所形成的一种病理变化,有冠状动脉粥样硬化的心脏病,简称冠心病。根据冠心病病人的发病特点,除注意调摄精神,避免情绪波动;注意生活起居,寒温适宜;注意劳逸结合,坚持适当的体育锻炼以外,应特别注意调节饮食,避免膏粱厚味,注意纠正偏食。

冠心病病人平时应多饮茶以助消化(睡前数小时停饮);饮莲子茶以清心;饮菊花茶以平肝降脂;饮二花茶(银花、菊花)以降脂、降压、扩张冠状动脉等。中医根据临床症状的不同,将冠心病分为心血瘀阻型、寒凝心脉型、痰浊内阻型、心气虚弱型、心肾阴虚型和心肾阳虚型,可在辨证的基础上应用药茶调治。

### 1. 姜红冠心茶

茶方　姜黄、当归、木香各 5 克,红花 3 克。

制法　将姜黄、当归和木香切成小碎块,与红花一起以沸水冲泡,盖闷10~15 分钟去渣取汁备用。

用法　代茶饮,边饮边加沸水。每天上午、晚上各服一剂。

功效　通心脉、止心痛。主治气滞血瘀的冠状动脉硬化性心脏病。

### 2. 三七花参茶

茶方　三七花、参三七各 3 克。

制法　将三七花、参三七一同放入沸水中冲泡,温浸片刻即可。

　　**用法**　频饮代茶。

　　**功效**　经药理分析发现，参三七有活血祛瘀止痛功效，对冠心病者能起到扩张冠状动脉、增加冠状动脉血流量、减少心肌耗氧量的作用。

### 3. 楂菊决明茶

　　**茶方**　菊花 5 克、生山楂 10 克、草决明 15 克。

　　**制法**　将三味同放保温瓶中，冲入沸水，焖泡 30 分钟。

　　**用法**　不拘时饮用。

　　**功效**　平肝、清热、活血，适用于冠心病心绞痛。饮用此茶可预防和治疗心血管疾病，可作为冠心痛患者的常用饮料。

### 4. 莲心绿茶

　　**茶方**　绿茶、干莲心各 3 克。

　　**制法**　将绿茶和莲心一同用沸水冲泡即可。

　　**用法**　随时温服。

　　**功效**　活血养心。适用于冠心病患者。

### 5. 止痛活血茶

　　**茶方**　红花、檀香各 5 克，绿茶 2 克，红糖 20 克。

　　**制法**　将所有茶材用水煎汤即可。

　　**用法**　随时温服。

　　**功效**　温经活血。适用于冠心病患者的胸闷和隐痛。

### 6. 三根茶

　　**茶方**　老茶树根、余甘根（大戟科植物油柑的根皮）各 30 克，茜草根 15 克。

　　**制法**　诸茶材加水适量，煎沸 15~30 分钟即可。

　　**用法**　每日 1 剂，不拘时饮用，每周服 6 日，连服 4 周为 1 个疗程。

　　**功效**　化痰利湿、活血祛瘀行气止痛。适用于冠心病心绞痛、冠心病合并高血压等。

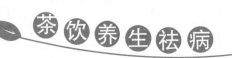

### 7. 地骨丹皮茶

茶方　牡丹皮 3 克、地骨皮 10 克。

制法　将上述二味茶材用沸水冲泡,焖约 15 分钟即可。

用法　代茶饮用。

功效　丹皮镇痛镇静,地骨皮有降血压作用。服用此茶能清脑宁心,主治头晕目眩、胸闷心悸,对防治高血脂、高血压、冠心痛等疾患亦有效。

### 8. 绿豆荷叶茶

茶方　绿茶、干荷叶各 3 克,炒绿豆 6 克。

制法　将炒绿豆捣碎,与另两味一同加入适量沸水冲泡。

用法　代茶饮用,每日 1~2 次,可常用。

功效　清热利湿、化浊降脂。适用于冠心病。

### 9. 首乌丹参茶

茶方　制何首乌、丹参各 25 克,蜂蜜适量。

制法　将前两味切片或研成粗粉,加入适量沸水,加盖闷泡 30 分钟,加入蜂蜜搅匀即可。

用法　代茶饮用,每日 1 剂。

功效　益肾补肝、活血祛瘀。适用于冠心病、高脂血症、慢性肝炎、早期肝硬化。

养生小贴士

## 防治冠心病的措施

冠心病的发病与一些危险因素,如高血脂、高血压、吸烟、糖尿病、缺乏体力活动和肥胖等密切相关,这些因素多可通过改变生活习惯、药物治疗等方式加以调节和控制。为此,预防冠心病可以通过以下各项措施

(1)合理调整饮食:一般认为,限制饮食中的胆固醇和饱和脂肪酸,增加

不饱和脂肪酸，同时补充维生素 C、B 族、E 等，限制食盐和碳水化合物的摄入，可预防动脉粥样硬化。

（2）加强体力活动：从事一定的体力劳动和坚持体育锻炼的人，比长期坐位工作和缺乏体力活动的人的冠心病发病率低些，同时体育锻炼对控制危险因素（减低血脂、降低高血压、减轻体重），改善冠心病患者的血液循环也有良好的作用。

（3）控制吸烟：吸烟在冠心病的发病中起着一定的作用。有报告称，在35~54 岁死于冠心病的人群中，吸烟者比不吸烟者多 4~5 倍，吸烟量多者危险性更大，可高达 4~5 倍，戒烟后心肌梗塞的发病率和冠心病的死亡率显著减少，而且戒烟时间越长效果越大。

（4）及时治疗有关疾病：早期发现和积极治疗高血脂、高血压、糖尿病等与冠心病有关的疾病，尽可能消除和控制这些危险因素，对防止冠心病的发生十分重要。

## 贫血

当血液中的红细胞数或血液中红蛋白的含量低于正常水平时，就为贫血。正常人血液中的红细胞数，男性为 400~500 万 / 立方毫米，女性为 350~450 万 / 立方毫米；正常人血液中血红蛋白的浓度，男性为 12~15 克 /100 毫升，女性为 10.5~13.5 克 /100 毫升。贫血是一种常见的综合征。有多种因素可以导致贫血，但归纳起来，贫血的原因可分为三个方面：一是造血的原料不足；二是人体的造血机能降低（即骨髓的造血机能降低）；三是红细胞受到过多的破坏或损失。贫血可分为多种类型，如缺铁性贫血、巨幼细胞性贫血、再生障碍性贫血、溶血性贫血等。

贫血可通过合理的食疗加以改善，下面介绍几种对补血有效的茶疗方剂，你不妨一试。

### 1. 丹参黄精茶

茶方　茶叶5克,丹参、黄精各10克。

制法　将茶叶、丹参和黄精一起研成粗末。用沸水冲泡,盖上盖闷10分钟后饮用。

用法　每日1剂。

功效　活血补血、填精。

### 2. 龙眼大枣养血茶

茶方　龙眼肉3克、大枣3枚。

制法　将大枣切碎去核,与龙眼肉一起放入容器内,用沸水冲泡,盖闷15~20分钟,去渣取汁后备用。

用法　每剂泡1次,代茶饮,最好将药渣一同嚼烂。用药茶送服。

功效　健脾养心、化原生血。对脾虚不生血、心弱不主血的贫血,心悸怔忡,头晕眼花,神疲气短,失眠不寐者有特殊疗效。

### 3. 党参乌龙茶

茶方　党参10克、枸杞子12克、麦芽15克、山楂20克、红糖30克、乌龙茶5克。

制法　将党参、枸杞子、麦芽、山楂、红糖、乌龙茶一同入锅,添水熬制。

用法　以之代茶饮。

功效　党参补中益气,用于治疗脾肺气虚。还具有养血、生津之功效,可治疗血虚、津伤,常与补血药物同用。此茶能够补气益血、增力提神,是体质虚弱者的良好保健饮料。

### 4. 白芍枸杞滋肝茶

茶方　白芍、熟地、当归、枸杞各5克。

制法　将白芍、熟地和当归切成小碎块﹒与枸杞一起放入容器内,用沸水冲泡,盖闷15~20分钟,去渣后取汁代茶饮。

用法　此茶应边饮边加沸水,每天上午和下午各泡服一剂。

功效　滋肝养血。主要治疗心肝阴血不足的贫血和低血压。如有头昏眼花、神疲肢软、心悸怔忡、面色无华者,可饮用此茶。

## 5. 黄芪丹参茶

茶方　黄芪、丹参各5克,山楂15克。

制法　将黄芪、丹参、山楂洗净沥干水。锅中放入600毫升清水,将黄芪、丹参一同放入大火煮沸后转小火煎煮5分钟。熄火后滤渣取汁,倒入茶壶中,再放入山楂闷泡10分钟后饮用即可。

用法　代茶饮用。

功效　养血活血、促进血行、补虚气血、通经顺脉,适用于唇色偏暗、身体酸痛等血液循环不佳者。

## 6. 木耳红枣饮

茶方　黑木耳30克、红枣20颗、冰糖适量。

制法　将黑木耳泡软洗净后,撕成小朵,沥干备用。锅中加入600毫升的清水,放入撕好的黑木耳、冰糖,连同红枣一同煮10分钟即成。

用法　倒入碗中,连同汤汁一起饮用即可。

功效　此款茶饮含蛋白质、糖类、铁、钙、磷等多种矿物质,有滋阴补血、强壮身体的作用。

**养生小贴士**

### 饮食补铁可以治疗贫血

最普通的贫血是缺铁性贫血。补充铁质是治疗缺铁性贫血的最基本的方法。症状明显的要口服铁剂,但补充铁剂过多,肝脏和其他器官的铁质过于饱和,也会导致疾病。所以,最好的补铁办法是通过饮食,采用食物疗法。含铁质丰富的有动物肝脏、肾脏;其次是瘦肉、蛋黄、鸡、鱼、虾和豆类。绿叶蔬菜中含铁多的有苜蓿、菠菜、芹菜、油菜、苋菜、荠菜、黄花菜、番茄等。水果中以

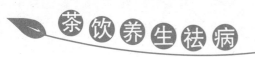 

杏、桃、李、葡萄干、红枣、樱桃等含铁较多，干果有核桃，其他如海带、红糖、芝麻酱也含有铁。贫血患者可根据自身条件选择以上食物。

## 动脉硬化

　　血管是非常富有弹性的，为了使血液流动顺畅，所以内壁很柔软。但是形成动脉硬化的血管，则会增厚并变硬，内壁出现粉瘤（粥状硬化巢），这是因胆固醇、血小板附着所造成的隆起。于是，血管内腔变窄，使得血液循环不顺畅，继续恶化下去就会完全堵塞，导致心肌梗死与脑中风。

　　大量摄入油腻性食物和富含胆固醇的食物，是动脉硬化发生的主要原因。胆固醇在体内是细胞膜、脑及神经组织的重要成分，与荷尔蒙、维生素 D 的形成有关，具有特别的生理功能，不可缺少。但如果摄取过量，血清中胆固醇的含量就会超出正常范围，久而久之，就会诱发动脉硬化，危害健康。临床研究发现，血液中胆固醇含量过多，是发生冠状动脉硬化及心脏血病的重要危险因素之一。

　　我们的日常饮食中，一般都含有一定量的油脂，如果平时喜欢吃油腻食物而又不注意其他矿物质的摄取，就会使过多的油脂沉积于血管壁上，诱发动脉硬化和其他心脏血管病变。有鉴于此，在此推荐几款具有去油脂作用的茶水，以供选用。

### 1. 冰糖山楂茶

　　茶方　生山楂 15 克、茶叶 5 克、冰糖适量。

　　制法　将生山楂和茶叶研成粗末，用纱布包好。每次 10 克，加冰糖用沸水冲泡。

　　用法　代茶饮，每天 2~3 次，3 个月为一个疗程。

　　功效　消脂化浊、软化血管。适用于眼底动脉硬化及冠状动脉硬化。

## 2. 茶树根茶

茶方　茶树根、玉米棒芯、山楂根、荠菜花各 30 克。

制法　将上述药茶水煎成汤。

用法　代茶饮服，每日 1 剂。

功效　清热利尿、消脂化浊、和血止痛。适用于动脉硬化。

## 3. 香蕉茶

茶方　香蕉、蜂蜜各适量，茶叶 10 克。

制法　沸水冲泡出茶汤，将香蕉去皮研碎，加蜂蜜调入茶汤中。

用法　每日 1 剂，1 次服食。

功效　治疗冠心病、动脉硬化及高血压。

## 4. 决明山楂茶

茶方　决明子 8 克、茶叶 3 克、山楂适量。

制法　用沸水冲泡决明子、山楂和茶即可。

用法　每日 1 剂，分 3 次代茶饮服。

功效　清肝明目、行气散瘀，能降低血糖、胆固醇水平，可治疗高脂血症、动脉硬化、冠心病。

## 5. 养血茶

茶方　乌龙茶 10 克，槐角、何首乌、冬瓜皮、山楂肉各 5 克。

制法　将槐角、何首乌、冬瓜皮和山楂肉用水煎制、去渣，取汤汁冲泡乌龙茶即可。

用法　代茶饮服。

功效　清热、化瘀，益血脉，可增强血管弹性，降低血液胆固醇含量，防治动脉硬化。

## 6. 山楂茯苓降脂茶

茶方　新鲜山楂 30 克、槐花 6 克、茯苓 10 克。

制法　将山楂洗净、去核捣烂，与茯苓一同放入砂锅中，煮沸 10 分钟，滤去渣，用沸汤冲泡槐花即可。

用法　随时温服。

功效　可降低胆固醇、舒张血管、预防中风。适用于动脉粥样硬化、高脂血症、冠心病等治疗。

养生小贴士

## 预防动脉硬化的几种食物

（1）牛奶：含有一种因子，可降低血清中胆固醇的浓度，牛奶中还含有大量的钙质，也能减少胆固醇的吸收。

（2）大豆：含有一种皂甙的物质，可以降低血液中胆固醇的含量。

（3）生姜：含有一种含油树脂，具有明显的降血脂和降胆固醇的作用。

（4）大蒜：含挥发性激素，可消除积存在血管中的脂肪，具有明显的降脂作用。

（5）茄子：含有较多的维生素 P，能增加毛细血管的弹性，对防治高血压、动脉硬化及脑溢血有一定的作用。

（6）木耳：能降低血液中的胆固醇，可减肥和抗癌。

（7）燕麦：具有降低血液中胆固醇和甘油三酯的作用，常食可防动脉粥样硬化。

（8）红薯：可供给人体大量的胶原和黏多糖类物质，可保持动脉血管的弹性。

（9）山楂：具有加强和调节心肌，增大心脏收缩幅度及冠状动脉血流量的作用，还能降低血清中的胆固醇。

（10）海鱼：有降血脂的功效。临床研究表明，多食鱼者其血浆脂质降低。有预防动脉硬化及冠心病的作用。

（11）蜜橘：多吃可以提高肝脏的解毒能力，加速胆固醇的转化，降低血清胆固醇和血脂的含量。

（12）三七：散瘀止血，消肿定痛功效相关的药理作用十分广泛，包括止血、抗血栓、促进造血、扩血管、降血压、抗心肌缺血、抗脑缺血、抗心律失常、抗动脉粥样硬化、抗炎、保肝、抗肿瘤、镇痛等作用。

（13）辣椒：一根红辣椒中含有β—胡萝卜素的一日所需的份量，而β—胡萝卜素是强力的抗氧化剂，可以对付低密度胆固醇（LDL）被氧化成有害的型态。低密度胆固醇一旦被氧化，就像奶油没放进冰箱一样，会变成坏的物质阻塞动脉。

## 中风

中风也叫脑卒中。分为缺血性脑卒中和出血性脑卒中两种类型。中风是中医学对急性脑血管疾病的统称。它是以猝然昏倒，不省人事，伴发口角歪斜、语言不利而出现半身不遂为主要症状的一类疾病。由于本病发病率高、死亡率高、致残率高、复发率高以及并发症多的特点，所以医学界把它同冠心病、癌症并列为威胁人类健康的三大疾病之一。

我国急性脑血管疾病的发病率、死亡率明显高于冠心病，其中脑出血发生比例较高，而西方国家则相反，冠心病的发病率比中风高。究其原因，除种族、遗传、环境等因素外，饮食结构和营养因素的不同，是很重要的原因。因此，纠正营养失调和进行饮食营养治疗是防治急性脑血管疾病的重要途径之一。中风患者也可适当选用下列药茶配合治疗。

### 1. 丹参茶

茶方　绿茶 3 克、丹参 10 克。

制法　丹参洗净、晒干、切片，与绿茶混合均匀，加入沸水适量，加盖闷泡 10 分钟即可。

用法　代茶频饮，可加水续泡 3~5 次。

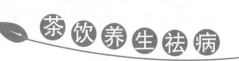

功效　活血祛瘀。适用于中风偏瘫、冠心病、心绞痛、脉管炎、肝脾大。

### 2. 红蓝绿茶

茶方　绿茶 2 克、红花 5 克、绞股蓝 10 克。

制法　将焙干的绞股蓝、红花研成粗末,与茶叶混合均匀,加入沸水适量,加盖闷泡 10 分钟即可。

用法　代茶饮用,每日 2 剂。

功效　益气活血。适用于气血虚滞型脑卒中后遗症,即中风后遗症。

### 3. 天夏苓蚕丹参茶

茶方　花茶 6 克,天麻、制半夏、茯苓、僵蚕、丹参各 10 克。

制法　将天麻、制半夏、茯苓、僵蚕和丹参用 500 毫升水煮沸 15 分钟,取沸汤冲泡花茶。

用法　每日 1 剂,分 2 次温服。

功效　祛风化湿。适用于半身不遂、口舌歪斜、肢体麻木、头晕目眩等。

### 4. 归芪桃红地龙茶

茶方　花茶、红茶、当归尾、桃仁、地龙各 5 克,黄芪 15 克。

制法　将当归尾、桃仁、地龙、黄芪用 500 毫升水煮沸 15 分钟,取沸汤冲泡花茶与红茶。

用法　每日 1 剂,分 2 次温服。

功效　益气活血。适用于半身不遂、肢体软弱、偏身麻木、手足肿胀、气短乏力、心悸自汗等。

### 5. 石钩天牛栀子茶

茶方　绿茶 6 克,石决明 60 克,钩藤、天麻、川牛膝、栀子各 10 克。

制法　将石决明捣碎用 600 毫升水煮沸加分钟,再加入钩藤、天麻、川牛膝和栀子同煮 15 分钟,然后取沸汤冲泡绿茶。

用法　每日 1 剂,分 2 次凉饮。

**功效** 平肝清热。适用于口舌歪斜、半身不遂、脑晕头痛、心烦易怒、口苦咽干等。

### 6. 杏瓜丹星大黄茶

**茶方** 绿茶5克，生大黄6克，杏仁、瓜蒌、丹参、胆南星各10克。

**制法** 将杏仁、瓜蒌、丹参、胆南星用500毫升水煮沸10分钟,然后加入生大黄同煮5分钟,再取沸汤冲泡绿茶。

**用法** 每日1剂,分2次凉饮。

**功效** 清热通腑。适用于舌强不语、口舌歪斜、腹胀便秘、舌红、苔黄腻等。

养生小贴士

## 在日常生活中如何预防中风

（1）作息要正常,适量运动以增加热量消耗。

（2）饮食习惯要健康,饮食清淡有节制,戒烟酒,不要暴饮暴食或吃得过油、太咸,多吃新鲜蔬菜和水果,少吃脂肪高的食物如肥肉和动物内脏等。

（3）老人家多做温和的运动,但热量消耗要能达到有氧运动标准,因此每天30分钟快速走路是不错的选择。

（4）生活里养成随时量血压的习惯,不同时段量血压,数值才正确,血压的标准范围为收缩压≤140mmHg,舒张压≤90mmHg,10次中如果有5、6次超过这个标准范围,就要提高警觉。特别是在调整降压药物阶段,注意保持血压稳定。

（5）要保持情绪平稳,少做或不做易引起情绪激动的事。

（6）当病人有短暂性脑缺血发作时,应让其安静休息,并及时积极寻求进一步治疗,防止其发展为中风。

（7）季节与气候变化会使高血压病人情绪不稳,血压波动,易诱发中风,在季节更换的时候,要防备中风发生。

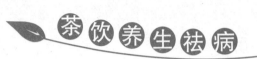 

## 高脂血症

由于脂肪代谢或运转异常使血浆一种或多种脂质高于正常水平则称为高脂血症。脂质不溶或微溶于水,必须与蛋白质结合以脂蛋白形式存在,因此,高脂血症通常为高脂蛋白血症,即血清脂蛋白浓度升高。调查显示,高血脂已成为中老年人的常见病,而由此引发的各种心脑血管病已成为威胁中老年人生命的主要祸首。茶叶中的茶多酚具有降血脂的作用,茶叶与其他食物和中药材配伍,制成降血脂茶饮,具有强化降血脂的功效,长期饮用,有益无害。

### 1. 茵陈决明降脂茶

茶方　茵陈 10 克、草决明 9 克、山楂 15 克。

制法　将茵陈、草决明、山楂一同水煎取汁或者用沸水冲泡,盖闷 10~15 分钟去渣取汁备用。

用法　代茶饮,每日 1 剂,30 天为一个疗程。

功效　清热舒肝、降血脂。用于治疗高脂血症。

### 2. 枸杞红茶

茶方　红茶 4 克、枸杞子 5 克。

制法　将红茶与枸杞一同用沸水冲泡,盖上盖闷 10 分钟即可。

用法　随时饮服。

功效　有效降低血脂、延缓衰老。

### 3. 茉莉玫瑰茶

茶方　绿茶 10 克,茉莉花、玫瑰花各 5 克。

制法　将玫瑰花和茉莉花洗净后,连同茶叶一同用沸水冲泡,盖上盖闷 10 分钟即可。

用法　随时热服。

功效　有效活血、帮助降低血脂。适用于高血压、高脂血症。

### 4. 保健降脂茶

**茶方**　绿茶、何首乌、泽泻各 10 克，丹参 15 克。

**制法**　将何首乌、泽泻和丹参研成粗末，倒入保温瓶中，用沸水冲泡，盖上盖闷 20 分钟，然后放入绿茶，轻摇，再闷 5 分钟。

**用法**　每日 1 剂，随时饮服。

**功效**　活血利湿、降脂减肥。适用于高脂血症。

### 5. 乌龙决明茶

**茶方**　决明子 2 克，荷叶、乌龙茶各 6 克。

**制法**　决明子放入锅中炒干，荷叶切成细片；将乌龙茶与上述两种材料放入杯中，冲入沸水，盖上盖闷约 10 分钟即可。

**用法**　频频饮服。

**功效**　有效地降低血脂。

### 6. 罗布麻绿茶

**茶方**　罗布麻 6 克、何首乌 12 克、绿茶 5 克。

**制法**　将上述药茶放入容器内，以沸水冲泡，盖闷 10~15 分钟，去渣取汁备用。

**用法**　每日 1 剂。可冲泡 3 次，以之代茶。

**功效**　降血脂，可治疗高脂血症。

### 7. 决明泽泻茶

**茶方**　茶树根 30 克、泽泻 60 克、决明子 12 克。

**制法**　茶树根宜用鲜品，将其洗净、切片，与另两味一同加适量水煎煮，每剂煎两次，将两次煎液混合。

**用法**　每日 1 剂，分 2 次服饮。连服 4~6 周。

**功效**　降脂、减肥。适用于原发性高脂血症、高血脂伴高血压或冠心病、高血脂伴肥胖症或脂肪肝。

### 8. 决明菊花茶

**茶方** 乌龙茶 5 克、杭菊花 10 克、决明子 20 克。

**制法** 将上述 3 味加沸水适量冲泡。

**用法** 代茶饮用。每日 1 剂,连服 30 日为一疗程。

**功效** 平肝潜阳、祛脂降压。适用于高脂血症、肥胖症、轻度高血压以及习惯性便秘。

### 9. 决明枸杞茶

**茶方** 绿茶 6 克、草决明 15 克、枸杞子 10 克。

**制法** 用沸水冲泡,加盖闷泡 10 分钟即可。

**用法** 代茶饮用,每日 1 剂。

**功效** 补益肝肾、滋阴降脂。适用于高脂血症。

### 10. 山楂二花茶

**茶方** 山楂、金银花、菊花各 25 克。

**制法** 将上述 3 味药洗净,放入茶杯中,加入适量沸水,加盖闷泡 30 分钟即可。

**用法** 代茶饮用,每日 1 剂。

**功效** 清热、健脾。适用于高脂血症。

养生小贴士

## 高脂血症的运动锻炼

现已公认,适当的运动锻炼可降低血清总胆固醇、甘油三酯和其他脂蛋白值。

(1)运动类型和形式:以耐力运动为主,如慢跑、快步行走、上下楼、骑自行车、游泳等。

(2)运动强度:以运动时心率加快的程度来间接评定,一般控制在100~145次/分,或心率加快到最大预测值的75%(最大预测值=210—年龄)。

（3）运动时间与频度：一般以30~45分钟/次，每周3~5次为宜。运动前先做5~10分钟预备动作，运动终止前，也应有5~10分钟的减速期。

（4）如有冠心病者，应在医生指导下运动。

## 糖尿病

中医称糖尿病为消渴，就是消瘦加上烦渴。实际上糖尿病从医学的角度上来看有这样一个定义：它是一个环境和遗传两个因素长期共同作用的结果。糖尿病是一个慢性的全身性的代谢性疾病。由于体内胰岛素的相对或绝对不足而引起糖、脂肪和蛋白质代谢的紊乱，其主要特点是高血糖及糖尿。典型症状可概括为"三多一少"，即，多尿、多饮、多食和体重减轻。茶叶中的有效成分对降低血糖有明显的效果。用老茶树上采制的茶叶治疗糖尿病效果更好。现将部分糖尿病茶饮介绍如下，供选用。

### 1. 二山决明荷叶茶

茶方　山药、山楂、荷叶各15克，决明子10克。

制法　将上述药茶以水煎取汁。

用法　每日1剂，代茶饮。

功效　清热润燥、健脾益肾。适用于糖尿病。

### 2. 石斛玉竹茶

茶方　绿茶3克，石斛、玉竹各9克。

制法　将石斛和玉竹用300毫升水煮沸20分钟，取汤汁冲泡绿茶，盖上盖闷5分钟即可。

用法　每日1剂，代茶饮服。

功效　清热养阴、生津止渴。适用于糖尿病患者的口干渴多饮症。

### 3. 老宋茶

**茶方** 老宋茶（或改用 70 年生以上老茶树采制的茶叶）10 克。

**制法** 用沸水冲泡 5 分钟即成。

**用法** 每日 1 剂，分 2~3 次饮用。

**功效** 降糖、生津、止渴。

### 4. 附萸地金山药茶

**茶方** 红茶 5 克，制附子 6 克，山萸肉、熟地黄、金樱子、山药各 10 克。

**制法** 将制附子用 600 毫升水煮沸 30 分钟，再放入山萸肉、熟地黄、金樱子、山药继续煮 15 分钟，取沸汤冲泡红茶。

**用法** 每日 1 剂，随时温服。

**功效** 平补阴阳。适用于阴阳两虚型消渴、尿频、面色黧黑、耳轮枯焦、腰膝酸软等。

### 5. 知柏二山麦冬茶

**茶方** 绿茶 6 克，淮山药 20 克，知母、黄柏、山萸肉、麦冬各 10 克。

**制法** 将淮山药、知母、黄柏、山萸肉、麦冬用 600 毫升水煮沸 15 分钟，取沸汤冲泡绿茶。

**用法** 每日 1 剂，随时凉饮。

**功效** 滋阴补肾。适用于肾阴亏虚型消渴，症见尿频量多、头晕目眩、失眠心烦等。

### 6. 麦冬茶

**茶方** 麦冬、党参、北沙参、玉竹、天花粉各 9 克，知母、乌梅、甘草各 6 克，绿茶末 50 克。

**制法** 取麦冬、党参、北沙参、玉竹、天花粉、知母、乌梅、甘草，研成粗末，加绿茶末，煎茶水 1000 毫升。

**用法** 冷却后当茶喝。

**功效** 清热润燥。适用于糖尿病。

### 7. 石知连地首乌茶

**茶方** 绿茶、黄连各6克,知母、生地黄、生首乌各10克,石膏30克。

**制法** 将石膏打碎用600毫升水煮沸3分钟,再加入黄连、知母、生地黄、生首乌继续煮15分钟,取沸汤冲泡绿茶即可。

**用法** 每日1剂,随时凉饮。

**功效** 清胃养阴。适用于胃阴耗伤型消渴、形体消瘦、舌红苔黄等。

### 8. 花粉茶

**茶方** 天花粉125克。

**制法** 将天花粉加工制成粗末,每日15~20克,沸水冲泡,盖焖几分钟即成。

**用法** 每日代茶频饮,久服效果明显。

**功效** 本品有清热、生津、止渴的功用。

### 9. 瓜皮花粉茶

**茶方** 冬瓜皮9克、西瓜皮9克、天花粉6克。

**制法** 将上列前2味切片,与天花粉共用水煎汤,去渣取汁。

**用法** 不拘时,代茶饮。

**功效** 生津止渴。

### 10. 玉米须绿茶

**茶方** 玉米须100克、绿茶3克。

**制法** 将玉米须用300毫升水煎汤,取汁,趁热冲沏绿茶。

**用法** 每日1剂,分3次温服。

**功效** 清热降糖。

## 肥胖症

肥胖症是一组常见的代谢症群。它是指当人体进食热量多于消耗热量时,多余热量以脂肪的形式储存于体内,其量超过正常生理需要量,且达到一定值时就演变为肥胖症。正常男性成人脂肪组织重量占体重的 15%~18%,女性占 20%~25%。一般随着年龄的增长,体内脂肪所占比例也相应增加。肥胖就是体内脂肪积聚过多。

发胖产生的原因虽然多而复杂,但 95% 都属于营养过剩所引起。目前"时髦"的减肥方法特别多,中医食疗法则是简便易行的有效措施,而诸多食疗法中则又以中药减肥药茶应用最为普遍。一般来说,轻度肥胖,只需每天按时服用自己喜欢的茶叶就可以了。中度肥胖,可以选择具有减肥效用的茶叶,如铁观音、普洱茶、茉莉花茶等;肥胖控制不理想时,可用五花茶、天雁减肥茶;重度肥胖,可选用宁红减肥茶、轻身降脂茶、春风减肥茶等。不管何种程度的肥胖,减肥茶治疗只是一个辅助手段。真正的减肥还是要靠节食、运动,以及必要时使用药物。

### 1. 山楂荷叶茶

**茶方** 绿茶 3 克、山楂 15 克、荷叶 12 克。

**制法** 将山楂、荷叶洗净,用水一同煎煮,滤去渣,取沸汤冲泡绿茶即可。

**用法** 代茶饮服。

**功效** 可减肥瘦身,降脂降压。

### 2. 山楂降脂茶

**茶方** 生、炒山楂各 7 克,炒陈皮 9 克,红茶适量。

**制法** 将上述药茶放入热水瓶中,冲入沸水大半瓶,塞紧塞子 10 多分钟。

**用法** 当茶频饮,1 日饮完。胃酸过高、有溃疡病者不宜饮用。

**功效** 消食、理气、降脂。治疗过食膏脂、血脂偏高,或伴有头昏脑涨,常觉口中黏腻或喉中多痰,或体偏肥胖。

### 3.去脂桂花茶

茶方 桂花 5 克,牛蒡子、决明子各 12 克。

制法 将牛蒡子和决明子放入锅中,倒入 300 毫升水煮沸,然后取沸汤冲泡桂花即可。

用法 代茶饮服。

功效 可消除腹部多余脂肪和水分。

### 4.三花减脂茶

茶方 玫瑰花、茉莉花、玫瑰花各 2 克,川芎 6 克,荷叶 7 克。

制法 将上述药茶搓碎,置入热水瓶中,用沸水冲泡,盖闷 10 分钟。

用法 频频饮用,1 日内饮尽。

功效 芳香化浊、行气活血。治疗肥胖症,适合体重超过正常标准、懒于行动的人。

### 5.荷叶决明茶

茶方 荷叶、苍术、决明子各适量。

制法 水煎代茶。

用法 每日 2 次,2~3 个月为 1 个疗程。

功效 减轻体重、降低血脂。

### 6.山楂薏仁荷叶茶

茶方 生山楂、生薏仁各 10 克,干荷叶 60 克,桔皮 5 克。

制法 以上 4 味共研成粗末,用沸水冲泡即可。

用法 每日 1 剂,代茶喝。

功效 活血化瘀、散肿降脂、清热平肝。主治肥胖、高血脂、高血压。

### 7.山楂银菊茶

茶方 山楂、菊花、银花各 10 克。

制法 先把山楂拍碎,然后和菊花、银花一起加水煎汤。

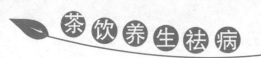
用法　取汁服,每日1剂。

功效　活血化瘀、散肿降脂、清热平肝。主治肥胖、高血脂、高血压。

## 8. 桑白皮芦根饮

茶方　桑白皮20克、芦根10克。

制法　将桑白皮的一层表皮轻轻刮去,同芦根入砂锅加水煎熬10分钟,加盖闷一会儿即成。

用法　代茶饮用,为1日量。

功效　现代研究证明,桑白皮的利水作用有助于带出较多氯化物,以此制做茶饮常服有降压作用,可调节新陈代谢,并治肥胖症。

## 9. 养颜祛脂茶

茶方　普洱茶3克、苦丁茶1克、腊梅花4朵、山楂2克、罗汉果1/2个。

制法　将所有茶材放入茶壶中,用沸水冲泡,盖上盖闷5分钟即可。

用法　每日1剂,多次饮服。

功效　降脂减肥、健胃消食。

## 10. 乌龙消脂益寿茶

茶方　乌龙茶6克,槐角、冬瓜皮各18克,何首乌30克,山楂15克。

制法　将槐角、冬瓜皮、何首乌、山楂四味研为细末,置于热水瓶中,用适量沸水冲泡,盖闷约20分钟,再纳入乌龙茶,轻摇热水瓶,继续盖闷5~6分钟。

用法　频频代茶饮用,于及日内饮尽。

功效　可消脂减肥益寿。

## 脂肪肝

脂肪在肝脏内贮积过多，必然导致肝脏的"肥胖"，就是通常所说的脂肪肝。脂肪肝形成的原因是多方面的，如：长期饮酒、多食荤腥肥腻，或肝炎长期不愈，或体胖少动等都有可能导致脂肪肝。肝脏中脂肪积聚过多，势必影响各种功能的正常发挥，引起多种疾病，如肝硬化甚至于肝癌等。其危害是显而易见的。

脂肪肝食疗中有几味中药值得推荐。如：山楂是传统的消食化积药，具有降压、降血脂作用，用于调治脂肪肝，每日可用 10~30 克，水煎代茶饮。枸杞子亦有保肝、护肝作用，并有降血糖、降血压作用，每次 10~15 克，冲泡代茶常饮。

运用药茶辅助治疗脂肪肝，同样需要在辨证的基础上选方用药。

### 1. 当归郁金楂橘饮

茶方　当归、郁金各 12 克，山楂、橘皮各 25 克。

制法　加水同煎取汁。

用法　每日 1 剂。分 2~3 次内服。

功效　疏肝解郁、理气消滞。适用于肝郁气滞型脂肪肝。

### 2. 泽泻乌龙茶

茶方　泽泻 12 克、乌龙茶 3 克。

制法　泽泻洗净，加水煮沸，转小火煎煮 15 分钟。取汁液冲泡乌龙茶，闷泡 3~5 分钟，饮用即可。一般可反复冲泡 3~5 次。

功效　护肝消脂、利湿减肥。适用于痰湿内阻型脂肪肝，对兼有脂肪肝肥胖症者尤为适宜。

### 3. 泽泻决明茶

茶方　茶树根（洗净，切片，鲜品）30 克、泽泻 60 克、决明子 12 克。

制法　将茶树根、泽泻、决明子水煎或以沸水冲泡，盖闷 10~15 分钟。

用法　分 2 次服用，每日 1 剂，连服 4~6 周。

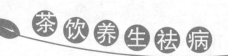

功效　降脂减肥。适用于脂肪肝、高血脂及肥胖症患者。

### 4. 葛花荷叶茶

茶方　绿茶 3 克、葛花 10 克、荷叶 20 克。

制法　将葛花、荷叶加入适量水，煮沸 10 分钟，取汁泡茶饮用。

用法　不受时间限制频饮，可以反复冲泡，每日 1 剂。

功效　解毒降脂。适用于乙醇性脂肪肝。

### 5. 茯苓陈皮茶

茶方　花茶 2 克、陈皮 2 克、茯苓 5 克。

制法　将茯苓、陈皮先煎 20 分钟，用药汁冲泡茶叶即可。

用法　代茶饮用，每日 1 剂，连服 30 日为一疗程。

功效　祛痰消肿、健脾祛湿。适用于脂肪肝之痰浊内阻证。

养生小贴士

## 脂肪肝患者宜少吃大蒜

现代医学分析研究证明，大蒜的有效成分具有较强的抗细菌、抗真菌及对白喉、痢疾、伤寒、结核杆菌等都有较强的抑菌和杀菌作用。临床用于治疗菌痢、阿米巴痢疾、流行性脑脊髓膜炎等疾病，都有良好的疗效。但是，大蒜里含的某些成分，对胃肠道有刺激作用，可抑制胃消化酶的分泌，影响食欲和食物的消化吸收。大蒜中的挥发油可使血液中的红细胞、血红蛋白减少，严重时还会引起贫血，这对于脂肪肝患者的治疗和康复是不利的。所以，脂肪肝患者在患病期间应少食用大蒜。

## 神经衰弱

　　神经衰弱是指精神容易兴奋和脑力容易疲劳,常伴有情绪烦恼和一些心理、生理症状的一种神经症。青壮年期发病较多,脑力工作者较常见。其症状主要表现为精神萎靡、疲乏无力、困倦思睡、头昏脑涨、注意力不集中、记忆力减退、工作不持久、效率下降、意志薄弱、缺乏信心和勇气、容易悲观失望。情绪容易兴奋可因小事而烦躁、忧伤,或焦急苦恼,事后又懊丧不已。一般早晨情绪较好,晚上差。精神容易兴奋可表现为回忆和联想增多。此外,感官与内脏感受器感受性明显增强,如对声、光敏感,手指、眼睑与舌尖震颤动,皮肤及膝腱反射增强等。紧张性头痛或肢体肌肉酸痛,时轻时重。睡眠节律失调,夜晚入睡困难,睡眠浅,多噩梦。易早睡,醒后感到不解乏,头脑不清醒。有时表现为日间昏昏欲睡,傍晚反而精神振作等睡眠觉醒的不规律变化。神经衰弱患者可适当选用下列药茶配合治疗。

### 1. 合欢花茶

　　茶方　合欢花 10~15 克,红糖适量。

　　制法　将合欢花洗净后放入茶杯,用沸水冲泡,加入适量红糖即可服用。

　　用法　代茶温服。

　　功效　养心健脾、解郁理气。适用于神经衰弱、胸闷不舒,常饮可使身心愉快,头脑清晰。

### 2. 含羞草茶

　　茶方　含羞草(又名知羞草、怕羞草),一般用 25~100 克。

　　制法　将含羞草全草,洗净后加水适量,文火浓煎。

　　用法　去渣饮用。

　　功效　宁心安神、镇静、清热利湿,适用于失眠、神经衰弱。

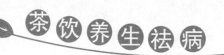

### 3. 交藤肉桂茶

**茶方**　苦丁茶 5 克、肉桂 2 克、夜交藤 3 克。

**制法**　将上述 3 味共研末,用沸水冲泡,加盖闷泡 10 分钟即可。

**用法**　代茶饮用,随冲随饮,至味淡为止。可常服用。

**功效**　调和阴阳、交通心肾。适用于失眠症之心肾不交证。

### 4. 远志菖蒲茶

**茶方**　绿茶 2 克、石菖蒲 15 克、远志 20 克。

**制法**　将石菖蒲、远志加水适量煎沸 5 分钟,取汁泡茶。

**用法**　睡前服用。

**功效**　除痰祛烦、养神安眠。适用于失眠。

### 5. 安神茶

**茶方**　龙齿 9 克、石菖蒲 3 克。

**制法**　先将龙齿加适量水煎沸 10 分钟,再加入石菖蒲煎沸 10~15 分钟即可。

**用法**　不拘时,代茶饮,每日 1~2 剂。

**功效**　益气镇惊、安神定志。适用于心神不安、失眠、心悸。

### 6. 啤酒花茶

**茶方**　啤酒花 3~5 克。

**制法**　啤酒花放杯中,加入适量沸水,加盖闷泡 10 分钟即可。

**用法**　代茶频饮。

**功效**　健胃消食、抗结核。适用于神经衰弱、失眠、食欲不振、肺结核初起午后潮热。

### 7. 银耳太子参茶

**茶方**　银耳 15 克、太子参 25 克、冰糖适量。

**制法**　将银耳用温水发开,太子参洗净,加适量水与银耳同煎至银耳熟烂,再加入冰糖熬稠即可。

　　**用法**　每日1剂。

　　**功效**　益气、养阴、安神。适用于病后体虚，时有气少、气短、心悸、心慌不安及神经衰弱等症。

## 8. 枸杞淫羊茶

　　**茶方**　枸杞子12克，淫羊藿、山芋肉、沙苑子各9克，五味子6克。

　　**制法**　将上述药茶以水煎制。

　　**用法**　代茶饮用，每日1剂。

　　**功效**　滋补肝肾，助阳益智。治疗抑郁型神经衰弱，困倦无力，记忆力减退。

养生小贴士

### 神经衰弱患者如何饮茶

　　神经衰弱患者往往害怕饮茶，怕饮茶后，刺激神经，可能更加睡不着觉。这种观点是不正确的。实际上，从辨证施治的观点来看，要使夜晚能睡得香，必须在白天设法使其达到精神振奋。因此，神经衰弱者在白天上、下午各饮一次茶，可以上午饮花茶，下午饮绿茶，达到振作精神的目的。到了夜晚不再喝茶，稍看点书报就能安稳入睡。如能坚持数日至一周，会收到较好的效果。

### 失眠

　　失眠的最基本定义就是睡眠障碍，具体而言，是指睡眠时间不足或质量差，从而产生疲倦和种种不适的感觉，由此而产生注意力不集中、无力、警觉性差、情绪不佳、头痛、紧张等一系列问题。一般认为，失眠是睡眠不足，或睡得不深、不熟，一般呈现为起始失眠、间断失眠及终点失眠三个特点。偶尔失眠关系不大,而只有连续长期无法成眠者才算患有失眠症。失眠是困扰现代人的一大难题,故古人曾有"华山居士如容见,不觅仙方觅睡方"之谓叹。然而古人又说"世上无难事,只怕有心人"。要想治疗失眠,仔细寻来,其实也并没有人们想象得那么难。日常饮食中就有许多能催眠的食物,对失眠症有一定的食疗作用。诸如饮牛奶,睡前服小米粥,食用核桃仁、桂圆肉、动物脑等。

### 1. 莲心茶

茶方　莲子心 3 克。

制法　将莲子心放暖水杯中,以沸水冲泡,盖闷 5~10 分钟即可。

用法　代茶随意饮服。脾胃虚寒者忌用。

功效　清心、去热、止血、涩精。治疗高血压、头晕、心悸、失眠等。

### 2. 健脑茶

茶方　桑叶 5 克、何首乌 15 克、白蒺藜 10 克、绿茶 3 克、丹参 9 克。

制法　将桑叶、何首乌、白蒺藜、绿茶与丹参一同以水煎制。

用法　代茶饮用。

功效　益智健脑、活血化瘀、清热明目。治疗用脑过度引起的头胀、头痛、头昏、失眠、梦多等。

### 3. 甘麦大枣汤

茶方　浮小麦 60 克、大枣 15 枚、甘草 30 克。

制法　将上述茶材加水 4 碗,煎至 1 碗。

用法　早晚分 2 次服,效果极佳。

功效　此方是传统的养神助眠方,方中浮小麦为小麦淘洗时轻浮水面的瘪瘦麦粒,味甘性平,有养心除烦的功效;大枣为补脾胃要药,可治神经衰弱之心烦不寐证。

### 4. 龙眼冰糖茶

茶方　龙眼肉 25 克、冰糖 10 克。

制法　把龙眼肉洗净,同冰糖放入茶杯中,沸水冲泡,加盖焖一会儿,即可饮用。

用法　每日 1 剂,随冲随饮,随饮随添开水,最后吃龙眼肉。

功效　此茶有补益心脾、安神益智之功用。可治思虑过度、精神不振、失眠多梦、心悸健忘。

### 5. 百麦安神茶

茶方　小麦、百合各 25 克,莲子肉、首乌藤各 15 克,大枣 2 个,甘草 6 克。

制法　把小麦、百合、莲子、首乌藤、大枣、甘草分别洗净,用冷水浸泡半小时,倒入净锅内,加水至 750 毫升,用大火烧开后,小火煮 30 分钟。滤汁,存入暖瓶内,连炖两次,放在一块。

用法　随时皆可饮用。

功效　此饮有益气养阴、清热安神之功效。可治神志不宁、心烦易燥、失眠多梦、心悸气短、多汗等症。

### 6. 绞股蓝红枣茶

茶方　绞股蓝 15 克、红枣 8 枚。

制法　两物分别洗净。放入适量水锅中,用小火煮 20 分冲即可。

用法　每日 1 剂,吃枣喝汤。

功效　此汤有健脑益智、镇静安神之功用。可治神疲乏力、食欲不振、失眠健忘、夜尿频多等症。

### 7. 菖蒲茶

茶方　九节菖蒲 1.5 克,酸梅、大枣各 2 枚,红砂糖适量。

制法　先将菖蒲切片,放茶杯内,再把大枣、酸梅和糖一起加水烧沸,然后倒入茶杯即成。用法:代茶而饮。

功效　本方有宁心安神、芳香辟浊之功,适用于平素心虚胆怯,突受惊吓,而致惊恐心悸、失眠健忘等症。

## 预防失眠的六大绝招

（1）减少摄入咖啡因。除咖啡、茶之外,碳酸饮料以及用来缓解头痛、伤风及鼻塞的药物中也含有咖啡因。

（2）避免吸烟。香烟中的尼古丁会削弱入睡的念头,让人越发精神。

（3）不要喝酒。在睡前几小时内,喝上一到二杯酒,会让人难以入睡,甚至会在后半夜惊醒。

（4）睡前少吃。临睡前吃太多会让人入睡困难。

（5）多做运动。白天活动少会导致晚间睡眠出现问题。

（6）白天少打瞌睡。即使小憩,最好别超过30分钟。

以上介绍的就是预防失眠的六大绝招,想要预防失眠,除了尽量改变不良的生活方式之外,必要时也要求助于医生。

## 自汗、盗汗

自汗是指人体不因服用发汗药或剧烈活动、天气炎热、衣被过厚等因素而动辄自然汗出者。此症多见于身体虚弱的儿童。现代医学中的植物神经功能紊乱可见自汗。

盗汗是中医的一个病证名,是以入睡后汗出异常,醒后汗泄即止为特征的一种病征。根据盗汗病人的临床表现,可分为轻型、中型和重型三种。轻型与中型盗汗,对身体损伤不会太大,但重型盗汗病人,时间久了常会使病情恶化,向"脱症"发展,严重威胁着患者的健康与生命安全。

中医认为,自汗、盗汗病因有别。自汗多由身体虚弱或久病体虚,以致腠理不固所引起。治疗以益气固表为基本原则。盗汗多因体虚、病后体弱、阴虚内热所致,往往伴有午后低热、面颊潮红等症状。食疗应益气阴、清虚热、固表止汗为主。自汗、盗汗分别可选用的茶饮有：

### 1. 黄芪止汗茶

**茶方** 黄芪 30 克、大枣 5 枚、浮小麦 30 克。

**制法** 将上述茶材一同放入锅中水煎即可。

**用法** 取汁代茶饮，每日 1 剂。

**功效** 治气虚自汗有效。

### 2. 黄芪二蜜饮

**茶方** 黄芪 30 克、糯稻根 30 克、麻黄根 15 克、蜂蜜 30 克。

**制法** 将上述三味药同放锅内，加水 3 碗煎煮，煮至 1 碗时，捞去药渣，加入蜂蜜溶化即成。

**用法** 分 2 次饮用，每日 1 剂。

**功效** 适用于气虚自汗者。

### 3. 固表茶

**茶方** 黄芪 12 克、防风 8 克、白术 6 克、乌梅 5 克。

**制法** 将诸药放入茶杯中，用沸水冲泡 15 分钟后即可。

**用法** 代茶饮用。

**功效** 益气固表，止汗、止渴，适用于表虚自汗、口渴等症。此茶对于体虚多汗、易感风邪、经常感冒而又口渴的人来说，是一种较好的保健饮料，可增强抗病能力，使身体日益强壮。

### 4. 小麦稻根茶

**茶方** 浮小麦、糯稻根各 30 克，大枣 10 枚。

**制法** 将诸药放入锅中，用水煎汁。

**用法** 取汁饮用，每日 1 剂。

**功效** 小麦益心肝，糯稻根健脾养胃清肺，合大枣能补益心脾之气，而能固表止汗。

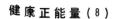

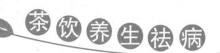 

### 5. 止盗汗茶

茶方　柴胡 9 克、胡黄连 10 克、糯稻根 20 克。

制法　将上述药茶水煎。

用法　头二煎分作 2 次服。每日 1 剂。

功效　退热、凉血、疏肝。治疗烘热盗汗。

### 6. 补虚止汗茶

茶方　生黄芪 20 克，生地 15 克，当归 12 克，黄芩、黑豆衣、瘪桃干各 9 克．

制法　将上述药茶水煎取汁或用沸水冲泡。盖闷 10~15 分钟去渣备用。

用法　代茶饮用，每日 1 剂。

功效　补气滋阴。治疗自汗、盗汗。

### 7. 五味子饮

茶方　北五味子 5 克，紫苏梗、白参各 6 克，砂糖 10 克。

制法　先将前三味煎熬取汁，加入白砂糖。

用法　代茶饮。

功效　此方能益气生津、敛阴固表，适用于气阴两虚的盗汗、自汗。

### 8. 龙眼人参茶

茶方　人参 6 克，龙眼肉、冰糖各 30 克。

制法　先将龙眼肉洗净，人参切薄片，然后与冰糖共放碗内，加水适量，置蒸锅内蒸 1 小时左右，取出后待凉即可食用。

用法　1 天内分 2 次吃完，每日 1 剂。

功效　适用于气虚盗汗者。

### 9. 百合莲子饮

茶方　百合 20 克，莲子、冰糖各 30 克。

制法　先将百合、莲子洗净，放锅内加适量水，用小火慢慢炖至百合、莲子烂熟，加入冰糖溶化后即可食用。

用法　每日1剂，连服数天。

功效　适用于阴虚盗汗轻者。

养生小贴士

**自汗、盗汗患者的日常保健**

自汗、盗汗患者在日常生活中应养成以下良好的生活习惯：

（1）注意劳逸结合，不可劳累过度。

（2）注意运动锻炼，增强身体素质。

（3）注意饮食调理，自汗者宜吃鸡、鸭、鱼、蛋、山药、扁豆、羊肉、桂圆、狗肉等；盗汗者宜吃鱼、甲鱼、乌龟、蛤士蟆、猪肝、白木耳、菠菜、白菜等。

（4）自汗者不宜吃生冷的瓜菜，少吃凉拌的菜肴；盗汗者不宜吃辛辣的食品，尽量少饮或不饮酒。

（5）多饮水，保持体内的正常液体量。

## 头痛

头痛是一种常见症状，几乎每个人一生中均会有头痛发生。头痛主要是由于头部的血管、神经、脑膜等对疼痛敏感的组织受到刺激引起的。由紧张、疲劳、饮酒等原因造成的头痛经过休息之后可自然消退。目前以头痛为主症者可见于偏头痛、神经官能症、感染性发热性疾病、高血压病、颅内疾患等。治头痛茶饮只是作为其他药物的辅助治疗。

### 1. 偏正头风茶

茶方　香白芷75克，川芎、甘草、川乌头各30克。

制法　将上述药茶研末，每次取3克，用细茶、薄荷煎汤。

用法　取汁送下，每日1~2次。

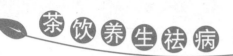 
功效　治疗偏头痛。

### 2. 夏芷天陈茶

茶方　红茶、白芷、陈皮各6克，姜半夏、天麻各10克。

制法　将白芷、陈皮、姜半夏、天麻用500毫升水煮沸15分钟，取沸汤冲泡红茶。

用法　每日1剂，随时温服。

功效　化痰熄风。适用于头痛兼目眩、恶心食少等。

### 3. 二椒茶

茶方　辣椒500克、胡椒5克、茶叶10克、盐适量。

制法　将所有茶材一起捣碎，混匀后放入瓶内，密封。静置15天左右。

用法　每次取15克泡茶饮服。

功效　驱寒解表。适用于伤风头痛、食欲不振。

### 4. 姜糖茶

茶方　生姜3片，茶叶、红糖各适量。

制法　将生姜片、红糖、茶叶放入杯内，冲入沸水，盖上盖闷泡10分钟左右即可。

用法　每日2剂。

功效　发汗解表、温中和胃。适用于风寒感冒、恶寒发热、头痛等。

### 5. 芩芷茶

茶方　茉莉花茶3克，黄芩、白芷各5克。

制法　将所有茶材一起用250毫升沸水冲泡即可。

用法　每日1~2剂，随时用沸水冲饮至味淡。

功效　清热疏风。适用于风热头痛轻者。

### 6. 桃红归芎茶

茶方　绿茶、红花、川芎各 8 克，桃仁、当归各 10 克。

制法　将红花、川芎、桃仁、当归用 500 毫升水煮沸 15 分钟，取沸汤冲泡绿茶。

用法　每日 1 剂，随时温服。

功效　活血通窍。适用于瘀血头痛、反复发作、经久不愈、痛如锥刺等。

### 7. 将军茶

茶方　大黄、茶叶、黄酒各适量。

制法　将大黄用黄酒炒 3 次，研细末，晾干后，放入瓷罐封贮备用。

用法　每日 1~2 次，每次取大黄末 3 克，用茶叶 3 克，以沸水冲泡，凉温送服。

功效　清热平厥、泻火止痛。适用于热厥头痛。

### 8. 金花决明茶

茶方　金银花、绿茶各 6 克，草决明 20 克。

制法　将金花茶与草决明一同用沸水冲泡，5 分钟后即可饮用。

用法　每日 1 剂，多次饮服。

功效　清火、止痛。适用于高血压头痛。

### 9. 双龙葛菊茶

茶方　绿茶 6 克，龙胆草 5 克，菊花、地龙、葛根各 10 克。

制法　将菊花、地龙、龙胆草和葛根用 500 毫升水煮沸 15 分钟，取沸汤冲泡绿茶。

用法　每日 1 剂，随时凉饮。

功效　祛风、清热、平肝。适用于偏头痛且口干、口苦者。

### 10. 枸杞玄女茶

茶方　绿茶 5 克，枸杞子、菊花、玄参、女贞子各 10 克。

制法 将枸杞子、菊花、玄参、女贞子用 500 毫升水煮沸 15 分钟,取沸汤冲泡绿茶。

用法 每日 1 剂,随时凉饮。

功效 适用于头痛眩晕、时轻时重、视物模糊、五心烦热、腰腿酸软等。

### 11. 枸菊归芪茶

茶方 枸杞子、菊花、当归各 10 克,炙黄芪 15 克,绿茶 5 克。

制法 前四味加水约 500 毫升,煮沸 15 分钟,取沸汤冲泡绿茶。

用法 每日 1 剂,随时温服。

功效 补益气血。适用于气血亏虚头痛,症见头痛绵绵、两目畏光、午后更甚、神疲乏力、面色苍白、心悸寐少等。

### 12. 川芎茶

茶方 川芎 3 克、茶叶 6 克。

制法 研末,用沸水冲泡 5 分钟,即可饮用。

用法 每日 1 剂,分多次服用。

功效 祛风止痛。适用于头昏胀痛、偏头痛。

### 13. 谷精蜜茶

茶方 绿茶 1 克,谷精草 5~15 克。

制法 将绿茶同谷精草一同以水煎制,取汁后加入蜂蜜 25 克。

用法 分 3 次饭后服。

功效 治疗偏头痛。

### 14. 香附川芎茶

茶方 香附子 120 克、川芎 60 克。

制法 将香附子、川芎研末,每次取 3 克,以 3 克茶冲泡。

用法 茶汤送服,每日 2 次。

功效 治疗偏头痛和高血压头痛。

## 简单五法赶走头痛困扰

（1）揉太阳穴：每天清晨醒来后和晚上临睡前，用双手中指按太阳穴转圈揉动，先顺揉7~8圈，再倒揉7~8圈，这样反复几次，连续数日，偏头痛可以大为减轻。

（2）梳摩痛点：将双手的十个指尖，放在头部最痛的地方，像梳头那样进行轻度的快速按摩，每次梳摩100个来回，每天早、中、晚饭前各做1次，便可达到止痛目的。

（3）热水浸手：偏头痛发作时，可将双手浸没于一壶热水中（水温以手入水后能忍受的极限为宜），坚持浸泡半个小时左右，便可使手部血管扩张，脑部血液相应减少，从而使偏头痛逐渐减轻。

（4）中药塞鼻：取川芎、白芷、炙远志各15克焙干，再加冰片7克，共研成细粉后装瓶备用。在治疗偏头痛时，可用绸布包少许药粉塞于右鼻，一般塞鼻后15分钟左右便可止痛。

（5）吃含镁食物：偏头痛患者应经常吃些含镁比较丰富的食物，如核桃、花生、大豆、海带、橘子、杏仁、杂粮和各种绿叶蔬菜等，这对缓解偏头痛症状有一定作用。

## 眩晕

眩晕，是目眩和头晕的总称，主要症状表现为视物模糊，感觉自身或外界景物旋转，站立不稳等。根据引发眩晕的各种病因，将其分为虚证与实证两大类。虚证主要是精髓亏少、不能充养于脑所致。实证主要为肝阳上亢及痰浊逆扰于上所造成。发生眩晕应及时检查和治疗，茶疗应根据不同证型选择适宜的茶疗方。

### 1. 菊花乌龙茶

茶方　乌龙茶 3 克、杭菊花 10 克。

制法　将所有茶材一同用沸水冲泡即可。

用法　代茶饮服，随时可饮。

功效　清肝明目。适用于眩晕、耳鸣、头胀痛、烦躁易怒、失眠多梦等。

### 2. 天夏陈苓茶

茶方　红茶 8 克，天麻、姜半夏、陈皮、茯苓各 10 克。

制法　将天麻、姜半夏、陈皮、茯苓用 500 毫升水煮沸 10 分钟，取沸汤冲泡红茶。

用法　每日 1 剂，随时温服。

功效　化湿祛痰。适用于头重如裹、视物旋转、胸闷作恶、呕吐痰涎等。

### 3. 归芪升麻茶

茶方　红茶 5 克、当归 10 克、黄芪 15 克、升麻 3 克。

制法　将当归、黄芪、升麻用 500 毫升水煮沸 10 分钟，取沸汤冲泡红茶。

用法　每日 1 剂，随时温服。

功效　补养气血。适用于气血亏虚型眩晕、面色淡白、神倦乏力、心悸少寐等。

### 4. 抑肝止眩茶

茶方　苦丁茶、鲜荷叶、菊花、桑寄生、天麻各 6 克。

制法　将上述茶材一同放入杯中，以开水冲泡。

用法　每日 1 剂，当茶饮。

功效　适用于肝阳上亢之眩晕。

### 5. 清热化湿茶

茶方　鲜芦根 60 克，竹茹 5 克，焦山楂、炒谷芽各 9 克，橘红 3 克，霜桑叶 6 克。

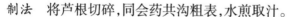

制法 将芦根切碎,同余药共沟粗表,水煎取汁。

用法 代茶饮用

功效 该方清热化湿而利头目,调和脾胃而化痰浊,适用于湿热、痰浊内阻之头晕目眩、身重困倦、食欲不振等。

### 6. 二黄茶

茶方 黄芪 30 克,黄精 20 克,当归、桑葚、枸杞子、桂圆肉、大枣各 10 克。

制法 加水煎取药汁。

用法 一日分 3 次饮用,或当茶温饮。

功效 用于气血双亏及低血压所致之眩晕。

### 7. 山茱萸茶

茶方 山萸肉 30 克,益智仁 25 克,党参、白术各 12 克。

制法 将四味药同置砂锅中,加水适量,煎煮取汁,连煎 3 次,然后取 3 次煎汁混合,装热水瓶内,备用。

用法 每日 1 剂,水煎取汁,当茶时时饮服。

功效 温补脾肾、涩精益智。适合脾肾不足、眩晕耳鸣、腰膝酸痛、神疲乏力、大便溏薄、小便频数、阳痿遗精、智力下降者饮用。

养生小贴士

## 眩晕的简便治疗方法

在中医看来,眩晕的发生有实有虚。虚者,气、血、精液之虚也；实者,痰浊中阻,肝阳上亢之实也。对其治疗,除辨证论治外,下面几种外治方法也可获得一定疗效。

(1)药枕法:取菊花、夏枯草、干荷叶、竹茹各 100 克。共同研成粗末,装入布袋内,当枕芯用具。有清热平胆的作用。连续使用 2 个月,对肝阳上亢所致的眩晕有较好疗效。

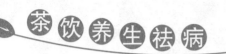

（2）穴疗法：取半夏、蓖麻仁各等份，共同研成稠膏状，外敷百会穴（双耳尖连线中点处），外用胶布固定，每天填药 1 次，连用 2~3 天，具有化浊祛痰的作用。适用于痰浊中阻性眩晕，伴有头重如蒙、胸闷恶心者。

（3）脐疗法：取党参、炙黄芪、五味子各 5 克。共同研成细末，用蒸馏水适量调成稠膏状，外敷肚脐处，外用胶布固定。每天换药 1 次，连敷 3~7 天。具有补气生血的作用。适用于气血不足所致的眩晕，伴有心悸少寐、神疲乏力、劳累即发者。

（4）足疗法：取吴茱萸 10 克，肉桂 3 克，牛膝 2 克。共同研成细末，以陈醋适量调成稠膏状，外敷双足涌泉穴（足底前 1/3 处，卷足时呈凹陷处），外用胶布固定，睡前 1 次，次晨取下，连用 3~5 天。具有引火归源的作用。适用于眩晕伴有耳鸣、烦躁多梦、眼目干涩者。

（5）耳塞法：取磁石 10~15 克。研成细末，均分 2 份，分别用双层纱布包裹，塞于双耳中，每天 1~2 次，每次 30 分钟至 1 小时，连用 5~7 天。具有平肝潜阳的作用。适用于肾虚眩晕者。

## 痛经

痛经，是指月经期前后或月经期下腹部疼痛。痛经多见于未婚未孕的青年女性，自初潮起即有痛经，疼痛多在月经来潮后数小时，亦会在经前一二日开始疼痛，经期加重。疼痛多为下腹绞痛或坠胀痛，可放射至腰骶部、肛门、会阴部等；若为膜样经期，在排出大块脱落子宫内膜时疼痛加剧，而一旦排出，疼痛则迅速减轻。疼痛可持续数小时或几天不等，其程度亦因人而异。近年来，由于少女的青春期提前，以及追求瘦身，使原发性痛经在临床上有上升趋势。

中医认为，痛经有虚证和实证之别。虚证痛经多因气血两亏所致，实证多为肝郁气滞、寒凝血瘀所致。故治疗痛经应恨据病证虚实选用药茶。

## 1. 芝麻盐茶

茶方　芝麻 2 克、盐 1 克、茶叶 3 克。

制法　用沸水泡茶，然后加入芝麻与盐。

用法　于经前 3 日起服，每日 5 剂。

功效　通血脉。适用于经期下腹痛、腰痛。

## 2. 凌霄茴香茶

茶方　茶树根、凌霄花和小茴香各 15 克。

制法　于月经来时，将前 2 味药同适量黄酒隔水炖 3 小时，去渣加红糖服。月经干净后的第二天，将凌霄花炖老母鸡，加少许米酒和盐拌食。

用法　每月 1 次，连服 3 个月。

功效　用于痛经。

## 3. 泽兰叶茶

茶方　绿茶 2 克、干泽兰叶 10 克。

制法　将绿茶和泽兰叶用沸水冲泡，盖上盖闷 5 分钟即可。

用法　头汁饮完，留少量余汁，再泡再饮，直至冲淡。

功效　活血化瘀、通经利尿。适用于月经提前或错后、经血时多时少、气滞血阻、小腹胀痛等症状。

## 4. 归芍二山杜仲茶

茶方　绿茶 5 克，淮山药 15 克，当归、白芍、山萸肉、杜仲各 10 克。

制法　将当归、白芍、山萸肉、杜仲和淮山药用水煮沸 15 分钟，取沸汤冲泡绿茶。

用法　每日 1 剂，随时温服。

功效　补益肝肾。适用于经期或经后小腹绵绵作痛、经行量少、色红无块、腰膝酸软等症状。

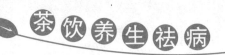 
### 5. 活血茶

**茶方**　绿茶 3 克，红花、檀香、红糖各 5 克。

**制法**　将红花、檀香研碎，先将红花与绿茶煎制，再下檀香，加入红糖调匀即可。

**用法**　每日 1~2 剂。

**功效**　具有活血化瘀、行气止痛的作用。

### 6. 川芎调经茶

**茶方**　红茶、川芎各 6 克。

**制法**　将红茶和川芎放入保温杯中，用适量沸水冲泡，盖上盖闷 15 分钟即可。

**用法**　每日 1 剂，随时热服。此茶不可久服，服用 3~5 日即可。

**功效**　理气开郁、活血止痛。适用于经前腹痛、经行不畅、胁腹胀痛等。

### 7. 茴姜苓归玄胡茶

**茶方**　小茴香、干姜各 6 克，茯苓、当归各 10 克，玄胡 15 克，红茶 5 克。

**制法**　将小茴香、干姜、茯苓、当归和玄胡用 500 毫升水煮沸 15 分钟，取沸汤冲泡红茶。

**用法**　每日 1 剂，分 2 次热服。

**功效**　温经化湿解凝，适用于小腹疼痛、经量少、色紫暗有块等。

### 8. 当归调经茶

**茶方**　红茶、蜜当归各 15 克。

**制法**　用沸水冲泡红茶、蜜当归，泡 5 分钟即可。

**用法**　每日 1 剂，分 3 次温服。

**功效**　补血、活血、调经。适用于痛经、功能性子宫出血。

### 9. 通经益孕茶

**茶方**　茶树根 15 克，小茴香、凌霄花各 10 克，红糖适量。

**制法** 将茶树根、小茴香、凌霄花一起研成细末，用沸水 300 毫升冲泡，盖上盖闷 15 分钟，然后加入红糖调匀即可。

**用法** 每日 1 剂，分两次温服。于月经前 1 天开始服，至经净即停。

**功效** 活血调经、温宫散寒。适用于经前腹痛或初期经少有瘀块，小腹挛痛，必待畅行后腹痛始缓。

### 10. 香桂痛经茶

**茶方** 香附、乌药、延胡索各 10 克，肉桂、细辛各 3 克。

**制法** 将诸药研碎成末，以沸水冲泡代茶。

**用法** 每日 2 剂，连服 3~5 天。

**功效** 凡因外受寒湿或情志不畅等因素，引起月经前或行经时小腹隐痛，或时感小腹阴冷、遇热则舒者，均可服用。

## 月经不调

月经不调泛指各种原因引起的月经改变，包括初潮年龄的提前、延后，周期、经期与经量的变化，是最常见的妇科病之一。引起月经不调的原因有两大类：一是神经内分泌功能失调引起，主要是下后脑卵巢轴的功能不稳定或有缺陷。二是器质性病变或药物等引起，包括生殖器官局部的炎症、肿瘤及发育异常、营养不良、颅内疾患，其他内分泌功能失调如甲状腺、肾上腺皮质功能异常、糖尿病、席汉氏病等，以及肝脏疾患、血液疾患等。此外，使用治疗精神病的药物、内分泌制剂或采取宫内节育器避孕者均可能发生月经不调。经临床验证，应用下列药茶治月经不调有良效。

### 1. 黑木耳红枣茶

**茶方** 黑木耳 30 克、红枣 20 枚、茶叶 10 克。

**制法** 将黑木耳、红枣、茶叶煎汤服用。

用法　每日 1 次,连服 7 日。

功效　补中益气、养血调经,适用于月经过多。

## 2. 白糖茶

茶方　绿茶 25 克、白糖 100 克。

制法　用沸水 900 毫升冲泡绿茶和白糖,放置一夜。

用法　次日 1 次服完。

功效　理气调经,适用于月经骤停,伴有腰痛、腹胀等症。

## 3. 月季花茶

茶方　绿茶 3 克、月季花 6 克、红糖 30 克。

制法　将绿茶、月季花、红糖一同用 300 毫升水煮沸 5 分钟即可。

用法　每日 1 剂,分 3 次饭后饮服。

功效　和血调经。适用于血瘀痛经。

## 4. 乌归参芪升麻茶

茶方　乌贼骨、当归、党参各 10 克,升麻、花茶各 5 克,黄芪 15 克。

制法　将乌贼骨加水,煮沸 15 分钟,再加其他四味一起煮 15 分钟,取沸汤冲泡花茶。

用法　每日 1 剂,随时温服。

功效　益气摄血。适用于气不摄血型经期延长。

## 5. 青蒿丹皮茶

茶方　青蒿、丹皮各 6 克,茶叶 3 克,冰糖 15 克。

制法　将青蒿、丹皮用 300 毫升水煮沸 10 分钟,取沸汤冲泡茶叶,然后放入冰糖调匀即可。

用法　每日 1~2 剂,随时凉饮。

功效　清热凉血。适用于血热内扰型月经先期。

### 6. 桃玄归芎茶

茶方 花茶、川芎各6克,桃仁、玄胡、当归各10克。

制法 将川芎、桃仁、玄胡、当归用500毫升水煮沸15分钟,取沸汤冲泡花茶。

用法 每日1剂,随时温服。

功效 化瘀调经。适用于月经量少、色紫黑、有血块,小腹胀痛等。

### 7. 红糖绿茶

茶方 绿茶8克、红糖15克。

制法 将绿茶用沸水冲泡,加入红糖调匀即可。

用法 代茶饮服。

功效 有效帮助调整经期不顺与经血过多的症状。

### 8. 景天三七蒲黄茶

茶方 花茶6克、景天三七30克、炒蒲黄10克。

制法 将炒蒲黄用布包好,再与景天三七一同用500毫升水煮沸15分钟,取沸汤冲泡花茶。

用法 每日1剂,分2次温服。此茶不可久服,服3日即可。

功效 化瘀止血。适用于经期量多,或延期不净,色紫黑,有血块,舌紫暗等。

### 9. 二丹柏地槐花茶

茶方 绿茶6克,丹皮、丹参、黄柏、生地黄、槐花各10克。

制法 将丹皮、丹参、黄柏、生地黄、槐花用500毫升水煮沸15分钟,取沸汤冲泡绿茶。

用法 每日1剂,分2次温服。

功效 清热凉血调经。适用于经量多、色鲜红或深红、黏稠或有血块,常伴有心烦口渴等。

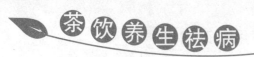

### 10. 归芍桂辛川芎茶

**茶方** 当归、桂枝、川芎各 10 克,白芍 6 克,细辛 3 克,红茶 5 克。

**制法** 将当归、白芍加水约 500 毫升,煮沸 10 分钟,再加入桂枝、川芎、细辛共煮 10 分钟,取沸汤冲泡红茶。

**用法** 每日 1 剂,分 2 次热服。

**功效** 散寒活血。适用于血寒凝滞型月经后期,症见月经周期延后、量少、色黯有血块、畏寒肢冷、舌苔白等。

### 11. 益母草红糖茶

**茶方** 益母草 60 克、红糖 50 克、红茶 5 克。

**制法** 用 200 毫升水将益母草煎汤,取沸汤冲泡红茶,然后加入红糖,搅拌均匀即可。

**用法** 代茶饮服。

**功效** 活血祛瘀、调经行血。

### 12. 丹栀芍地柴胡茶

**茶方** 绿茶、柴胡各 5 克,丹皮、焦栀子、白芍、生地黄各 10 克。

**制法** 将柴胡、丹皮、焦栀子、白芍、生地黄用 500 毫升水煮沸 15 分钟,取沸汤冲泡绿茶。

**用法** 每日 1 剂,随时温服。

**功效** 清热凉血。适用于月经提前、量多、色红黏稠、有血块,烦热口干等。

### 13. 莲子茶

**茶方** 茶叶 5 克、莲子 30 克、冰糖 20 克。

**制法** 将莲子浸泡 4 个小时,捞出与冰糖入锅煮烂,然后倒入泡好的茶水即可。

**用法** 每日 1 剂,代茶饮服。

**功效** 用于月经过多等症。

### 14. 桑叶苦丁茶

**茶方** 苦丁茶、冬桑叶各 15 克,冰糖适量。

**制法** 将苦丁茶、冬桑叶洗净,加入适量水煎煮,去渣取汁,加入冰糖搅匀即可。

**用法** 代茶饮用。于月经前 5 日开始服用,连续服用 7~10 日。

**功效** 清肝泻热、调经止血。适用于经行鼻出血,症见经前或经期有规律性的鼻出血,色红,量较多,头晕耳鸣,烦躁易怒,两胁胀痛,口苦,舌红苔黄,或有月经周期提前,甚或逐渐闭经。

**养生小贴士**

## 女性月经不调宜调理饮食

女性生理不顺,可以靠饮食来调理。月经时常早来的人,应少吃辛香料、肉、葱、洋葱、青椒,多吃青菜,吃饭前要按摩耳朵祛除疲劳,内心不要有不安和紧张;若月经总是迟来,宜少吃冷食多吃肉;经期第一、二天最好吃姜炒鸡肝或猪肝,多服用补血的食品。

所谓"早来"、"迟来",系依据个人生理周期来算,不管是 28 天周期或 30 天周期,早来 5 天以上或晚来 5 天以上,就是生理不顺,表示身体与精神有了不平衡的现象。在月经前、中、后三时期,若摄取适合当时身体状态之饮食,可调节女性生理乃至心理上的种种失衡,也是使皮肤细嫩油滑的美容良机。月经前烦躁不安、便秘、腰痛者,宜大量摄食具有促进肠蠕动及代谢作用的食物,如青菜、豆腐等,以调节身体之不均状态。月经来潮中,为促进子宫收缩,可摄食动物肝脏等,以维持体内热量。此时,甜食可多吃,油性食物及生冷食物皆不宜多吃;在经后宜多吃小鱼以及多筋的肉类、猪牛肚等,以增强食欲,恢复体力。

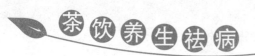 
## 更年期综合征

更年期是指女性从生殖功能旺盛状态逐渐衰退到生育功能完全丧失的过渡时期，包括绝经前期、绝经期和绝经后期三个阶段。一般从 45 岁开始，持续 10~15 年。在这一时期，由于卵巢功能减退，引起植物神经功能紊乱，从而出现一系列程度不同的症状，如月经变化、面色潮红、心悸、失眠、抑郁、情绪不稳定、易激动等，称为更年期综合征。

妇女进入更年期后，卵巢功能开始衰退，没有能力产生足量的雌激素和孕激素。首先是丧失排卵功能，成为无排卵型月经，以后卵泡发育逐渐停止，当雌激素分泌减少到不能刺激子宫内膜时，月经停止来潮，生殖器缓慢萎缩，正常的丘脑下部—脑垂体—卵巢之间平衡关系发生改变，导致植物神经系统功能紊乱，从而发生更年期综合征。

10%~30% 的女性在更年期有比较明显的症状，症状的出现及其转变与绝经的年龄、方式、健康状况、工作、生活等因素有关。一般绝经早、雌激素减退快（如手术切除卵巢）以及平时精神状态不够稳定的较易出现症状，而程度也往往轻重不等。更年期综合征患者也可选择茶疗进行调理。

### 1. 茉莉黑豆茶

茶方　茶叶 3 克、茉莉花 10 克、黑豆 30 克。

制法　上述各味用沸水冲泡，或加适量水略煎煮即可。

用法　代茶饮用，每日 2 次。

功效　滋阴清热、理气解郁、补益肝肾。适用于更年期综合征。

### 2. 五味子茶

茶方　五味子 100 克。

制法　五味子以水煎制。

用法　代茶，频频饮用，每日 1 剂。一般服 15 天左右见效，可连服 30~60 天。

功效　安神定志、调节肝肾，主治更年期综合征、夜眠不宁、乱梦纷烦、急躁健忘等症状。

### 3. 更年降火茶

茶方　苦丁茶、菊花各 3 克,莲心 1 克,枸杞子 10 克。

制法　将上述药茶放入茶杯中,以沸水冲泡,盖闷 10 分钟即可。

用法　代茶频饮,可反复冲泡 3~5 次。

功效　滋阴降火。适用于阴虚火旺型更年期综合征。

### 4. 佛手花茶

茶方　绿茶 2 克、佛手花 5 克。

制法　将佛手花、绿茶同置入杯中,用适量沸水冲泡,加盖闷泡 10 分钟即可。

用法　代茶频饮,可加水续泡 3~4 次。

功效　疏肝理气、解郁散结。适用于肝郁气滞型更年期综合征。

### 5. 附子菊花茶

茶方　熟附子 6 克、杭菊花 9 克、决明子 15 克。

制法　先煎熟附子约 1 小时,后加入杭菊花、决明子同煎,取汁。

用法　当茶饮,每日 1 剂,5 日为一个疗程。

功效　此方具有温肾扶阳之功效。主治肾阴虚之更年期综合征。

养生小贴士

## 更年期饮食

（1）大豆制品：雌激素是控制女性更年期到来的风向标。植物雌激素广泛存在于大豆、小麦、黑米、扁豆、葵花子、茴香、洋葱等食物中,其中最负盛名的是大豆。所以,有早衰倾向的女性在缓解心理压力、保证饮食多样化的同时,多吃大豆制品,如豆腐、豆腐脑、豆浆、豆腐干等,补充体内雌激素,以延缓更年

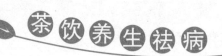
期,减轻更年期症状。

（2）新鲜蔬菜水果：维生素 A、维生素 E 和维生素 C 都具有帮助延缓衰老和避免性功能衰退的作用,它们大多存在于新鲜蔬菜、水果中。所以,要想延缓更年期,阻挡衰老的脚步,多吃新鲜蔬菜水果非常有用。

（3）鱼虾等水产：鱼虾等水产是经过实践并被人们公认的年轻食品,因为鱼虾中的蛋白质含量高达 25%~30%。而且其中的不饱和脂肪酸很丰富,它们对清理和软化血管、降低血脂以及延缓衰老都有好处。有条件的女性,可以每周吃 2~3 次鱼虾等水产。

## 妊娠呕吐

　　孕妇在妊娠 6 周左右会出现择食、食欲不振、轻度恶心、呕吐、头晕、体倦等症状,称为早孕反应,也称妊娠呕吐。多数女性的这些反应较轻,只须进行合理的饮食调节而不需要药物治疗,且对生活和工作影响不大,妊娠 12 周左右即自行消失。少数孕妇反应强烈,可呈持续性呕吐,甚至不能进食、进水,则称为妊娠呕吐。

　　妊娠呕吐主要与体内激素代谢、精神情绪不稳有关。反应轻的可有反复呕吐、厌食、挑食、软弱无力,有时伴有失眠和便秘；反应重的呕吐发作频繁,不能进食和进水,吐出物除食物、黏液外,可有胆汁或咖啡色血渣,同时全身乏力,明显消瘦,小便减少,常伴有水和电解质失衡等。严重的妊娠呕吐使孕妇得不到营养物质,但还要供给胎儿越来越多的营养,所需的营养物质只有从母体贮存的营养物质中获取以满足胎儿生长的需要。因此,严重的妊娠呕吐会给孕妇的健康和胎儿的生长发育带来不良影响。妊娠呕吐除了要注意饮食调养外,还可以选用茶疗方进行调理,既可补水,又可治呕吐。

### 1. 苏梗陈皮茶

茶方　苏梗6克、陈皮3克、生姜2片、红茶1克。

制法　将前三味剪碎与红茶共以沸水焖泡10分钟，或加水煎10分钟即可。

用法　每日1剂，可冲泡2~3次。代茶不拘时温服。

功效　理气和胃、降逆安胎。适用于妊娠恶阻、恶心呕吐、头晕厌食或食入即吐等。

### 2. 生姜乌梅饮

茶方　乌梅肉、生姜各10克，红糖适量。

制法　将乌梅肉、生姜、红糖放入茶杯内，加开水200毫升，冲泡30分钟即可。

用法　频频当茶饮。

功效　和胃止呕、生津止渴，适用于肝胃不和之妊娠呕吐。

### 3. 姜汁牛奶

茶方　鲜牛奶200克、生姜汁10克、白糖20克。

制法　将鲜牛奶、生姜汁、白糖混匀，煮沸后即可。

用法　温热服，每日2次。

功效　益胃、降逆、止呕。

### 4. 橘皮竹茹茶

茶方　橘皮5克、竹茹10克。

制法　将橘皮撕碎，竹茹切碎，用沸水冲泡。

用法　代茶频饮。

功效　清热理气、胃止呕。适用于妊娠反应，胃气上逆之呕吐。

### 5. 黄连苏叶茶

茶方　黄连1.5克、苏叶3克。

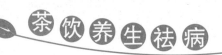  

制法　将二药同放入茶杯中,加入沸水冲泡即可。

用法　频频代茶饮。

功效　清热和胃,适用于妊娠胃热呕吐。

### 6. 苏叶生姜茶

茶方　紫苏叶5克,生姜汁少许。

制法　将紫苏叶以水煎制,取汁加生姜汁数滴即可。

用法　代茶饮用。

功效　治疗妊娠恶心。

养生小贴士

**妊娠剧吐的预防措施**

（1）孕妇须保持情志的安定与舒畅。

（2）保持大便的通畅。

（3）注意饮食卫生,饮食宜以营养价值稍高且易消化为主。可采取少吃多餐的方法。

（4）居室尽量布置得清洁、安静、舒适。避免异味的刺激。呕吐后应立即清除呕吐物,以避免恶性刺激,并用温开水漱口,保持口腔清洁。

（5）呕吐较剧者,可在食前口中含生姜一片,以达到暂时止呕的目的。

（6）倘若呕吐情况特别严重,孕妇须卧床休息。

（7）为防止脱水,应保持每天的液体摄入量,平时宜多吃一些生梨、西瓜、甘蔗等水果。

### 阳痿

阳痿指阴茎不能正常勃起,或在同房时举而不坚,以致影响性交甚至不能性交的一种病症。一般必须持续 3 个月以上不能完成性交才可诊断。本病症是男子性功能减退疾病中症情较为严重的一种，也是引起男性不育的原因之一。中医治疗阳痿以温肾壮阳为主，同时应兼顾补肾益精。下列药茶可供选用。

## 1. 鹿茸乌龙茶

茶方　乌龙茶 5 克、鹿茸 1 克。

制法　将乌龙茶和鹿茸放入茶杯中，用沸水冲泡，盖上盖闷 5 分钟即可。

用法　代茶饮服，可反复冲泡。

功效　温肾壮阳，治疗阳虚肝冷、阳痿。

## 2. 牛鞭杞子茶

茶方　牛鞭 1 具、枸杞子 30 克、盐少许。

制法　将牛鞭洗净切段，同枸杞子一同放入锅中，加水共煎熬，取药汁加盐少许即可。

用法　当茶温服。

功效　牛鞭及枸杞子都有补肾壮阳的作用。适用于阳痿患者。

## 3. 淫羊藿茶

茶方　淫羊藿 20 克、茶叶 5 克。

制法　上药煎煮或沸水冲泡。

用法　代茶长期饮用。

功效　有补肾壮阳作用。适用于阳痿、早泄、遗精等性神经衰弱者。

## 4. 灵脾五味子茶

茶方　仙灵脾 60 克、五味子 50 克。

制法　上二味药拣去杂质，去梗，仙灵脾切丝，五味子杵碎，和匀后瓷器贮藏。每日用 30 克放保温瓶中冲入沸水适量，盖焖 20 分钟后即可。

用法　分 2~3 次饮用。

功效　仙灵脾是补肾壮阳、祛风除湿的常用药。仙灵脾与五味子配伍，加强了补益肾气的作用,又因五味子能兴奋与强壮健康人的中枢神经系统各部分所进行的反射性反应,改善人的智力活动,因而用本茶治肾虚阳痿、神经衰弱诸疾较为理想。

### 5.壮阳茶

**茶方** 红茶 30 克、白矾 1 小块(玉米粒大)。

**制法** 将白矾放入红茶内,用沸水冲泡 1 碗,加盖浸泡 10 分钟即可。

**用法** 每晚 1 剂,1 次服完。

**功效** 适用于阳痿并有精神萎靡不振、乏力、四肢不温者。

### 6.虾米茶

**茶方** 鲜虾 500 克,盐少量,白糖适量。

**制法** 将鲜虾洗净后,拌上少量盐,待水烧开,将鲜虾放入锅内煮熟,捞出晒干,去掉虾壳,即成虾米,然后装入罐内密封。泡茶时,杯内放入虾米 10 克。再加适量白糖,冲入开水,焖泡 5 分钟即可饮用。

**用法** 边喝时可一边品嚼杯中虾米。

**功效** 助阳、提神、滋补。适用于男子阳痿、精冷清稀;并可增加营养,维持身体正常功能,提高抗病能力。

### 7.人参壮阳茶

**茶方** 人参 9 克、茶叶 3 克。

**制法** 上二味加水 500 毫升煎汤。

**用法** 每日 1 剂,温服。

**功效** 益气、兴阳、强阴。适用于阳痿不举或举而不坚及男性性功能减退等。

### 8.核桃速溶茶

**茶方** 核桃仁 500 克、藕粉 100 克、白糖 100 克。

**制法** 选用新鲜核桃仁,用文火炒焦,磨细。再将核桃仁粉、藕粉、白糖混合均匀,贮藏备用。饮用时,取数匙,开水冲沏,边冲边搅拌即可。

**用法** 代茶饮用。

**功效** 有补肾、提神之功,适用于阳痿患者长期饮用。

### 让你远离阳痿的方法

阳痿是男科常见性功能障碍疾病,又称勃起功能障碍。它不仅严重影响了男性的身心健康,让男人自卑,而且严重影响了患者的家庭和睦乃至患者的夫妻感情。下面是让你远离阳痿的一些常用方法:

(1)按摩腹股沟:用双手拇指、食指、中指指腹向阴茎根部方向自外而内对称按摩两侧腹股沟,按摩之力宜蓬松舒适不痛为度,左右各 50 次。

(2)搓揉睾丸:以双手的食指、中指托住同侧睾丸的下面,再用拇指按压其上,如数念珠一样浅浅揉搓两侧睾丸,其力量以睾丸不痛或微酸胀为宜,左右各 150~200 次。

(3)捻动精索:以双手拇指、食指、中指对称捻动阴茎根部、阴囊上方之精索,其用力以出现轻度酸胀或舒适感为度,左右各 50 次。

(4)按摩涌泉穴:以左手按摩右足心涌泉穴 100 次,以右手按摩左足心涌泉穴 100 次,若每晚热水足浴后按摩,疗效更为理想。

(5)牵拉阴茎及睾丸:用右手或左手把阴茎及阴囊共同握于掌心,浅浅向下牵拉 150~200 次,其拉力以阴茎及睾丸有微酸胀或小腹两侧有轻微牵拉感为准。

## 前列腺炎

前列腺炎包括急性细菌性前列腺炎、慢性细菌性前列腺炎及非细菌性前列腺炎、前列腺痛。本病常见于男性青春期后,多发于 25~55 岁,其中以慢性前列腺炎最为常见。本病常由受凉感染、房事过度及饮酒过多等所诱发。临床特点

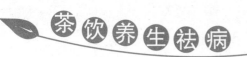

是以会阴、小腹胀痛,尿道灼热,尿末有白色分泌物排出为主,发病缓慢,病情顽固,反复发作,缠绵难愈。它属于中医学"热淋"、"白浊"、"淋浊"、"癃闭"范畴。选择茶疗方时应区别急性期与慢性期之症状缓急,分别选有较强针对性的药茶。

### 1. 绿豆芽汁白糖茶

茶方　鲜绿豆芽 500 克,白糖适量。

制法　将绿豆芽洗净,装于纱布袋中,捣烂绞汁,加入白糖即成。

用法　当茶饮。

功效　适用于急性前列腺炎,尿频、尿急、尿痛。

### 2. 马齿苋车前茶

茶方　马齿苋、车前草各 60 克。

制法　将上二药洗净加水 600 毫升,煎至 300 毫升,去查取汁。

用法　当茶饮。

功效　清热化湿、解毒。适用于急性前列腺炎。

### 3. 金针木耳茶

茶方　金针菜 60 克、黑木耳 15 克。

制法　将金针菜、黑木耳一同入锅,加水 500 毫升,文火煮至熟透,下白糖,调溶。

用法　分 2 次食菜喝汤。

功效　适用于急性前列腺炎、尿痛、尿急或有血尿。

### 4. 白兰花茶

茶方　干白兰花 15 克。

制法　洗净放于保温瓶中,温浸半小时。

用法　当茶饮,连用 10~15 天。

功效　白兰花可入药,有行气化浊、止咳化痰和利尿的功效。适用于前列腺炎属湿热下注者。

### 5. 凌霄慈姑茶

**茶方** 凌霄花 100 克、山慈姑花 150 克。

**制法** 将 2 药洗净烘干,共研成细末,贮瓶待用。

**用法** 每日取 15~30 克,用开水冲泡,当茶饮用。

**功效** 适用于前列腺炎。

### 6. 小麦通草汤

**茶方** 小麦 100 克、通草 10 克。

**制法** 小麦、通草一同加水煎 2 次,每次用水 300 毫升,煎半小时,两次混合,去渣取汁。用法:分 2 次服。

**功效** 适用于前列腺炎、身体壮热、小腹胀满、尿急、尿频。

### 7. 三鲜汁茶

**茶方** 葡萄汁、鲜藕汁、生地汁各 200 毫升,蜂蜜适量。

**制法** 将上述三汁和匀,放于铝锅中,烧开后加入蜂蜜,调匀。

**用法** 每日服 3 次,每次 100 毫升。

**功效** 适用于慢性前列腺炎,小便短赤、涩痛,尿道口常流出白色分泌物。

### 8. 胡枝草煎

**茶方** 胡枝子(牡荆)鲜全草 30~60 克、车前草 15~24 克、冰糖 30 克。

**制法** 将以上三味酌加水煎。

**用法** 日服 3 次。

**功效** 润肺清热、利水通淋。适用于前列腺炎、小便淋沥。

### 9. 二紫通尿茶

**茶方** 紫花地丁、紫参、车前草各 15 克,海金砂 30 克。

**制法** 上药研为粗末,置保温瓶中,以沸水 500 毫升泡焖 15 分钟。

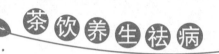 

用法　每日 1 剂，代茶饮用，连服 5~7 天为 1 个疗程。脾胃虚寒者忌用。

功效　消炎利尿。适用于前列腺炎、排尿困难及尿频尿痛症者。

**养生小贴士**

### 别让前列腺"过劳"

就像熬夜会头疼一样，过度刺激，比如频繁手淫，前列腺可能充血；长时间久坐，局部的血液循环不好；吃了刺激性的食物等都会造成前列腺刺激症状或者疲劳症状。

一般来说，手淫过度造成前列腺疲劳的，只要及时终止，调整回正常的生活习惯就可以恢复正常，不需要特别干预。但如果自身抵抗力较差，又过度手淫的话，少部分人会得前列腺炎。

前列腺保护最重要的就是保持正常的生活节奏，同时不可性生活过度，但也不可没有，适度的性生活对前列腺引流是很有好处的。

## 口臭

口臭是指因机体失调导致口内出气臭秽的一种病症。多表现为呼气时有明显臭味，刷牙漱口难以消除，含口香糖、使用清洁剂均难以掩盖，是一股发自内部的臭气。一些患者会感觉自己口腔中有一种腥臭的性味，很不舒服，不愿咽下食物，有人甚至会引起恶心呕吐；而有些患者，则要通过他人的反应才能意识到自己的口臭。据国家有关权威部门统计，全国 18 岁以上国民，有 56.3% 的人患有不同程度的口臭病症。

口臭是一种常见的人体现象，也可能是一些疾病的表现。无论帅哥靓女，口臭在交际中都会令人尴尬。近年研究发现，茶叶中存在的某些成分能够抑制与口臭有关的细菌的生长，能够抑制细菌产生有臭味的化合物，比如硫化氢。因此，常饮香茶与药茶，可以助你消除口臭的烦恼。下列四则除口臭药茶方，大家不妨选用。

### 1. 藿香除口臭茶

**茶方** 藿香30克。

**制法** 将藿香置于保暖杯中,沸水冲泡闷15分钟左右,频频漱口后吐之,约1/2药汁可频频代茶饮服。

**用法** 每日1剂,每剂用沸水冲泡2~3次。胃阴不足者忌服。

**功效** 化湿和中、辟秽除臭。主治由湿浊困脾、浊气上泛而导致口臭者。

### 2. 藿黄茶

**茶方** 藿香5~10克、生大黄1.5~3克、绿茶3~5克。

**制法** 将上述茶材用200毫升开水冲泡即可饮用。

**用法** 温服,冲饮至味淡。

**功效** 除湿解毒。用于治疗湿热内结所致之口腻口臭、口舌生疮、大便秘结。尤其适合体形肥胖而有口臭者常饮。

### 3. 芦根石枣茶

**茶方** 芦根、大枣各30克,生石膏50克,黄豆20克。

**制法** 将黄豆研为细末;将大枣、生石膏(打碎)、芦根水煎取汁即可。

**用法** 每日2次,用煎汁送服黄豆粉。胃有实寒者不宜饮用。

**功效** 清热解毒、消炎除臭。

### 4. 回春清白汤

**茶方** 竹叶30克、人中黄10克、石膏15克、胡黄连5克。

**制法** 将上述四味茶材一同用水煎取汁。

**用法** 1剂分2次服用,或当茶饮。

**功效** 清胃火、除口臭。对由于胃火旺而引起的口臭有一定疗效。

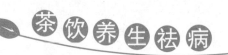

养生小贴士

## 防治口臭注意事项

要想防治口臭，还应注意几点：一要积极治疗口腔疾病；二要养成良好的口腔卫生习惯，如定期洁牙，清除牙结石，刷牙不忘刷洗舌头；三是不要吸烟饮酒，尽量增加饮水量。对戴有可摘式假牙的人，食后、睡前应清洗假牙。对唾液分泌较少的人，平时嚼一些口香糖，或适当食用具有清热化湿、避秽除臭之食品，如茴香作汤饮、生嚼丁香、橘饼常嚼、乌梅含化等均可以促进唾液的分泌。

## 牙疼

牙疼是常见的病症之一，可以由龋齿、牙周疾病、急性智牙冠周炎、牙釉重度磨损、牙颈部楔状缺损等多种牙源性疾病引起，也可能是由于三叉神经痛、上颌窦炎、颌骨肿瘤等非牙源性疾病引起。下面是几则缓解牙疼的茶方：

### 1. 坚齿茶

茶方　茶叶 1~3 克。

制法　红茶、绿茶、乌龙茶、铁观音等任选一种，用沸水冲泡。

用法　温后饮服并用茶水漱口，每日 1~2 杯。

功效　保护牙齿，预防龋齿。适用于龋齿。

### 2. 蒲公英糖茶

茶方　绿茶 5 克、蒲公英 20 克、白糖 15 克。

制法　将蒲公英洗净、切碎，同绿茶用适量沸水冲泡，加白糖搅匀即可。

用法　代茶频饮。

功效　清热解毒。适用于胃火上蒸、心烦口渴、齿龈肿痛、出血溢脓。

### 3. 沙参细辛茶

茶方　沙参 30 克、细辛 3 克。

制法　将沙参和细辛研成粗末，用纱布包好，放于保温容器中，冲入沸水适量，盖闷 15 分钟。

用法　将其代茶饮用，一日内饮完。

功效　养阴清热、散火止痛。

### 4. 红茶桂花汤

茶方　桂花 2~3 克、红茶 1 克。

制法　先将桂花加水煮沸后，再加入红茶。

用法　日服 1 杯，少量多饮，徐徐含咽。

功效　具有散瘀止痛、芳香辟秽以及解毒的作用。对治疗牙痛、口臭、痢疾等均有较好的效果。

### 5. 竹叶甘草茶

茶方　苦丁茶 6 克、淡竹叶 10 克、甘草 3 克。

制法　上述各味加清水 3 碗，煎成 1 碗半，可加冰糖适量调味。

用法　代茶饮用，不拘时，可常服。

功效　清心泻火、解毒除烦。适用于牙龈炎、口疮。

### 6. 盐茶

茶方　茶叶 3 克、食盐 1 克。

制法　茶叶用适量沸水冲泡 5 分钟后，加入食盐搅拌溶解即可。

用法　代茶温饮。

功效　清火消炎。适用于牙周炎、牙痛、咽喉炎及红眼病。

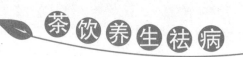

### 7. 石斛茶

**茶方**　绿茶1克、石斛5克。

**制法**　石斛加适量水煎煮10分钟，加入绿茶闷泡即可。

**用法**　代茶饮用，每日1~2剂。

**功效**　滋阴、清热、固齿。适用于肾阴亏虚、胃阴不足所致的烦热、消渴、口臭及牙龈溃烂或出血者。

> **养生小贴士**
>
> ## 牙疼嚼粒花椒
>
> 　　牙疼了当然要去看牙医，辨明病情，但在看病之前，怎么做才能让牙痛减轻一些呢？嚼点花椒就有用。花椒不仅是家里常用的调料，也是一味用途广泛的中药。在《神农本草经》中被列为中品，又名秦椒、蜀椒。性味辛温的花椒具有温中散寒、除湿的作用，也可用于局部麻醉、止痛。
>
> 　　用花椒缓解牙痛的具体方法是：取10克花椒，加入适量的水，煮约5分钟，加一两左右的白酒，完全凉后，将花椒滤掉，再把白酒花椒水倒入洁净玻璃瓶中备用。牙痛时，用洁净棉签蘸此水后放到牙痛的部位，紧紧咬住，很快就能止疼。如果想要更简单点，可放几粒洗净的花椒在牙疼部位嚼两下。
>
> 　　花椒能止牙痛是因为它具有局部麻醉、止痛作用，所以只可用作止痛剂对症治疗，疼痛缓解后，还是要及时就医。

## 咽喉炎

　　咽喉炎是由细菌引起的一种疾病，可分为急性咽喉炎和慢性咽喉炎两种。急性咽喉炎，常为病毒引起，其次为细菌所致。冬春季最为多见。多继发于急性鼻炎、急性鼻窦炎、急性扁桃体炎，且常是麻疹、流感、猩红热等传染病的并发症。慢性咽喉炎，主要是由于急性咽喉炎治疗不彻底而反复发作，转为慢性，或是因为患各种鼻病，鼻窍阻塞，长期张口呼吸，以及物理、化学因素，颈部放射治疗等经常刺激咽部所致。在治疗上，咽喉炎可用药茶来调理。下面列举了一些适合咽喉炎患者的茶疗方。

### 1. 五味茶

**茶方**　绿茶 5 克，太子参 15 克，黄芪、白术、防风、五味子各 10 克。

**制法**　将太子参、黄芪、白术、防风和五味子用 500 毫升水煮沸 15 分钟，取沸汤冲泡绿茶。

**用法**　每日 1 剂，随时温服。

**功效**　健脾益气。适用于咽喉干燥，但不欲饮，咳嗽，咽部充血较轻，舌苔白润等症。

### 2. 大海生地茶

**茶方**　胖大海 5 枚、生地 12 克、冰糖 30 克、茶适量。

**制法**　将胖大海、生地、冰糖、茶一起放入热水瓶中，沸水冲泡半瓶，盖上盖闷 15 分钟。

**用法**　代茶频饮。

**功效**　开宣肺气、滋阴凉血。适用于声音嘶哑。

### 3. 鲜菊清咽茶

**茶方**　鲜茶叶、鲜菊花各等分（或各 30 克）。

**制法**　将鲜茶叶、鲜菊花一起放入热水瓶中，沸水冲泡大半瓶，盖上盖闷 10 分钟。

**用法**　每日 1 剂，代茶频饮。

**功效**　清热泻火、利咽消肿。适用于急、慢性咽喉炎，咽喉肿痛。

### 4. 橄榄海蜜茶

**茶方**　绿茶 3 克、橄榄 2 枚、胖大海 3 枚、蜂蜜 1 茶匙。

**制法**　先将橄榄放入水中煮沸片刻，然后冲泡胖大海和绿茶，盖上盖闷片刻,加入蜂蜜调匀。

　　用法　　每日1~2剂。

　　功效　　清热解毒、利咽润喉。适用于慢性咽喉炎、咽喉干燥不舒、声音嘶哑等。

### 5. 菊梅佛枳茶

　　茶方　　花茶5克,菊花、绿萼梅、枳壳各10克,佛手片6克。

　　制法　　将菊花、绿萼梅、佛手片和枳壳用500毫升水煮沸15分钟,取沸汤冲泡花茶。

　　用法　　每日1剂,随时温服。

　　功效　　疏肝理气。适用于咽中梗阻感、嗳气频频、胁下胀闷、舌苔薄白等。

### 6. 桃红丹桔蝴蝶茶

　　茶方　　红茶、桃仁、桔梗、木蝴蝶各6克,花茶5克,丹参10克。

　　制法　　将桃仁、红茶、丹参、桔梗和木蝴蝶用500毫升水煮沸15分钟,取沸汤冲泡花茶。

　　用法　　每日1剂,随时温服。

　　功效　　行气活血化瘀。适用于声音嘶哑、咳嗽痰少、声带暗红、增厚,或有声带小结、声带息肉等。

### 7. 绿茶蜂蜜饮

　　茶方　　绿茶5克、蜂蜜适量。

　　制法　　将绿茶放入杯中,冲入沸水,待温后调入蜂蜜拌匀即可。

　　用法　　每日1剂,代茶饮服。

　　功效　　可清热利咽、润肺生津。

### 8. 青果芦根茶

　　茶方　　芦根60克、青果30克、茶叶5克。

　　制法　　将青果捣碎,芦根切碎,一起煎水,取沸汤冲泡茶叶。

用法　代茶饮服。

功效　清热解毒、生津利咽。适用于水痘初起、发热、咽喉疼痛等。

## 9. 夏朴苓苏茶

茶方　花茶5克,厚朴、姜半夏、茯苓各10克,紫苏叶6克。

制法　将厚朴、姜半夏、茯苓用500毫升水煮沸10分钟,再加紫苏叶继续煮5分钟,取沸汤冲泡花茶。

用法　每日1剂,随时温饮即可。

功效　化浊消痰。适用于咽中有异物感、咽之不下、吐之不出,胸脘满闷、舌苔白腻等。

## 10. 清咽茶

茶方　薄荷、绿茶各5克,冰片2克。

制法　将薄荷、绿茶、冰片一起放入杯中,沸水冲泡3分钟即可。

用法　每日1剂,代茶饮服。

功效　清热生津。适用于急、慢性咽喉炎。

## 11. 橄榄绿茶

茶方　绿茶2克、橄榄2枚。

制法　将橄榄切成两半,与绿茶一同放入茶杯里,用沸水冲泡,盖上盖闷5分钟。

用法　代茶饮服。

功效　适用于慢性咽炎,咽部感觉有异物者。

## 12. 润肺化痰茶

茶方　五倍子500克、绿茶末30克、酵糟120克。

制法　先将五倍子捣碎,研细末过筛;再加入绿茶末和酵糟拌匀捣烂;切成小块,待发酵至表面长出白霜时取出;晒干、瓷罐封贮备用。

用法　每日2次,每次1块,沸水冲泡,温服或含漱。

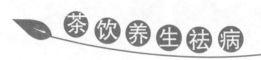

功效　润肺止咳、清热化痰、生津止渴,适用于肺阴不足、久咳痰多、咽痛咽痒、肺结核及急慢性咽喉炎等。

### 13. 雄黄茶

茶方　雄黄、郁金各30克,巴豆霜14枚,茶叶适量。

制法　将前三味(即不含茶叶)研为细末,拌匀后以醋糊成丸,如绿豆般大。

用法　每日1~2次,每次7丸,用茶叶沸水泡汤送服。

功效　清热解毒、消肿止痛,适用于急性咽喉炎,两侧扁桃体红肿、疼痛等。

### 14. 二参百桑五味茶

茶方　绿茶5克,南沙参、玄参、百合、桑叶、五味子各10克。

制法　将南沙参、玄参、百合、桑叶和五味子用500毫升水煮沸15分钟,取沸汤冲泡绿茶。

用法　每日1剂,随时凉饮。

功效　滋肺润燥。适用于慢性咽炎,咽喉干疼、灼热、呛咳无痰、咽部充血呈暗红色。

### 15. 防疫清咽茶

茶方　金银花、桔梗各15克,杭菊花、麦冬各10克,板蓝根20克,甘草3克,茶叶6克,冰糖适量。

制法　将上述茶材除冰糖外一起研成粗末,每次取25克,用沸水冲泡10多分钟,加入冰糖,溶解后即成。

用法　每日3剂,频频饮服。

功效　清热解毒、宣肺化痰。适用于急、慢性咽喉炎和咽喉红肿疼痛、声音嘶哑、咳嗽痰多等症。

**预防癌症的 10 项忠告**

以下是专家提出的 10 项防癌建议：

（1）在正常体重范围内尽可能瘦；

（2）每天进行 30 分钟到 60 分钟适当强度的身体活动；

（3）避免喝含糖饮料，限制摄入高热量食物；

（4）母亲对婴儿至少进行 6 个月母乳喂养；

（5）每周食用红肉不得超过 0.5 公斤，避免食用加工的肉制品；

（6）男性每天饮酒的酒精含量不超过 30 克，女性不超过 15 克；

（7）多吃各种蔬菜和水果；

（8）每天盐的摄入量不超过 6 克，少吃腌制食品；

（9）癌症患者治疗后要严格遵循专家提出的营养建议，多进行体育锻炼，并保持适当的体重。

## 皮肤瘙痒

皮肤瘙痒是多种皮肤病常见的临床症状。如湿疹、荨麻疹、接触性皮炎、疥癣、牛皮癣等皮肤病都可引起不同程度的皮肤瘙痒。中医治疗皮肤瘙痒以疏风清热、祛风散寒、祛风胜湿和养血息风等为基本原则，下列药茶可根据皮肤病的辨证属性加以选用。

### 1. 薄荷蝉衣茶

**茶方**　薄荷 9 克（后下）、淡黄芩 10 克、净蝉衣 15 克。

**制法**　上药共研为粗末，置保暖瓶中，冲入适量沸水，盖焖 15 分钟即可。

**用法**　频频代茶饮服，每日 1 剂。

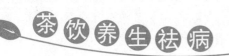

功效　解表清热、祛风止痒。主治皮肤瘙痒症属风热证者。

### 2. 风疹瘙痒茶

茶方　生黄芩 10 克、野菊花 15 克、土茯苓 20 克、荆芥穗 7 克。

制法　上药共研粗末，置保暖瓶中，冲入适量沸水，盖焖 10 多分钟后即可。

用法　频频代茶饮用，每日 1 剂。

功效　清热解毒、祛风利湿。主治痒疹属风热湿毒者，如风团样瘙痒性丘疹。风团红肿消退后，可遗留丘疹剧痒，常对称分布于四肢、躯干和面部，苔黄腻，舌质红。

### 3. 地肤红枣茶

茶方　地肤子 30 克、红枣 4 个。

制法　上药捣碎，置保暖瓶中，冲入沸水适量，盖焖 20 分钟后即可。

用法　频频代茶饮用，每日 1 剂。

功效　除湿止痒。主治皮肤瘙痒症、湿疹等属湿热证者。非湿热证者不宜饮服。

### 4. 苦参止痒茶

茶方　苦参 15 克、野菊花 12 克、生地 10 克。

制法　上药共研粗末，置保暖瓶中，冲入适量沸水，盖焖 20 分钟后即可。

用法　频频代茶饮用，每日 1 剂。

功效　清热燥湿、凉血解毒。主治痒疹属湿热夹血热证者如痒疹色红，下肢、躯干为多，遇热加重，苔黄腻，舌质红等。脾胃虚寒者不宜饮服。

### 5. 暑季痒疹茶

茶方　茵陈 20 克、荷叶 15 克。

制法　上药捣成粗末，纳入热水瓶中，冲入沸水适量，盖焖 10 分钟。

用法　频频代茶饮服，每日 1 剂。

功效　清暑利湿、祛风止痒。适用于暑天痱疹瘙痒，色红成片。

### 6. 艾叶老姜茶

**茶方** 陈茶叶、艾叶各6克，老姜50克，紫皮大蒜2个，食盐少许。

**制法** 将前四味药煎取药汁，然后放入食盐。

**用法** 1剂分2日用，外洗患处。

**功效** 消炎、杀菌，适用于缓解期神经性皮炎，皮肤见苔藓样变并有剧烈瘙痒者。

### 7. 抗敏茶

**茶方** 乌梅、防风、柴胡各9克，五味子6克，生甘草10克。

**制法** 将上述茶材一同加水煎汤。

**用法** 代茶饮，每日1剂。

**功效** 清热祛湿、散风止痒。适用于因风热蕴结、脾湿风毒引起的风湿疙瘩，周身刺痒，怕冷发热，骨节酸痛等症状，以及荨麻疹等过敏性皮肤病。

**养生小贴士**

## 皮肤瘙痒的预防措施

皮肤瘙痒的预防需要从以下几点做起：

（1）在家时，皮肤暴露于外的地方较户外要多，使用加湿器是解决皮肤干燥的不错方法。

（2）冬季要洗热水澡，尽可能使用浴液或温和的香皂。浴后应当在皮肤尚未完全干的情况下，在身体各部位涂上润肤品。这样做有助于将润肤成分渗入到皮肤的上层。

（3）在那些易发生干裂的身体部位，最好使用力量较强的护肤品，如凡士林。与一般护肤品不一样的是，凡士林可以"封住"皮肤，减少水分的蒸发，对于保护比较干燥的皮肤十分有效。

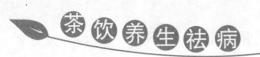 
## 癌症

癌症对人类健康和生命的威胁很大,它和心血管疾患一起已成为医学上的两大难关,是疾病导致死亡原因的头号杀手。研究证明,茶叶具有抗癌的作用,茶叶与其他食物配伍,制成抗癌茶饮,可以起到辅助治疗和预防癌症的效果。

### 1. 猕猴桃红茶

**茶方** 红茶3克、猕猴桃100克。

**制法** 猕猴桃去皮后切薄片,放杯中。先将红茶用沸水冲泡,加盖闷泡5分钟后,再将茶水冲入装有猕猴桃片的杯中即成。

**用法** 饮茶,食用猕猴桃。

**功效** 解热、止渴、抗癌。适用于烦热、消渴,适合癌症患者放疗后饮用。

### 2. 草莓蜜茶

**茶方** 草莓50克、蜂蜜30克。

**制法** 将新鲜草莓除去柄托,放入冷开水中浸泡片刻,洗净,捣成糊状,盛入杯中,调入蜂蜜,拌匀,加凉开水500毫升冲泡,贮藏于冰箱冷藏室中即成。

**用法** 凉饮。

**功效** 润肺利肠、解毒抗癌。适用于癌症患者放疗期间及放疗后作辅助食疗,可缓解放疗引起的不良反应,减轻病症。对鼻咽癌、肺癌、扁桃体炎、喉癌患者尤佳。

### 3. 乌梅茶

**茶方** 绿茶3克、乌梅25克、甘草5克。

**制法** 乌梅、甘草加水800毫升,煮沸10分钟后加入茶叶,再煮1~2分钟后,去渣取汁。

**用法** 每日1剂,分3次饮服。

**功效** 生津止渴,解毒抗癌。适用于鼻咽癌、直肠癌患者放疗、化疗后咽干口渴、阴虚烦热。

### 4. 桂圆茶

**茶方** 桂圆肉 20 克、绿茶 1 克。

**制法** 桂圆肉蒸熟；绿茶用开水冲泡 3 分钟，加入桂圆肉，即可饮食。

**用法** 每日 1 剂。

**功效** 补气血、抗癌。适用于癌症、贫血。

### 5. 郁金甘草茶

**茶方** 绿茶 2 克、郁金 10 克、甘草 5 克、蜂蜜 25 克。

**制法** 郁金醋制研末，与甘草、茶叶混合，用水煎 10 分钟即成。

**用法** 取汁饮用，每日 1 剂。

**功效** 理气、解郁、抗癌。用于癌症。

### 6. 西洋参茶

**茶方** 西洋参 3 克。

**制法** 西洋参洗净、浸透，切成薄片，置杯中，用适量沸水冲泡，加盖闷泡 15 分钟即可。

**用法** 代茶频饮，参片可嚼食。每日 1 剂。

**功效** 益气养阴。适用于肺虚久咳，咽干口渴；老年体虚，气阴双虚；癌症患者放疗、化疗或手术后，体倦燥热，口干唇燥等。

### 7. 青果乌龙茶

**茶方** 青果 2 枚、乌龙茶 5 克。

**制法** 将青果与乌龙茶一同加水煎煮，煮沸 10 分钟后取汁。

**用法** 代茶饮用，每日 1~2 剂。

**功效** 生津利咽、解毒抗癌。适用于慢性咽喉炎，以及咽喉癌、鼻咽癌、肺癌、食管癌、大肠癌、宫颈癌等在放射治疗中或治疗后出现口干心烦、咽喉疼痛、声音嘶哑、咳嗽咯血等表现时均可应用。

### 8. 鱼腥草茶

**茶方** 鱼腥草 30 克。

**制法** 将鱼腥草洗净、阴干、切碎,加水适量煎煮 2 次。每次用小火煎煮 30 分钟,去渣取汁,将 2 次煎汁合并。

**用法** 每日 1 剂,分 2 次饮用。

**功效** 清热解毒、抗癌、利尿。适用于各种癌症,作为辅助治疗。

### 9. 无花果绿茶

**茶方** 无花果 2 枚、绿茶 10 克。

**制法** 无花果切片,与绿茶一同加适量水煎煮,煮沸 10 分钟即可。

**用法** 代茶频饮,每日 1 剂。

**功效** 润肺清肠。适用于早期癌症。

### 10. 麦麸红枣茶

**茶方** 麦麸 50 克、红枣 15 枚。

**制法** 将红枣洗净,与麦麸一同放入锅中,加水适量煎煮 2 次。每次用小火煎煮 30 分钟,去渣取汁,将 2 次煎汁合并。

**用法** 每日 1 剂,分 2 次温服。

**功效** 健脾和胃、解毒降脂、补虚抗癌。适用于消化道癌症、大肠癌、直肠癌等。长期饮用对癌症术后恢复期有辅助治疗作用。

### 11. 米皮糠人参茶

**茶方** 米皮糠 20 克、生晒参 5 克。

**制法** 将生晒参洗净后切成薄片,与米皮糠一同加水适量煎煮 2 次,每次 45 分钟,合并 2 次煎液,再以小火浓缩至 200 毫升即可。

**用法** 每日 1 剂,早晚分 2 次服用。

**功效** 补虚益气、和胃抗癌。适用于食管癌、胃癌、大肠癌的防治,坚持长期服用有辅助治疗作用。

**图书在版编目（CIP）数据**

健康正能量（8）：茶饮养生祛病，就这么简单！ / 陈宪海，许彦来，赵峻主编．
— 青岛：青岛出版社，2015.3
（健康正能量丛书 / 李富玉，孙建光主编）
ISBN 978-7-5552-0249-3

Ⅰ．①茶… Ⅱ．①陈… ②许… ③赵… Ⅲ．①茶饮—食物养生 Ⅳ．① R247.1

中国版本图书馆 CIP 数据核字（2015）第 005399 号

| 书　　名 | **健康正能量（8）：茶饮养生祛病，就这么简单！** | | | | |
|---|---|---|---|---|---|
| 丛书主编 | 李富玉　　孙建光 | | | | |
| 本册主编 | 陈宪海　　许彦来　　赵　峻 | | | | |
| 副主编 | 何乃峰　　孙常虹　　谢红卫　　徐　彤　　汪进良　　隋晓峰 | | | | |
| 编　　委 | 徐丽娟　　孙习东　　成艳丽　　李　珍　　于凌军　　钟　伟 | | | | |
| | 董　旭　　李海霞　　李春雷　　武　峰　　曹卫友　　许晓雯 | | | | |
| | 颜廷燕　　田秀娟　　唐成珍　　栾岩岩　　白　丽　　孔　荣 | | | | |
| | 肖玉燕　　侯延云　　刘　倩　　王玮玮　　许　丽　　刘腾杰 | | | | |
| | 庄宝忠　　袁　琳　　徐冰岩　　刘　英　　郑琳琳　　胡　勇 | | | | |
| 出版发行 | 青岛出版社 | | | | |
| 社　　址 | 青岛市海尔路182号（266061） | | | | |
| 本社网址 | http://www.qdpub.com | | | | |
| 邮购电话 | 13335059110　　0532-85814750（兼传真）　　0532-68068026（兼传真） | | | | |
| 责任编辑 | 傅　刚　E-mail:qdpubjk@163.com | | | | |
| 封面设计 | 润麟设计 | | | | |
| 照　　排 | 青岛双星华信印刷有限公司 | | | | |
| 印　　刷 | 青岛新华印刷有限公司 | | | | |
| 出版日期 | 2015年3月第1版　　2015年3月第1次印刷 | | | | |
| 开　　本 | 16开（710mm×1000mm） | | | | |
| 印　　张 | 19 | | | | |
| 字　　数 | 300千 | | | | |
| 书　　号 | ISBN 978-7-5552-0249-3 | | | | |
| 定　　价 | 29.00元 | | | | |

编校质量、盗版监督服务电话　**4006532017**

青岛版图书售后如发现质量问题，请寄回青岛出版社出版印务部调换。

电话：0532-68068638

**本书建议陈列类别：大众健康**